Kohlhammer

Der Herausgeber

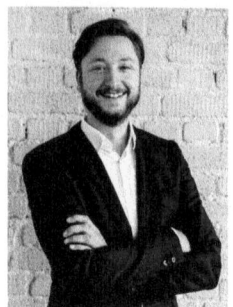

Martin Camphausen MBA ist Leiter Marketing und Employer Branding des Klinikverbundes Südwest. Zuvor war er Mitglied der Geschäftsführung und Director Healthcare der Kommunikationsagentur JP|KOM, für die er Kunden aus den Bereichen MedTech, Pharma und Krankenhäuser betreute. Vor seinem Wechsel auf Agenturseite war er Leiter Unternehmenskommunikation der Frankfurter Rotkreuz-Kliniken. Neben dem Kommunikationsmanagement verantwortete er dort das mehrfach mit Awards ausgezeichnete Employer Branding sowie das Personalmarketing. Seine Laufbahn startete als wissenschaftlicher Mitarbeiter und Pressereferent von Ministern und Abgeordneten. Er ist Autor zahlreicher Buchbeiträge, Fachartikel, Blogger und regelmäßiger Speaker auf Kongressen.

Martin Camphausen (Hrsg.)

Employer Branding im Gesundheitswesen

Verlag W. Kohlhammer

Dieses Werk einschließlich aller seiner Teile ist urheberrechtlich geschützt. Jede Verwendung außerhalb der engen Grenzen des Urheberrechts ist ohne Zustimmung des Verlags unzulässig und strafbar. Das gilt insbesondere für Vervielfältigungen, Übersetzungen, Mikroverfilmungen und für die Einspeicherung und Verarbeitung in elektronischen Systemen.

Die Wiedergabe von Warenbezeichnungen, Handelsnamen und sonstigen Kennzeichen in diesem Buch berechtigt nicht zu der Annahme, dass diese von jedermann frei benutzt werden dürfen. Vielmehr kann es sich auch dann um eingetragene Warenzeichen oder sonstige geschützte Kennzeichen handeln, wenn sie nicht eigens als solche gekennzeichnet sind.

Es konnten nicht alle Rechtsinhaber von Abbildungen ermittelt werden. Sollte dem Verlag gegenüber der Nachweis der Rechtsinhaberschaft geführt werden, wird das branchenübliche Honorar nachträglich gezahlt.

1. Auflage 2021

Alle Rechte vorbehalten
© W. Kohlhammer GmbH, Stuttgart
Gesamtherstellung: W. Kohlhammer GmbH, Stuttgart

Print:
ISBN 978-3-17-035806-5

E-Book-Formate:
pdf: ISBN 978-3-17-035807-2
epub: ISBN 978-3-17-035808-9
mobi: ISBN 978-3-17-035811-9

Für den Inhalt abgedruckter oder verlinkter Websites ist ausschließlich der jeweilige Betreiber verantwortlich. Die W. Kohlhammer GmbH hat keinen Einfluss auf die verknüpften Seiten und übernimmt hierfür keinerlei Haftung.

Für meine Eltern
Für Sabrina

Autorenverzeichnis

Christoph Athanas ist Geschäftsführer der im Jahr 2008 von ihm gegründeten meta HR Unternehmensberatung GmbH in Berlin. Zuvor war er als Organisationsentwickler und Projektleiter in der Berlin Wasser Gruppe aktiv. In seiner jetzigen Funktion berät er Arbeitgeber darin, wie sie ihr Recruiting leistungsfähiger machen, ihre Arbeitgeberattraktivität steigern oder ihre Employer Brand strategisch entwickeln können. In seinem meta HR Blog schreibt er seit 2009 regelmäßig über aktuelle Recruiting- und HR-Trends. Er ist außerdem einer der Initiatoren der jährlichen HR BarCamps in Deutschland, einem innovativen, nicht-kommerziellen HR-Event.

Julia Blume absolvierte die Studiengänge »BWL – Schwerpunkt Gesundheit- und Sozialwirtschaft (B.A.)« an der Fachhochschule Koblenz (Standort Remagen) und »Human Resource Management und Personalpolitik (M.A)« an der Universität Hamburg. Nach mehrjähriger Tätigkeit im Universitätsklinikum Hamburg-Eppendorf (UKE) als Projektmanagerin Employer Branding und erfolgreichem Abschluss einer Coachingausbildung, ist sie heute als Referentin Personalbetreuung bei der GAG Immobilien AG in Köln tätig.

Annika Bollen leitet den Bereich Employer Branding bei WESTPRESS, eine der führenden Agenturen für Personalmarketing im deutschsprachigen Raum. Als ausgebildete Medienkauffrau entschied sie sich für ein berufsbegleitendes Studium und absolvierte den Bachelor of Arts der Fachrichtung Medienwirtschaft und -management sowie den Master of Science mit den Schwerpunkten Marketing & Communication. Während des Studiums und noch heute fasziniert sie die Kombination aus Marketing und kreativer Arbeit im Personalmanagement. In ihrer Position verantwortet sie die strategische Weiterentwicklung des Employer Brandings sowie die operative Durchführung von Kundenprojekten.

Dr. Mathias Brandstädter (M.A.) ist seit 2012 Leiter Unternehmenskommunikation und Pressesprecher der Uniklinik RWTH Aachen; zuvor Leiter Unternehmenskommunikation/Marketing mehrerer Einrichtungen und Mitglied der konzernweiten Lenkungsgruppe Kommunikation der AGAPLESION gAG sowie als PR-Berater in einer Full-Service-Agentur in Düsseldorf und als Redakteur einer Tageszeitung tätig. Zudem absolvierte er eine berufsbegleitende Promotion an der Universität Hamburg.

Jörg Buckmann hängte nach über 20 Jahren im Bereich HR seinen Job als Personalchef an den berühmten Nagel. Seither widmet er sich dem Thema, für welches er über die Jahre viel Leidenschaft entwickelt hat: dem Personalmarketing. Er unterstützt Firmen und Behörden, die sich auf dem Arbeitsmarkt mehr Gehör verschaffen wollen. Er tut dies auf seine Weise: Lustvoll, engagiert und immer mit einer guten Portion Humor. Außerdem ist er ein gefragter Speaker, macht Workshops und schreibt Bücher.

Martin Camphausen MBA ist Leiter Marketing und Employer Branding des Klinikverbundes Südwest. Zuvor war er Mitglied der Geschäftsführung und Director Healthcare der Kommunikationsagentur JP|KOM, für die er Kunden aus den Bereichen MedTech, Pharma und Krankenhäuser betreute. Vor seinem Wechsel auf Agenturseite war er Leiter Unternehmenskommunikation der Frankfurter Rotkreuz-Kliniken. Neben dem Kommunikationsmanagement verantwortete er dort das mehrfach mit Awards ausgezeichnete Employer Branding sowie das Personalmarketing. Seine Laufbahn startete als wissenschaftlicher Mitarbeiter und Pressereferent von Ministern und Abgeordneten.

Thiemo Coors hat im Jahr 2017 das Studium M.Sc. Psychologie mit den Schwerpunkten Arbeits- und Organisationspsychologie sowie Bildungspsychologie abgeschlossen. Auf das Studium folgte 2018 der Einstieg bei der CYQUEST GmbH als Projektmanager. Hier ist er verantwortlich für die Durchführung von Projekten aus den Bereichen Eignungsdiagnostik (Online-Assessment) und Berufs- und Studienorientierung.

Carolin Crockett durchlief von 2012 bis 2019 verschiedene Stationen innerhalb der Kommunikationsabteilung von AbbVie Deutschland. Im Laufe der Jahre lag ihr Fokus auf den Bereichen Corporate/Employer Branding, klassische Unternehmenskommunikation, digitale Kommunikation & Social Media sowie medizinische Fachkommunikation. Heute kommuniziert Crockett bei Pfizer für einen Teil des deutschen Onkologie-Portfolios und verantwortet die Kommunikation der Geschäftseinheit Onkologie für eine Region von etwa 50 Ländern.

Joachim Diercks ist Gründer und Geschäftsführer der CYQUEST GmbH in Hamburg. CYQUEST ist unter dem Oberbegriff Recrutainment spezialisiert auf die unternehmens- und hochschulspezifische Erstellung von Lösungen aus den Bereichen Eignungsdiagnostik (Online-Assessment) sowie Berufs- und Studienorientierung. Diercks ist Gastdozent an verschiedenen Hochschulen (u. a. HS Fresenius, SRH, Quadriga), Herausgeber des Buchs »Recrutainment«, Autor zahlreicher Fachartikel zu verschiedenen E-Recruiting- und Employer Branding Themen sowie regelmäßiger Referent bei HR-Fachkongressen. Mit dem Recrutainment Blog zeichnet er für einen der meistgelesenen deutschsprachigen HR-Blogs verantwortlich.

Dr. Marion Friers studierte in Freiburg und Heidelberg Politikwissenschaft, Germanistik und Pädagogik. Die promovierte Politikwissenschaftlerin und versierte Kommunikationsexpertin hat ein breites Spektrum an Führungserfahrungen in unterschiedlichen Branchen. Sie ist Expertin im Bereich Employer Reputation und Employer Branding. Frau Dr. Friers war als Geschäftsführerin Personal, Pflege & Kommunikation im Frankfurter Rotkreuz-Kliniken e. V. tätig. Die Frankfurter Rotkreuz-Kliniken e. V. waren die ersten Kliniken, die in Deutschland sehr erfolgreich eine Arbeitgebermarke etabliert haben. Aktuell verantwortet Frau Dr. Friers eine Führungsposition in der niedrigschwelligen Drogenhilfe.

Martin Gaedt ist Autor der Bücher Mythos Fachkräftemangel 2014 und Rock Your Idea 2016. Gaedt ist Preisträger Alternativer Wirtschaftsbuchpreis 2016 und Land der Ideen 2012. Seit 1999 ist er Gründer diverser Start-ups, Unternehmer, Arbeitgeber und Recruiter. Er hält aufschreckende Vorträge quer durch Deutschland, in Österreich und in der Schweiz. Seinen Stil nennt er Provotainment, provokant und unterhaltsam.

Nadine Galda, Leitung Recruiting, Employer Branding und Personalmarketing im UKE. Seit 2016 verantwortet Nadine Galda das Employer Branding im Universitätsklinikum Hamburg-Eppendorf (UKE) mit über 13.000 Mitarbeitern. Dabei arbeitet sie eng mit Recruiting und Marketing zusammen, um

Employer Branding an allen Kontaktpunkten mit internen Mitarbeitern und externen Talenten erlebbar zu machen. Zuvor war sie 13 Jahre in der strategischen Personalplanung und -controlling tätig und studierte Krankenhausmanagement und Marketing an der FH Flensburg.

Sandra Grootz (M. Ed.), Studium der Anglistik, Germanistik und Erziehungswissenschaften an der Bergischen Universität Wuppertal. Parallel zum Studium Teilzeitbeschäftigung in der Unternehmenskommunikation des AGAPLESION BETHESDA KRANKENHAUSES WUPPERTAL. Seit Juli 2012 Referentin Unternehmenskommunikation an der Uniklinik RWTH Aachen, seit Juni 2014 Stellvertretende Leitung. Von 2016 bis zur Übernahme durch die Uniklinik RWTH Aachen Anfang 2020 zudem verantwortlich für die Presse- und Öffentlichkeitsarbeit am Franziskushospital Aachen.

Martin Maas blickt auf zehn Jahre Erfahrung im Employer Branding und Recruiting zurück. Sieben Jahre betreute er das Employer Branding bei der Daimler AG. Seit 2017 verantwortet er das Employer Branding gruppenweit für die Helvetia Versicherungen Schweiz in Basel und ist hier als Leiter Employer Branding & Nachwuchs tätig. Als Hochschuldozent, Speaker und Autor gibt er sein Wissen seit vielen Jahren im DACH-Raum weiter. Für seine innovativen Ideen im Personalmarketing wurde er bereits mehrfach ausgezeichnet.

Katrin Menne verantwortet als Head of Branding beim Wissenschafts- und Technologieunternehmen Merck die globale Markenstrategie, das Markenmanagement sowie die Marken- und Innovationskommunikation. Bevor sie auf Corporate-Seite wechselte, arbeitete sie als Consultant für verschiedene Beratungen und Agenturen. Vom Bluechip bis zum Mittelständler beriet sie Kunden aus den Bereichen Healthcare, Technologie, Dienstleistungen oder der Möbelbranche. 2014 wechselte sie zu Merck, um das Rebranding der Unternehmensmarke aktiv mit voran zu treiben.

Gregor Scheminski ist Senior HR Manager und im 11. Jahr bei Chiesi. Er betreut das Employer Branding Projekt seit Beginn an. Ihm ist wichtig, dass bei Chiesi Kultur und Arbeitgebermarke als Teil der HR Strategie bei allen personellen Entscheidungen mitgedacht werden.

Janosch Siebert ist Multichannel-Marketing Manager für den Bereich Primary Care und seit sechs Jahren bei Chiesi. Er gestaltet aktiv die digitale Transformation des Unternehmens und ist im Rahmen des Employer Brandings u. a. für den Relaunch der Karriere-Website zuständig. Ihm liegt es am Herzen, die vielseitigen Jobprofile und Chancen bei Chiesi authentisch und multimedial erlebbar auf allen Kanälen darzustellen.

Ann-Kathrin Sohl, HR Managerin für strategische Projekt bei der Chiesi GmbH, begleitete das Employer Branding Projekt von Anfang an. Sie begann ihre Karriere bei Chiesi als Trainee und ist heute zuständig für die Ausrichtung und Verzahnung der zahlreichen internationalen und nationalen HR Projekte. Die Employer Brand von Chiesi beschreibt sie als »ehrlich und authentisch«.

Robindro Ullah, Geschäftsführer der Trendence Institut GmbH sowie HR-Blogger und HR-Experte, hat sich in den vergangenen 13 Jahren unter anderem auf die Themen der Personalgewinnung spezialisiert. Für seine Konzepte wurde er mehrfach mit dem HR Excellence Award ausgezeichnet und zuletzt auch für ein asiatisches Konzept mit dem deutschen Preis für Online-Kommunikation. Heute zählt der Manager zu den Top 25 einflussreichsten Influencern im HR.

Simon Zicholl ist Geschäftsführer von WESTPRESS, eine der führenden Agenturen für Personalmarketing im deutschsprachigen

Raum. Zicholl lebt und liebt das Internet. Schon in jungen Jahren gründete er als Web-Entwickler seine eigene Firma. Nach dem Studium der Medienwirtschaft stieg er bei WESTPRESS als Social Media-Berater ein und wurde später Leiter der Digitalkonzeption. Seit 2017 ist er Mitglied der Geschäftsführung und verantwortet das strategische wie operative Geschäft der Agentur. Simon Zicholl ist u. a. Jury-Mitglied der PMI Awards – eine Auszeichnung für Innovatoren und Innovationen im Personalmarketing.

Inhalt

Autorenverzeichnis 7

Vorwort Patienteninteressen sind für Mitarbeiter wichtig 17
Heinz Lohmann

I   Aller Anfang ist schwer: Theoretische Grundlagen

1   Zur Bedeutung von Employer Branding für das Gesundheitswesen 21
Martin Camphausen

- 1.1 Gesundheitswirtschaft: Von Wachstum und Wachstumsschmerzen 21
  - 1.1.1 Megatrend Gesundheit: Zahlen, Daten und Fakten............... 21
  - 1.1.2 Fachkräftemangel und demografischer Wandel in der Gesundheitswirtschaft... 22
  - 1.1.3 Strategische Bedeutung von Personalbindung und Personalgewinnung 25
- 1.2 Was ist Employer Branding? 25
  - 1.2.1 Employer Brand: Eine starke Arbeitgebermarke für nachhaltigen Erfolg 26
  - 1.2.2 Employer Branding: Überzeugen durch identitätsbasierte Markenführung 27
  - 1.2.3 Employer Value Proposition (EVP): Wer sich abhebt, gewinnt... 28
  - 1.2.4 Employer Branding vs. Personalmarketing: Wer hat hier das Sagen? 29
  - 1.2.5 Employer Branding vs. Talent Relationship Management: Zwischen breiter Masse und Schlüsselfunktionen 30
  - 1.2.6 Internal vs. external Employer Branding? Zwei Seiten derselben Medaille 31
- 1.3 Ein Arbeitsmarkt, viele Generationen 33
  - 1.3.1 Generationenaspakte bei der Arbeitgebermarkenbildung 33
  - 1.3.2 Generation Y: Infragesteller oder Impulsgeber? 34
  - 1.3.3 Generation Z: Die zunehmende Bedeutung von Recrutainment 36
- 1.4 Führungskräfte und Führung als elementare Erfolgsfaktoren 38
  - 1.4.1 Bedeutung der Führungskräfte für Unternehmenskultur und Mitarbeiterbindung 39
  - 1.4.2 Führung und demografischer Wandel: Vielfalt managen 41

| | | 1.4.3 | Auswirkungen der Digitalen Transformation auf Führungsverständnisse .... | 42 |

		1.4.4	Cultural Fit und die Rolle der Führungskräfte	43
		1.4.5	Gesundheitliche Implikationen von Führung	43
	1.5	Das 4-Phasen-Modell des Employer Brandings	44
		1.5.1	Analyse: Wahrheit und Echtheit	45
		1.5.2	Strategie: Glaubwürdigkeit durch Bottom-up und Differenzierung	48
		1.5.3	Implementierung: Alle Mitarbeiter sind Markenbotschafter	51
		1.5.4	Controlling: Wertschöpfung durch professionelle Kommunikation	52
	1.6	Employer Branding: Von essenzieller Bedeutung für das Gesundheitswesen	55

II Aus der Beratung: Praktisches Handwerk

2 Ohne Gesamtstrategie keine nachhaltige Employer Brand 67
Martin Maas

	2.1	Einleitung	67
	2.2	Was ist denn überhaupt Employer Branding?	68
		2.2.1	Wir können doch unsere Stellen besetzen und haben neue Bilder auf der Website – warum brauchen wir dann noch Employer Branding?	69
		2.2.2	Können die Kollegen aus dem Marketing das nicht machen? ...	70
		2.2.3	Ok, dann machen wir die EVP, danach ist aber auch wieder gut mit Employer Branding, oder?	73
		2.2.4	Was soll uns das Ganze denn kosten?	75
	2.3	Fazit	77

3 Wie viel Employer Branding steckt im deutschen Gesundheitswesen? 79
Simon Zicholl, Annika Bollen

	3.1	Einleitung: »Ein bisschen Employer Branding, bitte!«	79
		3.1.1	Employer Branding: Worüber sprechen wir hier eigentlich?	80
		3.1.2	Wer verantwortet das Thema im Unternehmen?	80
	3.2	Schritt für Schritt zur Arbeitgebermarke	82
		3.2.1	Die Analyse: Ein sehr erkenntnisreicher Blick ins Unternehmen	82
		3.2.2	Zieldefinitionen: Auf Kurs bleiben	84
		3.2.3	Die Strategie: Arbeitgeberpositionierung und Zielgruppenbotschaften erarbeiten	86
		3.2.4	Die Implementierung: Arbeitgebermarken in der Organisation und im Markt zum Leben erwecken	88
		3.2.5	Die Evaluation und das Markenmanagement: Wie wirkungsvoll und nachhaltig ist denn nun die Arbeitgebermarke?	90
	3.3	Fazit: Wie viel Employer Branding steckt im deutschen Gesundheitswesen?	92

4	Wer hat's erfunden? Gutes Personalmarketing ist kein Käse.................	95
	Jörg Buckmann	
	4.1 Vorspiel...	95
	4.2 Sanatorium Kilchberg: Die mit dem Slampoeten.	96
	4.3 aarReha: Die, die über sich selber lachen können	98
	4.4 Kinderspital Zürich: Die mit dem Kartent(r)ick	102

5	Recrutainment in Personalmarketing und Recruiting – alles nur Spielerei?...	107
	Joachim Diercks, Thiemo Coors	
	5.1 Einführung...	107
	5.1.1 Mediale Präsenz und Praktische Relevanz................	107
	5.1.2 Einsatz in der HR-Praxis..	108
	5.1.3 Gütekriterien...	108
	5.2 Definition (Recrutainment)...	110
	5.3 Recrutainment als Mittel der Rekrutierung	110
	5.3.1 Online-Assessments...	110
	5.3.2 Matching-Tools	114
	5.3.3 Berufsorientierungsspiele	116
	5.4 Eignet sich ein Spiel als Auswahltest?.................................	120
	5.4.1 Beispiele (Pymetrics, Knack)..................................	120
	5.4.2 Überprüfung der Gütekriterien	120
	5.5 Resümee...	121

6	Die Bedeutung von Candidate Experience und Cultural Fit für erfolgreiche Arbeitgebermarken	124
	Christoph Athanas	
	6.1 Mit der Arbeitgebermarke von der Positionierung in die Praxis	124
	6.1.1 Candidate Experience: Die Bausteine der Kandidatenerfahrung und ihre Wirkkraft............	125
	6.1.2 In der Kandidatenerfahrung die Arbeitgebermarke erlebbar machen	126
	6.1.3 Arbeitgeberangebote in der Orientierungsphase der Jobsuche....	126
	6.1.4 Candidate Experience und Arbeitgeberhandeln während des Bewerbungsverfahrens	128
	6.2 Cultural Fit: Die unternehmenskulturelle Passung als Teil der Arbeitgebermarke	129
	6.2.1 Cultural Fit und Professional Fit.............................	130
	6.2.2 Den Cultural Fit kommunizieren	130
	6.2.3 Cultural Fit Bewerber-Matching	132

7	Social Recruiting-Strategien (im Healthcarewesen)	135
	Robindro Ullah	
	7.1 Einleitung..	135
	7.2 Social Recruiting	135

7.2.1	Definition Recruiting	135
7.2.2	Definition Social Recruiting	136
7.2.3	Die Grundlage der Sozialen Netzwerke	137
7.2.4	Die Vorbereitungen vor der großen Recruiting-Welle	139
7.2.5	Ein kurzer Blick auf die Stellenanzeigen	139
7.2.6	Der Sprung in die Netzwerke	140
7.2.7	TikTok, der Gesellschaftshype	141

8 Schafft Platz für Neues. Wer überrascht, bekommt Aufmerksamkeit und Bewerber ... 146
Martin Gaedt

8.1	Reisen und Erlebnisse	146
	8.1.1 Customer Journey und Candidate Experience	147
8.2	Achtung Aufmerksamkeit	148
	8.2.2 Wissen Sie, wer sich nicht bei Ihnen bewirbt?	150
8.3	Sichtbar? Oder berühmt?	152
	8.3.3 Alles geht anders	153
8.4	Streichen	156
	8.4.1 Management und 800 Jahre Arbeitszeit gestrichen	157

III Aus der Praxis: Best Cases

9 Employer Branding? Nur mit den Mitarbeitern! »Teamgeist erleben« im Frankfurter Rotkreuz-Kliniken e. V. ... 165
Marion Friers

9.1	Einleitung	165
9.2	Employer Branding – was ist damit gemeint?	166
9.3	Ausgestaltung der Handlungsfelder des Employer Brandings in den Frankfurter Rotkreuz-Kliniken	167
	9.3.1 Eine neue Rolle für die Personalabteilung: Vom Verwalter zum Dienstleister	167
	9.3.2 Mitarbeiterorientierung als Basis des Employer Brandings	169
9.4	Die Employer Value Proposition. Das werteorientierte Alleinstellungsmerkmal im Krankenhaus	170
9.5	Die Außenkommunikation: Das Employer Branding in den Frankfurter Rotkreuz-Kliniken	171
	9.5.1 Die Kampagne »Teamgeist erleben«	171
9.6	Schlussbemerkung	174

10 Sinn und Grenzen des Berufsprestiges im Zeichen eines Imagewandels der Pflege – Campaigning und Personalmarketing an der Uniklinik RWTH Aachen ... 175
Sandra Grootz, Mathias Brandstädter

10.1	Zwei Snapshots	175
10.2	Berufsprestige als Einlassstelle für ein Campaigning	176

	10.3	Positionierung und Recruitingmaßnahmen in der Übersicht............	177
	10.4	Bewerberreise und Zwischenstopp »Bewerbertag«.......................	180
	10.5	Fazit und mittelfristige Perspektive.................................	181
11	\multicolumn{2}{l}{**Employer Branding im Universitätsklinikum Hamburg-Eppendorf: »Mein UKE«**...}	**183**
	\multicolumn{3}{l}{*Julia Blume, Nadine Galda*}
	11.1	Was sind die Herausforderungen beim Aufbau einer AG-Marke als Uniklinik?...	183
	11.2	Aufbau der AG-Marke von innen heraus............................	184
	11.3	Wann und wie geht man den großen strategischen Schritt zur EVP und wie begeistert man nach innen und außen für das Projekt?...........	186
	11.4	Wie bereitet man am effektivsten und strukturiertesten ein Großprojekt wie das unsere vor und wie führt man es fokussiert durch?...........	188
	11.5	Wie erreicht man auch mit wenigen Mitteln viel in der Praxis?........	190
12	\multicolumn{2}{l}{**Vom neuen Markenauftritt zur Arbeitgebermarke – das umfassende Rebranding von Merck**..}	**192**
	\multicolumn{3}{l}{*Katrin Menne*}
	12.1	Ausgangssituation	192
	12.2	Die neue Marke Merck	192
	12.3	Employer Branding als integraler Bestandteil der Unternehmensmarke..	194
	12.4	Internal Branding	197
	12.5	Mitarbeiter als Markenbotschafter	200
	12.6	Erfolg	201
	12.7	Fazit..	201
13	\multicolumn{2}{l}{**»Nach außen sagen, nach innen sein«** ....}	**202**
	\multicolumn{3}{l}{*Gregor Scheminski, Ann-Kathrin Sohl, Janosch Siebert*}
	13.1	Employer Branding bei Chiesi	202
		13.1.1 Erste Schritte Richtung Arbeitgebermarke	202
		13.1.2 Entstehung der Arbeitgeberpositionierung bei Chiesi	203
		13.1.3 Interne Kommunikation und Vorstellung der Chiesi-Arbeitgeberpositionierung......................................	205
	13.2	Aktivierung der Employer-Branding-Kampagne......................	206
		13.2.1 Außen...	206
		13.2.2 Strategie-Workshop..	207
		13.2.3 Shooting...	207
		13.2.4 Relaunch Karriere-Webseite................................	208
		13.2.5 Maßnahmen aus dem Projekt...............................	209
		13.2.6 Nächste Schritte...	209
	13.3	Learnings..	210

14 Wofür stehst du morgens auf? Wie AbbVie mit Unternehmenskultur Talente gewinnt 211
Carolin Crockett

14.1 AbbVie in Deutschland: Lokal verwurzelt, global vernetzt 211
14.2 Employer-Branding-Kampagne: Kritische Erfolgsfaktoren für AbbVie ... 212
14.3 Mit Kultur punkten: Flexibilität und die Chance, wirklich etwas zu bewegen 213
14.4 Die Idee: Wofür stehst du morgens auf? 214
14.5 Kick7 und -Off der Kampagne: Eine Idee von innen nach außen tragen 215
14.6 Fazit & Ausblick: Employer Branding für Aufgeweckte 217

Stichwortregister 219

Vorwort
Patienteninteressen sind für Mitarbeiter wichtig

Heinz Lohmann

»Herr Professor«, sagte der junge Mediziner im Vorstellungsgespräch um eine Assistenzarztposition, »was ich von Ihnen gerade gehört habe, ist sehr vielversprechend. Sie sind in der engeren Wahl.« Dieses Erlebnis liegt schon einige Jahre zurück. Der Chefarzt eines Krankenhauses in der norddeutschen Provinz hat sich von seinem damaligen Schreck erholt und ist inzwischen daran gewöhnt, dass nicht, wie früher immer, er aus vielen Bewerbern auswählen kann, sondern diese Rolle den raren und damit begehrten potenziellen Beschäftigten zusteht. Das gilt heute ebenso in Metropolen und auch Universitätskliniken können nicht mehr »automatisch« auf unwiderstehliche Attraktivität bauen. Mitarbeiterinnen und Mitarbeiter schauen sich ihre künftigen Arbeitgeber sehr genau an und erwarten ein Profil, das ihren Vorstellungen entspricht. Dabei geht es natürlich auch um mögliche Gehaltsentwicklungen und die gebotenen Karriereperspektiven, aber vielleicht noch viel mehr um die Übereinstimmung mit der inhaltlichen Ausrichtung der Klinik sowie der Vereinbarkeit von Beruf und Privatleben. Arbeitnehmer in Gesundheitseinrichtungen bringen immer schon eine ausgeprägte intrinsische Motivation mit in das Berufsleben. In der Vergangenheit haben die Gesundheitsunternehmen in der Regel davon profitiert, ohne nennenswert an deren Erhaltung oder gar Entwicklung zu arbeiten. Im Gegenteil ist dieser besondere Wert der Mitarbeiter im Laufe der Zeit »aufgebraucht« worden. Diese Zeiten gehören jetzt endgültig der Vergangenheit an. Die Gesundheitsbetriebe müssen hart an der möglichst engen Übereinstimmung der Interessen der Mitarbeiter einerseits und der Ausrichtung der Unternehmensziele und, noch wichtiger, des Arbeitsalltags andererseits arbeiten. Die Erfüllung der Erwartungen der Patienten und ihre sich ändernden Bedürfnisse spielen dabei eine extrem wichtige Rolle, weil viele Menschen, die in der Gesundheitswirtschaft tätig sind, ihre persönliche Befriedigung im Beruf genau darauf gründen.

»Einweisen, zuweisen, überweisen«, diese Begriffe sprechen eine verräterische Sprache. Da ist keine aktive Rolle für den Patienten vorgesehen. Der wird aber immer souveräner und ist inzwischen auch schon ein wenig Konsument. Das wird sich in Zukunft verstärken. Zum einen können Patienten heute leichter an Informationen gelangen. »Dr. Google« und das Internet machen's möglich. Das war vor wenigen Jahren noch völlig undenkbar. Zum anderen haben wir bisher in der überwiegenden Zahl, nämlich der 70-Jährigen und älteren, Kriegs- und unmittelbare Nachkriegsgenerationen behandelt, die mit Entbehrungen und Mangel aufgewachsen sind. Ihre Erwartungshaltung ist maßgeblich durch diese Erfahrung geprägt. Die künftig mehrheitlich auf die Gesundheitsanbieter zukommenden Menschen sind in den Zeiten des Wirtschaftswunders sozialisiert und seit der Jugend an eine aktive Konsumentenrolle gewohnt. Sie werden die Akteure in unserer Branche ganz anders herausfordern. Krankenhäuser sind traditionell Expertenorganisationen. Grund dafür ist, dass der Gesundheitsmarkt bisher von der Anbieterseite dominiert wurde. Die Nachfrageseite hat praktisch keine Rolle gespielt. Solche Märkte sind Institutionen zentriert. Das ist heute gefährlich, weil

Patienten sich für Institutionen im Gegensatz zu den Experten wenig interessieren. Das Patienteninteresse ist zu allererst auf die Art der Behandlung gerichtet und deshalb prozessorientiert.

Ein zentraler Punkt der Veränderung ist für Arbeitgeber eine adäquate Reaktion auf die Herausforderungen der Digitalisierung. Nur gemeinsam mit den Ärzten, Krankenpflegekräften und anderen Therapeuten sowie den Managern und Technikern kann die Umstrukturierung der Behandlungsabläufe umfassend gelingen. Die technischen Voraussetzungen für den notwendigen Wandel sind vorhanden. Dabei sind Technik und Humanität keine Gegensätze. Im Gegenteil ermöglicht die Nutzung moderner Technologie den Expertinnen und Experten da zu sein, wo sie hingehören, nämlich beim Patienten. Wer mit seiner Nase im Dokumentationsbogen steckt oder sein Ohr am Telefon hat, um »mal eben schnell« die einzelne Behandlung zu organisieren oder mit der Blutprobe über das Klinikgelände hastet, ist am falschen Ort. Studien belegen immer wieder, dass Ärzte und Krankenpflegekräfte mehrere Stunden täglich allein mit solchen völlig berufsfremden Tätigkeiten verbringen. Deshalb ist es erfolgversprechend, auf den Einsatz der in anderen Branchen längst erprobten Methoden und Technologien der Prozessoptimierung zu setzen. Ganz abgesehen davon, dass heute tagtäglich in Krankenhäusern und anderen Gesundheitsbetrieben die Arbeitskraft der immer rarer werdenden pflegerischen Mitarbeiter »verplempert« wird, ist das »übliche Improvisationstheater« auch noch höchst ineffizient und ineffektiv. Die Verbesserung der Arbeitsprozesse erfordert vom Management die uneingeschränkte Bereitschaft zum Umdenken.

Der Wandel ist im vollen Gange. Er lässt sich nicht aufhalten, aber gestalten. Allerdings ist dazu Mut erforderlich. Erfolg kommt nicht von selbst. Nur Gesundheitsunternehmen, die einen wichtigen Beitrag zur Lösung der künftigen Herausforderungen in der Gesundheits- und Sozialwirtschaft leisten, können mit Beachtung rechnen. Es gilt, sich neu zu positionieren. Die mit großer Macht in die Gesundheitswirtschaft drängende Digitalisierung bietet den Betrieben aber die Chance, sich an die Spitze des notwendigen Wandels in der Branche zu setzen. Wer dabei die Erwartungen der heutigen und natürlich erst recht der künftigen Mitarbeiter fest im Blick hat, kann im Wettbewerb um die Talente punkten. Um eine Arbeitgebermarke zu etablieren, ist eine umfassende Strategie erforderlich. Die Attraktion für Beschäftigte liegt in der realen Ausgestaltung der Arbeitswelt heute und erst recht in der Zukunft. Employer Branding ist ein komplexes Unterfangen. Da ist es gut, dass diese Veröffentlichung nach wichtigen theoretischen Begründungen einen umfassenden Beratungsteil aufweist und zum Abschluss Best-Practice-Beispiele präsentiert. Herausgeber und Autoren sind ausgewiesene Experten mit langjähriger Erfahrung. Das alles sind hervorragende Voraussetzungen für eine nutzbringende Publikation. Ich wünsche dem hier vorgelegten Buch eine große und interessierte Leserschaft.

Professor Heinz Lohmann
Gesundheitsunternehmer

I Aller Anfang ist schwer: Theoretische Grundlagen

1 Zur Bedeutung von Employer Branding für das Gesundheitswesen

Martin Camphausen

1.1 Gesundheitswirtschaft: Von Wachstum und Wachstumsschmerzen

1.1.1 Megatrend Gesundheit: Zahlen, Daten und Fakten

Die Gesundheitswirtschaft in Deutschland ist seit etlichen Jahren Wachstumstreiber und damit sowohl Jobmotor als auch Bruttowertschöpfungsgeber. Als Querschnittsbranche leistet sie einen wesentlichen Beitrag zu zentralen wirtschaftspolitischen Zielen. Sie trägt zu einem stetigen Wirtschaftswachstum und hohem Beschäftigungsgrad bei (BMWi 2018). Beeindruckende Zuwachszahlen sind in allen Feldern zu verzeichnen und der Aufwärtstrend nimmt kein Ende. Im Gegenteil erfährt alles, was mit »Gesundheit/Healthcare« zu tun hat, weiterhin einen nicht enden wollenden Vortrieb.

Denken viele bei den Begriffen »Gesundheitswirtschaft« und »Gesundheitswesen« vordergründig an kranke Menschen und die zur Behandlung und Heilung von Patienten erforderlichen Dienstleistungen und Industrien, geht es längst nicht mehr um die reine Behandlung von Patienten, sondern der Fokus verlagert sich stärker hin zur Prävention und gesunden Lebensführung. Gleichzeitig werden Patienten immer informierter und dadurch mündiger sowie gesundheitsbewusster. Eine Trennlinie zwischen Gesundheit und Zufriedenheit ist immer schwieriger zu erkennen und gesundheitsfördernde Lebens- und Arbeitswelten werden generationsübergreifend als Normalzustand eingefordert bzw. vorausgesetzt. Das alles setzt auch Arbeitgeber unter Druck, denn als Gesundheitsanbieter jeglicher Art stehen sie mehr als andere Branchen unter Zugzwang, ihren Mitarbeitern gesunde Arbeitsverhältnisse anzubieten und ihre Arbeitskraft so lange wie möglich zu erhalten (Muntschick 2018).

Der Megatrend Gesundheit wird laut Bundesgesundheitsministerium (BMG) von der Arbeitskraft von etwa 5,5 Millionen Erwerbstätigen getragen. Damit ist jeder achte Erwerbstätige in dieser Branche tätig. Das Bundeswirtschaftsministerium (BMWi) verwendet in seiner Gesundheitswirtschaftlichen Gesamtrechnung einen weiter gefassten Begriff der Gesundheitswirtschaft, der auch Wellness, Gesundheitstourismus und dergleichen beinhaltet. Es kommt mit seiner Zählung 2018 insgesamt auf 7,6 Millionen Erwerbstätige, was etwa jedem Sechsten aller Erwerbstätigen in Deutschland entspricht. Damit beschäftigt die Branche fast so viele Menschen wie das verarbeitende Gewerbe. Allein seit 2007 ist die Zahl der Erwerbstätigen in der Gesundheitswirtschaft um 1,6 Millionen gestiegen. Wichtig dabei: Mehr als drei Viertel der Beschäftigten sind weiblich. Auch das hat Auswirkungen auf Personalbedarfsplanungen von Arbeitgebern und ihr Recruiting.

Das Statistische Bundesamt meldete Anfang 2018, dass die Gesundheitsausgaben in Deutschland im Jahr 2017 erstmals die Marke von einer Milliarde Euro pro Tag überschritten hätten, wobei der Anstieg der Ausgaben gegenüber 2016 um 4,9 % auf 374,2 Milliarden Euro auch prozentual stark ausgefallen ist. Doch allzu oft wird die Gesundheitsversorgung vor allem als Kostenfaktor gesehen, ohne die große ökonomische Bedeutung sowie den volkswirtschaftlichen Nutzen zu verdeutlichen. Bedeutung und Nutzen basieren insbesondere auf der Entwicklung innovativer Hightech-Produkte in der Medizintechnik, innovativen Arzneimitteln sowie neuen Behandlungs- und Untersuchungsmethoden (Fuhr 2018).

Die zentralen ökonomischen Kennzahlen der Gesundheitswirtschaft weisen im Vergleich zur Gesamtwirtschaft überdurchschnittliche Wachstumsraten mit hoher volkswirtschaftlicher Dynamik auf. Im Durchschnitt stieg die Wertschöpfung der Gesundheitswirtschaft seit 2005 mit 4,1 % pro Jahr deutlich stärker als die der Gesamtwirtschaft mit etwa 2,8 %. 2018 erwirtschaftete sie eine prognostizierte Bruttowertschöpfung von 370 Mrd. Euro und damit 12 % des Bruttoinlandsprodukts. Außerdem ist die Gesundheitswirtschaft eine zunehmend internationale Branche. Seit 2007 haben sich die Exporte mit über 60 Mrd. Euro fast verdoppelt. Im Jahr 2018 betrugen die Exporte der deutschen Gesundheitswirtschaft über 130 Mrd. Euro und lagen damit bei 8,4 % der Gesamtexporte. Vor allem die industrielle Gesundheitswirtschaft prägt den Außenhandel. Humanarzneimittel, Medizintechnik und Medizinprodukte machen mehr als drei Viertel der Exporte der Gesundheitswirtschaft aus.

Zusammengefasst ist die Gesundheitsbranche also eine der tragenden Säulen der deutschen Wirtschaft. Aufgrund ihres Dienstleistungscharakters ist sie sehr personalintensiv und wird es auch auf absehbare Zeit bleiben. Bedingt durch die demografische Entwicklung wird die Nachfrage nach Gesundheitsdienstleistungen und Gütern in den nächsten Jahren weiter steigen. Und es wird weiterhin mehr Personal aufgebaut werden müssen, weil die Betriebe gute Prognosen ausgeben. Doch dieses Wachstum kann nur generiert werden, wenn ausreichend qualifiziertes bzw. hoch qualifiziertes Personal zur Verfügung steht. Nach wie vor bleibt der Fachkräftemangel mit großem Abstand das größte Unternehmensrisiko (Fuhr 2018).

Um es bildlich auszudrücken: Kommt der Jobmotor und Wirtschaftsturbo Gesundheitswirtschaft ins Stottern, kommt auch die deutsche Gesamtwirtschaft ins Stolpern. Dem entgegnend könnte man fragen, ob die digitale Transformation, künstliche Intelligenz (KI), Pflegeroboter und dergleichen dazu führen, dass sich die Gesundheitswirtschaft von einem dienstleistungsintensiven »people business« zu einem von Automatisierung geprägten Industrieprozess wandelt und die Auswirkungen des Fachkräftemangels somit abgemildert werden. Eine Gesundheitsstudie von Philips und dem Zukunftsinstitut kommt zu dem Schluss: »Die Deutschen wünschen sich zwar technische Weiterentwicklung, stellen aber vor allem ein vertrauensvolles Verhältnis zu ihrem Arzt in den Vordergrund« (Zukunftsinstitut 2015). Insofern gilt für jetzt genauso wie mindestens für die nahe Zukunft, dass der Jobmotor nur dann rund läuft, wenn er von ausreichend Personal getragen wird. Sicher werden technische Mittel Abmilderung im Fachkräftemangel verschaffen können, aber nicht das Problem lösen.

1.1.2 Fachkräftemangel und demografischer Wandel in der Gesundheitswirtschaft

Die Anforderungen an Arbeitgeber steigen branchenübergreifend

Fachkräftemangel ist kein neues Phänomen, sondern droht der Wettbewerbsfähigkeit der deutschen Wirtschaft seit etlichen Jahren (Reinberg und Hummel 2004). Doch was weitestgehend am Horizont aufkommend beschrieben wurde, wird seit einigen Jahren in immer mehr Branchen relevant. Das Urteil gilt vom Azubi bis zum Top-Manager und vom Kleinbetrieb bis zum Dax-Konzern. Arbeitgeber müssen Fachkräfte und potenzielle Nachwuchskräfte von der eigenen Organisation und ihren Vorzügen als Arbeitgeber im Gegensatz zu anderen Organisationen überzeugen und deutlich stärkere und strukturiertere Anstrengungen unternehmen als multimedial Stellenausschreibungen zu schalten und auf Jobmessen vertreten zu sein, um ihren Personalbedarf dauerhaft in allen Fachdisziplinen zu decken.

Über einen längeren Zeitraum hinweg nicht besetzte Positionen bergen die Gefahr des Anschlussverlusts an Wettbewerber (Kay und Michael Richter 2010, S. 10). Gleichzeitig wird die Anforderung, qualifizierte und leistungsfähige Mitarbeiter an ein Unternehmen zu binden zu einer immer größeren Herausforderung. Daraus resultierend suchen Unternehmen nach erfolgversprechenden Ansätzen, um sich am Arbeitsmarkt vorteilhaft zu präsentieren und zu etablieren. Im Zuge dieser Entwicklungen setzen immer mehr Unternehmen auf Employer Branding (Immerschitt und Stumpf 2014; Esch und Eichenauer 2014; Walter und Kremmel 2016, S. 3), wenn auch längst nicht von einem flächendeckenden Phänomen gesprochen werden kann.

Auch wenn der Fachkräftemangel für manche Branchen oder Berufe nur in gewissen Bundesländern vorherrscht, so ist er dennoch vorhanden – und stellenweise bereits in akuter Ausprägung. Gleichzeitig lässt sich konstatieren, dass die verfügbare Anzahl von Top-Führungs- und Nachwuchskräften kontinuierlich abnimmt, sich daraus folgend der Wettbewerb um diese Mitarbeiter in den nächsten Jahren erheblich zuspitzen wird und sich in Unternehmen zunehmend die Erkenntnis durchsetzt, dass wirtschaftlicher Erfolg in erheblichem Maße von der Leistungsfähigkeit und dem Commitment der Mitarbeiter abhängt (Sponheuer 2010, S. 6).

Unternehmen bewerben sich immer öfter bei den Kandidaten, nicht umgekehrt.

Die Differenzierung von anderen Organisationen über Employer Branding schafft dabei jene Abgrenzung, die wichtig ist, um mit eigenem, authentischem Profil wahrgenommen zu werden und mögliche Kandidaten anzusprechen, welche im Idealfall nicht nur fachliche Qualifikationen für eine vakante Stelle mitbringen, sondern zur Unternehmenskultur passen (Schuhmacher und Geschwill 2014, S. 34; Weinrich 2014, S. 206), also den Cultural Fit erfüllen, sich in einem Unternehmen wohl fühlen und dadurch produktiver arbeiten (Ternès und Runge 2016, S. 13).

Gerade in Zeiten des sich zuspitzenden Fachkräftemangels und demografischen Wandels ist ein strategisches und holistisches Vorgehen beim Aufbau einer Arbeitgebermarke und dem Betreiben von Employer Branding von wachsender Bedeutung (Holste 2012). Auch gesellschaftliche Veränderungen spielen in diesem Kontext eine Rolle. Die Generation Y und jüngere Generationen setzen deutlich höhere Anforderungen an die Attraktivität von Arbeitgebern als die vorherigen Mitarbeiter-Generationen (Hauser et al. 2016, S. 58).

Eine Arbeitgebermarke stellt man erst dann dar, wenn etwa 70 % der relevanten Bezugsgruppen ein überwiegend einheitliches Vorstellungsbild eines Arbeitgebers haben, und sich dieses Vorstellungsbild von anderen Arbeitgebern unterscheidet (Kriegler 2017, S. 183). Ein hoher Prozentsatz, der nur durch strukturiertes Vorgehen und fortwährende Maßnahmen erreicht werden kann. Überträgt man diesen Anspruch auf Organisationen mit Geschäftsmodellen und Personalbedarfen, die bereits seit einigen Jahren nicht mehr gedeckt werden können, wird der Druck umso deutlicher (Herrmann 2014a). Zu diesem Kreis gehören insbesondere Gesundheits- und Pflegeberufe, aber auch andere Berufsgruppen in der Gesundheitswirtschaft, auf die im Folgenden eingegangen wird.

Fachkräfteengpässe und Fachkräftemangel so weit das Auge reicht

Die Bundesagentur für Arbeit gibt regelmäßig eine Fachkräfteengpassanalyse heraus, welche alle Berufsgruppen auflistet, bei denen Fachkräfteengpässe oder gar Fachkräftemangel vorherrschen. Von Fachkräftemangel wird dann gesprochen, wenn es zu wenige qualifizierte oder den Anforderungen entsprechende Arbeitskräfte gibt. Fachkräfteengpässe sind die Vorstufe des Fachkräftemangels und nur in gewissen Bundesländern oder Regionen und nicht flächendeckend vorzufinden. Stellenbesetzungsprobleme und offene Stellen in Branchen oder Organisationen sind nicht mit akutem Fachkräftemangel gleichzusetzen, da sie nicht die Marktseite beschreiben, sondern die Organisationsseite.

In der halbjährlich durchgeführten Fachkräfteengpassanalyse der Bundesagentur für Arbeit (2018) sind weite Teile von für die Funktionsfähigkeit der Gesundheitswirtschaft wichtigen Berufen in nahezu allen Bundesländern rot ausgewiesen, was Fachkräftemangel und teilweise akutem Fachkräftemangel entspricht. Die Analyse kommt außerdem zu dem Schluss, dass der demografische Wandel in Deutschland zunehmend sichtbar wird.

Den größten Mangel gibt es in folgenden Berufsgruppen:

- Humanmedizin ohne Zahnmedizin (insbesondere in ländlichen Gebieten)
- Podologinnen und Podologen
- Pharmazie/Apothekerinnen und Apotheker
- Examinierte Gesundheits- und Krankenpflegerinnen und -pfleger
- Altenpflegerinnen und -pfleger
- Physiotherapeutinnen und Physiotherapeuten
- Geburtshelferinnen und -helfer
- Orthopädie- und Rehatechnik
- Hörgeräteakustik

Pflegekräftemangel und Ärztemangel stehen fast überall im Vordergrund, weil dies die größten Gruppen innerhalb des Gesundheitswesens sind und die Datenlage entsprechend gut ist. Geschlossene Betten auf Stationen und Intensivstationen gehören mittlerweile fest zur Tagesberichterstattung und verkümmernde Hausarztpraxisstrukturen im ländlichen Raum sind ebenfalls bekannt. Aber die Zustände sind auch auf andere Berufsgruppen in der Gesundheitswirtschaft übertragbar. So ist beispielsweise die Medizintechnik dafür bekannt, dass nicht ausreichend Experten gefunden und ebenso wenige ausgebildet werden. Auch über operationstechnische und anästhesietechnische Assistenten (OTAs und ATAs) gibt es regelmäßig Mangelmeldungen. Da sie die Wertschöpfung der chirurgischen Disziplinen in Krankenhäusern und Medizinischen Versorgungszentren (MVZs) betreffen, sind unbesetzte Stellen unmittelbar erlösrelevant. Aber auch Forscher für den Pharmabereich finden sich nicht ohne Weiteres – auch auf dem internationalen Markt nicht.

Zu unterscheiden ist generell zwischen Schlüsselpositionen, von denen es nur einzelne gibt und die meistens schwierig zu besetzen sind, und Positionen mit Dienstleistungscharakter, für die eine größere Gruppe Mitarbeiter rekrutiert werden muss. Für Arbeitgebermarken und Personalmanagement insofern komplex für die Berücksichtigung, dass es nicht einfach ist, für beide Arten der Stellenbesetzung gleichermaßen überzeugende Konzepte zu entwickeln. Für viele Organisationen in der Gesundheitswirtschaft gilt aber, dass sie beide finden und binden müssen.

In der Engpassanalyse werden außerdem die Vakanzzeiten für die einzelnen Berufsgruppen ausgewiesen. Auch hier kam es zu einem deutlichen Anstieg in allen oben ausgewiesenen Gesundheitsberufen. Und das, obwohl die Vakanzzeiten ohnehin bereits auf einem hohen Level lagen. Über alle Berufsgruppen gerechnet lag die durchschnittliche Vakanzzeit bei 107 Tagen. In der Berufsgruppe »Gesundheits-, Krankenpflege, Rettungsdienst und Geburtshilfe« beträgt die Vakanzzeit hingegen 149 Tage (+39%) und Stellen in der

Altenpflege sind 175 Tage vakant (+ 63 %). Bedenkt man die Anforderung an die Leistungsfähigkeit der Gesundheitswirtschaft, sind diese Zahlen überaus beunruhigend.

Für Gesundheits- und Pflegeberufe gilt also kein Märchen vom Fachkräftemangel wie er manch anderer Branche nachgesagt wird. »Den Vorwurf der jahrzehntelangen Untätigkeit hingegen müssen sich die Arbeitgeber des Gesundheitswesens machen lassen, denn allzu lange wurde man nicht müde, das Problem zu beschreiben. An der Professionalisierung von Personalmanagement-Strukturen oder gar Lösungen arbeiteten jedoch wenige. Auch wenn Studien zum Fachkräftemangel in der Gesundheitswirtschaft und die Prognosen für die kommenden Jahre und Jahrzehnte oft interessengetrieben sind und in den Zahlen divergieren, ist die Stoßrichtung aller Studienergebnisse dieselbe: sich zuspitzender Fachkräftemangel im Gesundheitswesen und vor allem der Pflege« (Camphausen und Brandstädter 2019).

1.1.3 Strategische Bedeutung von Personalbindung und Personalgewinnung

Investition in Personal, dessen Aus-, Fort- und Weiterbildung sowie zeitgemäßes Personalmanagement und eine vitale Arbeitgebermarke werden durch den akuten Fachkräftemangel zur zentralen Zukunftsaufgabe von Gesundheitseinrichtungen und bilden einen Wertschöpfungsfaktor mit strategischem Impetus (Dachrodt et al. 2014). Und es ist das Personal, das eine Arbeitgebermarke besonders macht (Flachenecker 2015). Denn qualifiziertes Personal ist elementar für den Fortbestand jedes Unternehmens – das gilt für die Gesundheitswirtschaft genauso wie für alle anderen Branchen. Insofern sind sowohl Personalbindung als auch Personalgewinnung von höchster Wichtigkeit.

Leider ist es in vielen Gesundheitseinrichtungen bis heute der Fall, dass das Human Resources Management (HRM) verwaltenden statt gestaltenden Charakter aufweist. Zum anderen werden viel zu selten Personalbedarfsplanungen und darauf aufbauende Schlüsselkompetenzprofile sowie Personalentwicklungs- bzw. -rekrutierungsmaßnahmen umgesetzt. Stattdessen scheint es, dass an Personalausgaben immer als erstes gespart wird. Dabei müssten längst größere Anstrengungen unternommen werden, Organisationen zukunftsfähig aufzustellen. Dazu gehört nicht allein das Binden und Gewinnen von Personal, sondern auch der Erhalt der Arbeitskraft durch Betriebliches Gesundheitsmanagement (BGM) und Betriebliche Gesundheitsförderung (BGF), worauf in einem späteren Kapitel eingegangen wird. Das gilt für alle Berufsgruppen, insbesondere aber für körperlich arbeitende Mitarbeiter wie etwa Pflegekräfte und artverwandte Berufsgruppen.

Diese Mammutaufgabe kann kein Personalleiter mit seinem Team bewältigen. In der Gesundheitswirtschaft gilt noch mehr als in den meisten anderen Branchen: Employer Branding und die Gestaltung einer Organisation als attraktiver Arbeitgeber sind gemeinsame Aufgabe der Unternehmensleitung und des Mittelmanagements (Trost 2013), am Ende aber der gesamten Organisation.

1.2 Was ist Employer Branding?

Das Konzept des Employer Brandings wird häufig unscharf differenziert und von in eine ähnliche Richtung gehenden Konzepten wie Personalmarketing oder Talent Relationship

Management (TRM) unzureichend abgegrenzt. Dabei ist eine Abgrenzung wichtig für das Verständnis davon, welchen Stellenwert Employer Branding im Wettbewerb um Fachkräfte einnehmen kann. Auch die Deutung, was eine Employer Brand im Gegensatz zu Employer Branding ist, bleibt häufig aus. Zwar bedingen und ergänzen sich beide Ansätze stellenweise, aber sie sind nicht redundant. Im Folgenden wird daher eine Abgrenzung der Begrifflichkeiten vorgenommen.

1.2.1 Employer Brand: Eine starke Arbeitgebermarke für nachhaltigen Erfolg

Das Ziel einer Employer Brand (Arbeitgebermarke) ist es, das Arbeitgeberimage zu prägen und eine Antwort darauf zu geben, warum ein qualifizierter, hoch motivierter Arbeitsuchender sich für einen bestimmten Arbeitgeber interessieren bzw. entscheiden soll (Trost 2013, S. 16). Die Employer Brand ist mit anderen Worten das Ziel. Als Ausgangspunkt für diesen Prozess gilt die Arbeitgeberpositionierung und führt über das Employer Branding zum Ziel (Kriegler 2015, S. 27). Employer Branding ist also der bewusst ins Leben gerufene Prozess, eine Arbeitgebermarke zu bilden oder weiterzuentwickeln. Warum bewusst? Weil ein Arbeitgeber auch dann intern und extern wahrgenommen wird, wenn er nicht bewusst versucht, auf seine Wahrnehmung einzuwirken. Das Ergebnis ist häufig vollkommen anders als gewünscht und ruft dadurch genauso Rekrutierungs- wie auch Personalbindungsprobleme hervor. Daher lohnt sich Employer Branding umso mehr. Die Employer Brand ist anschließend das Ergebnis. Die Abfolge lautet demnach: Erst das Employer Branding, dann die Employer Brand.

Wenn man sich mit der Employer Brand beschäftigt, sollte auch eine Auseinandersetzung mit dem Begriff der Marke erfolgen.

Marken bilden die Identität von Unternehmen, und als Marke werden Leistungen bezeichnet, die »neben einer entscheidungsfähigen Markierung durch ein systematisches Absatzkonzept im Markt ein Qualitätsversprechen geben, das eine dauerhaft werthaltige, nutzenstiftende Wirkung erzielt und bei der relevanten Zielgruppe in der Erfüllung der Kundenerwartungen einen nachhaltigen Erfolg im Markt realisiert bzw. realisieren kann« (Bruhn 2016, S. 38). Kundenzufriedenheit ist also das oberste Gebot, somit ergibt sich: Keine Kundenzufriedenheit ohne engagierte Mitarbeiter (Künzel 2013b; Stock-Homburg 2011) und ohne Kundenzufriedenheit ist es wiederum schwieriger, neue Arbeitnehmer zu finden, weil die Gesamtmarke keine Strahlkraft hat (Teske 2017).

Nach der Überzeugung von Immerschitt und Stumpf (2014, S. 35 f.) setzt »gerade die kaufkräftige und kauffreudige jüngere Generation stark auf Marken. Sie ist es gewohnt, markenbewusst zu kaufen. Warum sollten ausgerechnet die vom Markendenken geprägten jungen Menschen, um deren Engagement es geht, bei der Wahl des künftigen Arbeitgebers auf einen ›No Name‹ setzen? Diese Vorstellung ist bar jeder Vernunft«. Doch Markenbewusstheit, Kauffreude und Kaufkraft auf jüngere Generationen zu beschränken, würde zu kurz greifen und scheuklappenartig bewerten. Daher lohnt es umso mehr, in die Bildung einer Arbeitgebermarke zu investieren.

Als Gegenargument könnte ins Feld geführt werden, dass es im Gesundheitswesen, insbesondere im ersten Gesundheitssektor, nicht um Kunden, sondern um Patienten geht. Auch wenn die Begrifflichkeit nicht der Ethik der Gesundheitswirtschaft entsprechen mag, so kann die Logik durchaus auch auf Patienten übertragen werden, die immer bewusster Entscheidungen treffen, weil sie immer besser informiert sind. Das Zitat lautete dann: »Keine Patientenzufriedenheit ohne engagierte Mitarbeiter« und wäre genauso richtig.

1.2.2 Employer Branding: Überzeugen durch identitätsbasierte Markenführung

Das Konzept des Employer Brandings ist sowohl in der wissenschaftlichen Literatur als auch in der Praxis ein relativ neuer Ansatz. Der Ursprung des Employer Brandings wird von vielen Autoren in der Veröffentlichung des Fachbeitrags »Employer Brand Management« von Tim Ambler und Simon Barrow (1996) gesehen (Sponheuer 2010, S. 5; Kriegler 2017, S. 179). Dennoch dauerte es etwa eine Dekade, bis diese ursprünglichen Gedanken als Disziplin in der Praxis ankamen.

In einem kurzen Satz dargestellt, kennzeichnet Employer Branding den Aufbau und die Pflege von Unternehmen als Arbeitgebermarke (Lies 2018). Das Konzept basiert auf »derselben Grundidee wie Produkt-Marketing mit seinem langfristigen Aufbau einer Marke« (Gmür et al. 2002, S. 14). Streng genommen handelt es sich beim Employer Branding damit um eine spezielle Form der Markenbildung und gehört somit, wie die allgemeine Markenbildung auch, zum Marketing (Hanußek 2016, S. 30). Jedoch ist das Konzept wesentlich weitreichender, da es im Gegensatz zu anderen Bemühungen und Konzepten der Personalgewinnung eine strategische Komponente aufweist und die »Bildung von Arbeitgebermarken […] weit mehr Handlungsfelder als das Marketing berührt« (Kriegler 2017, S. 181).

Es geht darum, als Arbeitgeber nicht einfach ad hoc zu reagieren, sobald eine Stelle im Unternehmen zu besetzen ist, sondern eine Organisation multimedial zu positionieren und dadurch an allen Stellen aufzutreten, an denen sich potenzielle Bewerber einer jeweiligen Branche aufhalten. Denn Stellenanzeigen sind sicherlich ein Mittel der Rekrutierung (Nielsen et al. 2017), aber – unerheblich ob digital oder analog – längst nicht mehr das innovativste und modernste Rekrutierungsmittel (Mahlodji 2014). Durch professionelles Employer Branding können es Arbeitgeber lange vor der aktiven Arbeitsplatzsuche von Bewerbern schaffen, positiv im Gedächtnis zu bleiben, indem sie Relevanz in den Köpfen möglicher Bewerber herstellen und vor allem ihr Differenzierungspotenzial gegenüber anderen Arbeitgebern herausarbeiten. So bewerben sich Kandidaten wegen des positiven Images und der guten Reputation im Idealfall initiativ bei ihnen, wodurch weitaus weniger Aufwand für Ausschreibungen zu bewerkstelligen ist.

Employer Branding bedeutet in weiten Teilen Kulturarbeit und das »Halten des Arbeitgeberversprechens im Unternehmen« (Tometschek 2013, S. 80; vgl. auch Friers und Camphausen 2016). Nur jene Unternehmen, die »sicherstellen können, dass ihre Kernwerte mit den persönlichen Wertevorstellungen der Mitarbeiter hinreichend übereinstimmen« (Kirchgeorg 2005), haben eine Chance, qualifizierte Mitarbeiter und Top-Führungskräfte für sich zu gewinnen und anschließend zu binden. Aber auch für die umgekehrte Betrachtungsweise lässt sich festhalten, dass Unternehmen verstärkt darauf achten, Mitarbeiter mit besonders guter Passung anzusprechen (Sponheuer 2010, S. 9). Employer Branding darf daher nicht auf die Aspekte des Recruitings reduziert werden, sondern es muss im Gegenteil klar sein, dass es verschiedene Wirkungsebenen bedient (Stotz und Wedel-Klein 2013, S. 10).

Kam Sponheuer (2010, S. 5) noch zu dem Urteil, dass die meisten Veröffentlichungen zum Employer Branding eher populärwissenschaftlicher Natur waren und eine intensivere Auseinandersetzung und empirische Fundierung in der Wissenschaft gerade erst begonnen habe, finden sich in der Fachliteratur mittlerweile zahlreiche Definitionen des Begriffs »Employer Branding« (Immerschitt und Stumpf 2014, S. 39). Da viele der Definitionen jedoch Schwächen aufweisen, wesentliche Aspekte nicht bedenken oder nicht holistisch vorgehen (Stotz und Wedel-Klein 2013, S. 8 ff.), sei an dieser Stelle auf die vollumfänglichste und meistgebrauchte Begriffsdefinition verwiesen, die von der Deutschen Employer Branding Akademie (DEBA 2007) entwickelt wurde:

»Employer Branding ist die identitätsbasierte, intern wie extern wirksame Entwicklung und Positionierung eines Unternehmens als glaubwürdiger und attraktiver Arbeitgeber. Kern des Employer Branding ist immer eine die Unternehmensmarke spezifizierende oder adaptierende Arbeitgebermarkenstrategie. Entwicklung, Umsetzung und Messung dieser Strategie zielen unmittelbar auf die nachhaltige Optimierung von Mitarbeitergewinnung, Mitarbeiterbindung, Leistungsbereitschaft und Unternehmenskultur sowie die Verbesserung des Unternehmensimages. Mittelbar steigert Employer Branding außerdem Geschäftsergebnis sowie Markenwert«.

Mit dieser Definition geht die DEBA auf die identitätsbasierte Markenführung hin zur Arbeitgebermarke, also der Employer Brand, ein, und bringt zudem einen weiteren wichtigen Aspekt ein, den andere Definitionen nicht berücksichtigen: die mittelbare Steigerung des Geschäftsergebnisses sowie des Markenwerts. Diese Einbettung von Employer Branding in die Wertschöpfungskette ist ein wichtiges Element, das in der Literatur sonst nicht beleuchtet wird (Kriegler 2017, S. 181). Mit anderen Worten: Employer Branding, richtig gemacht, kostet nicht einfach Geld, Zeit und Mühen, sondern bringt auch monetär etwas.

Häufig steht die Mitarbeitergewinnung, also die externe Ebene, im Zentrum von Employer Branding-Aktivitäten oder auch der wissenschaftlichen Betrachtung. Diese Betrachtung vergisst jedoch, dass Mitarbeiterbindung als interne Ebene mindestens genauso wichtig ist. Denn in einer Welt voller beruflicher Möglichkeiten ist es nicht einfach, Talente auf Dauer an ein Unternehmen zu binden (Ruthus 2014, S. 30). Einer Studie des Instituts für Arbeitsmarkt- und Berufsforschung (IAB) zufolge ist die durchschnittliche Beschäftigungsdauer der jungen Arbeitnehmer – also unter anderem der Generation Y – in den letzten zwei Jahrzehnten von 814 Tagen auf 536 Tage (also knapp 18 Monate) gesunken (Bund, Kerstin et al. 2013). Mitarbeiterbindung erhält somit einen immer höheren Stellenwert und wird geradezu zentral.

Der Aufbau einer Arbeitgebermarke muss darüber hinaus auf beiden Ebenen glaubwürdig erfolgen, denn »übertriebene oder gar falsche Darstellungen hebeln die Bildung einer attraktiven Arbeitgebermarke aus und führen letzten Endes dazu, dass Kandidaten schnell wieder abwandern, wenn der Unternehmensalltag vollkommen anders erlebt wird« (Deutsche Gesellschaft für Personalführung 2011, S. 26). Der Aufbau erfolgt wie bei allen langfristigen Markenaufbauten über eine Strategie. Mehr dazu in Kapitel 1.5.

1.2.3 Employer Value Proposition (EVP): Wer sich abhebt, gewinnt

Den inhaltlichen Kern einer jeden Arbeitgebermarke bildet die sogenannte Employer Value Proposition (EVP). Ihren Stellenwert und ihre Einbettung in den Gesamtprozess der Arbeitgebermarkenbildung wird in Kapitel 1.5.3 näher beleuchtet und in einen operativen Kontext gesetzt. Bei der EVP handelt es sich analog zur Unique Selling Proposition (USP) im Produktmarketing um ein Leistungsversprechen, das die besonderen Stärken und Vorzüge des Arbeitgebers beinhaltet und in prägnanter Weise an Beschäftigte und potenzielle Bewerber kommuniziert. Aufgrund ihres unternehmensspezifischen Zuschnitts wirkt die EVP dabei im Sinne eines ›Alleinstellungsmerkmals‹ und trägt so im Idealfall dazu bei, die Wettbewerbspositionierung des Unternehmens zu verbessern bzw. zu festigen. Was sich in wenigen Sätzen beschreiben lässt, ist ein äußerst anspruchsvolles Unterfangen (Behrends und Bauer 2016, S. 11; Künzel 2013b, S. 51 ff.).

Langfristigkeit und Authentizität dienen beim Employer Branding genauso wie bei der allgemeinen Markenbildung der Abgrenzung von anderen Unternehmen. Ständigen Änderungen unterworfene Marken können sich nicht festigen. Denn eine Positionierung kann nur gelingen, wenn sie stringent verfolgt und regelmäßig wiederholt wird (Hanußek 2016, S. 31). Hier ist einer der Knackpunkte für die Gesundheitswirtschaft, denn viele Organisationen betreiben kein Markenmanagement und folglich kein Arbeitgebermarkenmanagement. Zudem haben die meisten keine professionelle Unternehmenskommunikation.

Die Botschaften der Marke sowie der Arbeitgebermarke dürfen sich nicht widersprechen. Dabei sollte die Denkweise der Integrierten Kommunikation (vgl. zur Integrierten Kommunikation Bruhn 2014, insbesondere Kap. 6 bis 8; Rademacher 2015; sowie Bruhn et al. 2014 für einen praxisorientierten Ansatz und Esch et al. 2016 für eine strategische Komponente) nicht nur auf die Marke und die Arbeitgebermarke jeweils in sich, sondern auch zwischen diesen beiden Markenbildungs- und ausbauprozessen bedacht werden, um ein konsistentes und kohärentes Gesamtbild zu schaffen, denn die Arbeitgebermarke ist ein Teil der Unternehmensmarke und sie dient der spezifischen Ausprägung der Unternehmensmarke in den Arbeitsmärkten sowie gegenüber Mitarbeitern und Führungskräften« (Kriegler 2017, S. 179). Haben Gesundheitseinrichtungen keine starke Unternehmensmarke – wobei Marke nicht mit Logo und Corporate Design gleichzusetzen ist – ist das problematisch für den Aufbau einer Arbeitgebermarke.

1.2.4 Employer Branding vs. Personalmarketing: Wer hat hier das Sagen?

Die häufigsten Abgrenzungsprobleme entstehen zwischen Employer Branding und Personalmarketing und die Begriffe werden in der Praxis häufig sogar fälschlicherweise gleichgesetzt. Dass beides dasselbe bedeutet, ist ein weit verbreitetes Missverständnis. Dabei unterscheidet sich Employer Branding vom Personalmarketing »ebenso fundamental wie Markenbildung ganz generell von Marketing. Die Bildung von Arbeitgebermarken berührt weit mehr Handlungsfelder als das Marketing. Es handelt sich dabei vor allem um einen Prozess der Identitäts- und Organisationsentwicklung, nur zum Teil um einen Marketingprozess. Personalmarketing kann daher als ein operatives Instrument des – vor allem externen – Employer Branding betrachtet werden« (Kriegler 2017, S. 179).

Es gibt jedoch Stimmen, die diese weitreichende Form, die heute dem Employer Branding zugeschrieben wird, eher dem Personalmarketing zuordnen. Sie meinen, dass die Einsichten der neueren Employer Branding-Literatur »in frappierender Weise« an die Erkenntnisse aus dem Bereich des Personalmarketings erinnern und die strategische Positionierung von Arbeitgebern in der Wahrnehmung ihrer (aktuellen und potentiellen) Beschäftigten sich bereits seit den 1980er Jahren in der Literatur finde (Behrends und Bauer 2016, S. 9 f.). Auch Strutz (1993, S. 15) formuliert viel früher, dass sich Unternehmen »aktiv, systematisch und positiv auf dem externen und internen Personalmarkt« zu positionieren versuchen. Wie oben erwähnt, berührt Employer Branding jedoch bei weitem nicht nur Marketingaspekte, und ist somit weit mehr als jegliche weite Begriffsdefinition des Personalmarketings.

An dieser Stelle muss die Kernfrage dennoch gleichwohl lauten: Ist Employer Branding »alter Wein in neuen Schläuchen«? Verschiedenste Autoren sehen das anders, insbesondere in der Diskussion der letzten Jahre. Hanußek (2016, S. 29) ist überzeugt, dass sich die beiden Begrifflichkeiten in Zielsetzung und Durchführung unterscheiden, »so dass man das Personalmarketing als Teil des Employer Brandings verstehen kann.« Einen Schritt weiter gehen Stotz und Wedel-Klein (2013, S. 10), denn sie sehen im Personalmarketing lediglich ein »Tool in der operativen Umsetzung«, weil es nicht strategisch-konzeptionell ist, auch wenn es wie von Strutz dargelegt sicher viele Ebenen bedenkt. Derselben Ansicht ist auch Hagedorn (2017, S. 201): »Während im Employer Branding die strategisch-konzeptionelle Ausrichtung definiert wird, geht es im Personalmarketing um die operative Umsetzung. Hier gilt es nun, die richtigen Kommunikationsmaßnahmen festzulegen, die die Bekanntheit und Wahrnehmung der Arbeitgebermarke steigern und die Zielgruppen gezielt ansprechen. Damit schafft das Personalmarketing die Bühne, auf der die Arbeitgebermarke im besten Licht erstrahlt«. Ohne den strategischen Ansatz wäre dies nicht möglich. Da dem Personalmarketing die strategische Ebene laut dem derzeit am weitesten verbreiteten Literatururteil fehlt, kann es nicht als weitgehender gelten.

1.2.5 Employer Branding vs. Talent Relationship Management: Zwischen breiter Masse und Schlüsselfunktionen

Das Talent Relationship Management (TRM) beschreibt »den Aufbau und das aktive Management von Beziehungen zu potenziellen Kandidaten und Mitarbeitenden aus Engpasszielgruppen mit dem Ziel, über den Aufbau von Pools eine höhere Qualität der Besetzungen in kürzerer Zeit zu erreichen« (Fischer 2010, S. 84). TRM ist also weder Employer Branding noch Rekrutierung im eigentlichen Sinne, denn es bewegt sich genau dazwischen wie Abbildung 1.1 zeigt.

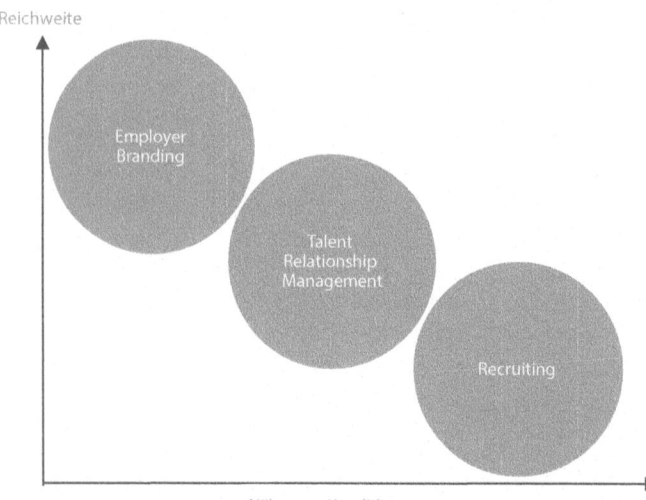

Abb. 1.1:
Talent Relationship Management (TRM) zwischen Employer Branding und Recruiting nach Trost (2012, S. 21).

Von Talenten wird gesprochen, weil von ihnen das Potenzial erwartet wird, über eine lange Zeit Überdurchschnittliches zu leisten. Die Aktivitäten des TRM beziehen sich »insbesondere auf Schlüsselfunktionen, also auf Unternehmensfunktionen, die für ein Unternehmen eine herausragende wettbewerbsrelevante Bedeutung haben. TRM trägt damit unmittelbar zur Zukunft eines Unternehmens bei« (Trost 2012, S. 19).

Hieran wird deutlich, dass die Anstrengungen einer Organisation weit über die Bemühungen der Rekrutierung »normaler Mitarbeiter«, also jenen, die nicht unter die Definition »Talent« fallen, hinausgehen müssen. Im Umkehrschluss können sich Talente aufgrund der geringen Prozentzahl am Arbeitsmarkt passiv verhalten, und verfügen im Zweifelsfall über zahlreiche und attraktive Wahlmöglichkeiten.

Das TRM hat die Grundannahme: »je qualifizierter ein Arbeitnehmer ist, desto passiver ist er bei der Suche nach neuen Karrieremöglichkeiten. Top-Kandidaten bewerben sich nicht mehr selbst, sondern warten darauf, angesprochen zu werden« (Trost 2012, S. 20). Je qualifizierter und passiver ein Talent ist, umso mehr muss sich ein Arbeitgeber um seine Gewinnung bemühen – und befindet sich dabei aller Wahrscheinlichkeit im parallelen Wettstreit mit anderen Arbeitgebern.

Daher ist der Ansatz nicht für die Betreuung großer Talentpools geeignet, sondern »beruht vielmehr auf einer sehr persönlichen Beziehung und der Annahme, dass es im Unternehmen Mitarbeitergruppen gibt, die für den Erfolg des Unternehmens höhere Bedeutung haben als andere – es sind also VIPs (Very Important Persons) im eigentlichen Wortsinn« (Fischer 2010, S. 84).

Wie bereits dargelegt, müssen sich Arbeitgeber zunehmend bei potenziellen Mitarbeitern bewerben und nicht umgekehrt. TRM beschreibt und beschreitet am konsequentesten den Weg, diesem Effekt zu begegnen. Es dient nicht dazu, akutem Mangel zu begegnen, sondern fortwährend mit der sehr spitzen Zielgruppe der Talente in regelmäßigem, proaktivem Austausch zu stehen. Daher ist TRM immer zielgruppenfokussiert und richtet sich nicht an die breite Masse. Damit unterscheidet es sich von »Employer Branding« und Personalmarketing, die beide eine höhere Reichweite haben (Trost und Quenzler 2009; zit. nach Trost 2012, S. 20). Es gibt also einen Wandel von der Vakanz- zur Talentfokussierung, der sich auf folgende Faustformel niederbrechen lässt: »Nicht für eine Vakanz wird ein Talent gesucht, sondern umgekehrt: Für ein identifiziertes Talent wird eine Vakanz gesucht« (Trost 2012, S. 19).

Dabei ist der Personalgewinnungsaufwand ungleich höher als bei der Besetzung normaler Stellen und kann auch nur für eine bestimmte Gesamtanzahl an Personen aufgewendet werden. Es ist am Ende aber nicht die Konzentration auf das TRM allein, die eine Organisation erfolgreich im Wettbewerb um Mitarbeiter und Fachkräfte macht, sondern TRM ist, wie in Abbildung 1.1 gezeigt, ein wichtiger Baustein für sehr spezielle Berufe. Trost (2014, S. 1) fasst das Profil einer Gewinner-Organisation im Kampf um Mitarbeiter wie folgt zusammen: »The winners concentrate on employer branding, and appear open and imaginative when it comes to using social media. Winners will have learned to treat candidates as customers. They approach them actively, and seek to build relationships with them – over many years«. Allein der gezielte Einsatz von Social Media ist bei vielen Gesundheits-Arbeitgebern nicht gegeben, weil der Einsatz dieser Medien insgesamt stiefkindlich verfolgt wird.

In dem Zitat kommt auch die eingangs erläuterte Kundenebene aus einem Markenbildungsprozess erneut zum Tragen und wird auf das Employer Branding übertragen, weil mögliche Jobkandidaten Kundenansprüche an Organisationen stellen, welche befriedigt werden müssen, um als Arbeitgeber zu überzeugen. Da jedoch der Personalgewinnungsaufwand ungleich höher ist, kann diese Art Aufwand nur für Experten und Schlüsselfunktionen und nicht für die Gewinnung einer breiten Masse an Fachkräften betrieben werden. Doch da lohnt sich die Investition im Zweifel umso mehr, denn rechnet man vermeidbare Leasingkosten für nicht besetzte Schlüsselstellen in Krankenhäusern zusammen oder rechnet man aus, was es MedTech-Hersteller kostet, wenn sie ihre Innovationen nicht ausreichend vorantreiben können, ist das ungleich teurer bis existenzbedrohend. Ein gutes HR-Konzept verfolgt also sowohl Ansätze des TRM als auch des Employer Brandings und Recruitings.

1.2.6 Internal vs. external Employer Branding? Zwei Seiten derselben Medaille

Auch wenn an vielen Stellen – vor allem jenen, die Personalmarketing und Employer Branding synonym verwenden – Employer

Branding in erster Linie als ein Konzept mit Außenwirkung verstanden wird (Stotz und Wedel-Klein 2013, S. 9), so hat es eigentlich in erster Linie einen inneren Fokus, und jede Employer Brand sollte von innen heraus aufgebaut werden (Tometschek 2013; Tometschek und Kriwan 2016; Schmidt 2008; Kriegler 2017; Camphausen 2018). Beiläufig sei erwähnt, dass Employer Branding zwar ein Teil der internen Markenbildung (Internal Branding) ist, aber nicht synonym verwendet werden darf, auch wenn das an vielen Stellen geschieht (Kriegler 2017, S. 180).

Was unterscheidet nun Internal Employer Branding und Internal Branding? Die interne Markenführung hat den Anspruch, alle Aspekte der Markenführung wie Vision, Leitbild, Unternehmenswerte, Corporate Social Responsibility (CSR) und Nachhaltigkeit zu vereinen. Die Bezugsgruppen der Unternehmensmarke sind in der Regel genereller und abstrakter als bei der Arbeitgebermarke. Daher wirkt Internal Employer Branding hingegen »wie ein inhaltliches Brennglas für die Aspekte, die für das Erleben des Unternehmens durch die Menschen, die dort arbeiten oder das vorhaben, relevant sind« (Kriegler 2017, S. 180). Insofern konzentriert sich Employer Branding auf weiche Faktoren wie unternehmenskulturelle Themen, Identitätsmerkmale und Veränderungsbedarfe. Am Ende sind es all jene Themen, die einem Mitarbeiter im operativen Ablauf auffallen und die ihn direkter betreffen als die abstrakteren Markenführungsthemen.

Für den Erfolg der internen Markenführung sowie des Employer Brandings sind gleichermaßen die Führungskräfte und damit verbunden Führungskommunikation sowie Führungskräftekommunikation erfolgsentscheidend (Hauer 2016; Kriegler 2017, S. 180), denn Führungskräfte haben eine Vorbildfunktion und werden von Mitarbeitern sehr genau beobachtet und analysiert.

Aus diesem Prozess heraus sollen Mitarbeiter als die viel beschriebenen Markenbotschafter herausgehen, denn auch wenn Führungskräften bei der Markenführung eine wesentliche Rolle zukommt, sind die Mitarbeiter einer Organisation die eigentlichen Repräsentanten der Marke (Schmidt 2008, S. 46; Schrodt 2017, S. 107). Vor allem gibt es mehr Mitarbeiter als Führungskräfte und insofern ist es äußerst wichtig, dass zwar die Führungskräfte mit gutem Beispiel vorangehen, insbesondere aber die Mitarbeiter das zentrale Markenversprechen kennen, verstehen und auch teilen (Kernstock und Brexendorf 2014, S. 243), damit es nach innen wie außen konsistent vermittelt und gelebt wird.

Wie bereits dargelegt, spielt die Beleuchtung des External Employer Brandings häufig eine viel größere Rolle in der Bewertung von Arbeitgebermarken. Dies mag daran liegen, dass die Maßnahmen, die für externe Employer Branding-Aktivitäten angewandt werden, einfacher nachzuvollziehen sind, weil sie von einer breiteren Öffentlichkeit wahrgenommen werden: Karriereseiten, Bannerwerbungen, Stellenanzeigen, Plakatkampagnen. Hierin mag begründet liegen, dass Personalmarketing und Employer Branding oft verwechselt oder als dasselbe Konzept propagiert werden. Denn vieles, was nach außen kommuniziert wird, hat den Charakter einzelner Kommunikationsmaßnahmen. Fällt einem Beobachter nur diese einzelne Maßnahme auf, könnte er davon ausgehen, dass diese Maßnahme die einzige oder eine von wenigen Anstrengungen einer Organisation zur Rekrutierung von Mitarbeitern ist. Wäre dies so, hätte diese Maßnahme keinen strategischen Anspruch und könnte durchaus lediglich eine Personalmarketingmaßnahme sein. Die Kunst für Unternehmen und Employer Branding-Verantwortliche liegt darin, die interne und externe Ebene so miteinander zu verknüpfen, dass in der Beobachtung automatisch der Eindruck entsteht, dass ein größerer Plan hinter einer Maßnahme oder mehreren Maßnahmen steht.

Grundsätzlich lässt sich festhalten, dass das External Employer Branding die Arbeitgeberpositionierung nach außen vermittelt und damit »die Basis für die positionierungsgerichtete Entwicklung des Arbeitgeberimages« bildet (Stotz und Wedel-Klein 2013, S. 9). So oder so gilt aber, dass nur nach außen kommuniziert werden sollte, was intern in einem umfassenden Bottom-up-Prozess herausgefunden und zusammen mit Mitarbeitern und Führungskräften aufgebaut wurde. »Ansonsten kommen Organisationen in die Verlegenheit, Botschaften nach draußen zu geben, die nicht dem Arbeitsalltag entsprechen – mit der Folge, dass EVP-Botschaften nicht haltbar sind und über das Employer Branding rekrutierte, neue Mitarbeiter nach kurzer Zeit eine Organisation wieder verlassen, weil die Botschaften nicht der Wirklichkeit entsprechen« (Camphausen und Brandstädter 2019).

Interessant ist ein Paradoxon in der Literaturbasis zu den beiden Ebenen des Employer Brandings. Wie beschrieben werden Personalmarketing und Employer Branding einerseits häufig verwechselt und erst wenige Autoren beschäftigen sich wissenschaftlich damit, für Klarheit zu sorgen (eine Ausnahme bilden Engelhardt und Kliesch 2017). Zum anderen wird über das Internal Employer Branding und die Bedeutung des Arbeitgebermarkenaufbaus von innen mittlerweile in vielen wissenschaftlichen wie auch praxisnahen Publikationen berichtet (Camphausen 2018). Was aber wiederum nahezu vollkommen fehlt, sind Beiträge, die sich ausschließlich mit der externen Ebene des Employer Brandings beschäftigen.

1.3 Ein Arbeitsmarkt, viele Generationen

1.3.1 Generationenaspakte bei der Arbeitgebermarkenbildung

Grundsätzlich lässt sich festhalten, dass sich neben der Notwendigkeit des Employer Brandings in den letzten Jahren der Bedarf eines generationsbezogenen Employer Brandings herausgebildet hat. Denn derzeit arbeiten auf dem deutschen Arbeitsmarkt erstmals vier Generationen parallel in Organisationen: Babyboomer sowie die Generationen X, Y und Z. Jede Generation ist unterschiedlich, hat andere Bedürfnisse und Wünsche und jeweils andere Erwartungen an den Arbeitsmarkt. Arbeitgeber müssen wissen, wie »diese Bedürfnisse, Wünsche und Erwartungen aussehen. Dabei muss jede Generation für sich betrachtet und aus den Erkenntnissen jeweils ein spezifisches Employer Branding abgeleitet werden« (Hesse et al. 2015, S. 53).

Während in der öffentlichen Diskussion und in vielen Unternehmen die Aufmerksamkeit dem Selbstbewusstsein der Generation Y (GenY) und ihrem Bewusstsein über den »längeren Hebel« im Bewerbungsprozess gilt (Heider-Winter 2014, S. 34), ist die viel wichtigere Frage, vor allem auch für Gesundheitseinrichtungen, die in weiten Teilen von allen Generationen geprägt sind, wie von Unternehmensseite aktiv Generationenmanagement betrieben und darauf aufbauend eine generationengerechte Employer Brand aufgebaut werden kann.

Der GenY werden viele Verhaltensweisen zugewiesen, die mehr für alle Generationen als für diese eine gelten (Radermacher 2013, S. 6 ff.). Beispielsweise sitzt nicht nur diese Generation am längeren Hebel, sondern bedingt durch den demografischen Wandel und Fachkräftemangel in Gesundheits- und Pflegeberufen zunehmend Fachkräfte aus allen Generationen. Was in der Generationendiskussion außerdem häufig nicht erwähnt wird, sind die Vorzüge erfahrener Mitarbeiter (Bruch et al. 2010). Zudem werden sich einige Unternehmen in Zukunft mit der zentralen Fragestellung beschäftigen müssen, inwieweit es auf lange Sicht rentabel wie auch effizient ist, auf erfahrene Fachkräfte aufgrund des Alters zu verzichten. Ähnlich wie beim TRM gilt dies vor allem für Zukunfts- und Innovationsprojekte bzw. Schlüsselpositionen.

Die Deutsche Gesellschaft für Personalführung (2011, S. 25) kommt in einer Studie zu dem Urteil: »Kultur, Identität und Wesenszüge eines Unternehmens einzig und allein auf die Anforderungen einer neuen Generation abzustimmen, ist für die meisten Arbeitgeber sicherlich kein gangbarer Weg«. Sie stellt aber auch fest, dass es sich lohnen kann, jüngeren Generationen zuzuhören und Aspekte der Unternehmenskultur und des Wertesystems regelmäßig zu hinterfragen. Die Logik dahinter: Daraus resultierende Anpassungen und Veränderungen kommen unter Umständen allen im Unternehmen tätigen Generationen zugute, so etwa die Flexibilität in Bezug auf Arbeitsort und -zeit.

1.3.2 Generation Y: Infragesteller oder Impulsgeber?

Die Reihe an Literatur, die sich mit den Auswirkungen des Heranreifens der GenY und ihrem Impact auf den Arbeitsmarkt auseinandersetzt, ist lang (Allihn 2013; Deutsche Gesellschaft für Personalführung 2011; Künzel 2013a; Parment 2013; Rademacher und Weber 2017; Ruthus 2013, 2014; Huber und Rauch 2013). Sehr anschaulich fassen Klaffke und Parment ihre Beobachtungen zusammen (2011, S. 15): »Millennials zeichnen sich durch eine technologie-affine Lebensweise aus, kommunizieren digital und sind gewohnt, permanenten Zugang zu multiplen Informationsquellen zu haben. Aber auch der Wunsch nach Kollaboration, Abwechslung, Selbstverwirklichung und Sinnstiftung im Beruf sowie das Bedürfnis nach Harmonisierung von Arbeits- und Privatleben sind ihnen wichtig«. Während man beim zweiten Teil des Zitats anzweifeln sollte, ob diese Attribute nur bei Millennials gelten, ist der erste Teil umso wichtiger: Die digitale Kommunikationsweise. Sie ist der eigentliche Knackpunkt, denn auf welchen digitalen Kanälen ein Arbeitgeber seine Zielgruppen erreicht, ist das Ausschlaggebende. Allein die Beliebtheit von Social-Media-Kanälen ändert sich fortlaufend und setzt Organisationen unter Druck, ihre Kommunikationskanäle weitaus flexibler aufzustellen und regelmäßig wechseln zu müssen.

Die Erschaffung einer Arbeitgebermarke allgemein ist ein schwieriges und langwieriges Unterfangen. Soll sie zudem generationengerecht gestaltet werden, wird das Unterfangen umso schwieriger. Buchheim und Weiner (2014, S. 3) kommen in ihrem auf Start-ups ausgerichteten Werk zu dem Urteil, dass nur jene Unternehmen Erfolg auf mittel- und langfristigen Fortbestand haben, die sich von Anfang an der erfolgskritischen Bedeutung von Talenten für ihr Unternehmen bewusst sind und ihre ganzheitliche und authentische Arbeitgebermarke daraufhin aufbauen. Das Urteil ist von der Start-up-Welt auch auf Gesundheitseinrichtungen übertragbar. Und auch in diesem Bereich sprießen Start-ups derzeit aus dem Boden, vor allem im Bereich mHealth, Wearables und Prävention. Ziel erfolgreicher HR-Arbeit ist diesem Verständnis nach, dass Employer Branding nicht zur Marketingaufgabe des Personalbereichs degradiert wird. Mitarbeiter und Führungskräfte sind in diesem Wirken als Markenbotschafter mit besonderer Mission relevant (Esch et al. 2014).

Innovation und eine regelrechte Innovationskultur unter den Mitarbeitern mit dem richtigen Mindset ist auch für den Healthcare-Bereich eines der wichtigsten Themen (Hauser 2014, S. 38), denn von Neuerungen lebt die Branche national wie auch international, wie die eingangs beschriebenen Ausführungen gezeigt haben. Healthcare-Start-ups, häufig von GenY-Vertretern gegründet und geprägt, waren in den letzten Jahren zudem ein Turbo-Booster für die Innovationskraft. So nutzen sie die Trägheit vieler Organisationsformen und treiben den digitalen Wandel und die Disruption voran (Camphausen 2017). Fokus ist dabei nicht einfach die Entwicklung neuer Produkte und die Abbildung innovativer oder schlanker Prozesse, sondern die Überarbeitung oder Neuentwicklung ganzer, meist digitaler Geschäftsmodelle (Piller 2016, S. 29).

Hierbei sind viele Start-ups schon so weit fortgeschritten, dass mittlerweile Unternehmen von ihnen und ihrem Umgang mit bzw. dem Vorantreiben von Disruption lernen (Gräf 2017; Böhme 2017). Doch »große Unternehmen und Konzerne sind keine Startups: Sie haben andere Strukturen und agieren anders. Deswegen ist die eigene Unternehmenskultur vorsichtig für die neue ›digitale‹ Wertewelt zu öffnen und mit ihr auszubalancieren« (Deekeling und Barghop 2017, S. 11). Die Digitalisierung wiederum »ist eng mit der Wertewelt von Startups [sic!] und der Generation Y verbunden. Sie repräsentieren die neue ›Leitkultur‹ des digitalen Zeitalters« (Deekeling und Barghop 2017, S. 11; vgl. auch Barghop et al. 2017). Somit müssen auch Personaler den Blick für Innovationen schärfen – zum einen auf den Märkten, zum anderen aber für Innovationen innerhalb der HR-Abteilung (Herrmann 2014b, S. 62; vgl. auch Hackl et al. 2017). Nur so kann es gelingen, beide Fliegen mit einer Klappe zu schlagen: Mitarbeiter mit Innovationsdurst zu finden und den Innovationsschub für die Geschäftsfeldentwicklung zu nutzen.

Pharma- oder Medizintechnikunternehmen werden den Bedarf aufgrund des branchenimpliziten Zwangs zur Innovation vermutlich mehr sehen als beispielsweise Krankenhäuser oder Pflegeeinrichtungen. Aber in allen Branchen und somit auch Gesundheitseinrichtungen sind Geschäftsmodelle angreifbar. Auch in anderen Branchen dachte man an Unangreifbarkeit und Fortbestand und wurde schnell eines Besseren belehrt. »Banken und die Automobilindustrie sind die wohl bekanntesten Beispiele. Allein die Zahl der permanent entstehenden Gesundheits-Start-ups [sic!] zeigt, dass eine Entwicklung in Gang gekommen ist. Gleichzeitig zeigt die Anzahl der geschlossenen Kliniken der letzten Jahre, dass auch ihre Existenz längst kein Automatismus ist. Außerdem betrifft der digitale Wandel die gesamte Kultur einer Organisation« (Camphausen 2017, S. 37) und hat daher bedeutende Auswirkungen auf die Zusammenarbeit. Hier kommt das Employer Branding ins Spiel, das genau diesen kulturellen Aspekt anerkennt und im Idealfall konsequent einbezieht und bedient.

Während manche Unternehmen noch überlegen, ob sich die Investition in eine Arbeitgebermarke lohnt, ist Employer Branding für die GenY ein absolutes »must-have« (Rathgeber 2017, S. 120), denn Werte und Unternehmenskultur spielen für sie eine zentrale Rolle. Ihre Wertewelt ist zum einen wichtig für Rekrutierung und Bindung an eine Organisation, zum anderen aber brüchig. Die Bindung einer Organisation zu einem Mitarbeiter kann lange aufgebaut worden sein, sich aber schnell auflösen (Tulgan 2016, S. 15; Huber und Rauch 2013, S. 26). Solange die Ansprüche der GenY erfüllt werden, ist sie Arbeitnehmern gegenüber sehr loyal. Genügt der Arbeitgeber ihren Anforderungen nicht mehr, »gehen sie ohne Schmerz« (Bund et al. 2013). Ruthus (2014, S. 30) hat hierfür den Begriff der »Just-in-time-Loyalität« geprägt.

In Verbindung mit der GenY gilt, dass die Probezeit auf Gegenseitigkeit beruht, also Mitarbeiter und Unternehmen auf dem Prüfstand stehen (Deutsche Gesellschaft für Personalführung 2011). Das Onboarding, also die strukturierte Integration neuer Mitarbeiter in ein Unternehmen, ist ein wichtiges Instrument der Personalbindung und beginnt bereits vor dem ersten Arbeitstag mit der Gestaltung des Einstiegs. Hierbei zeigt sich sehr deutlich, wie mit Mitarbeitern im Unternehmen umgegangen wird – ein Fakt, der insbesondere von der GenY sehr genau unter die Lupe genommen wird (Ruthus 2014, S. 30; vgl auch Verhoeven 2016b).

Die Diskussion über die GenY ist jedoch von vielen Vorurteilen und Verurteilungen geprägt. Regelmäßig entsteht der Eindruck, dass viel über die GenY gesprochen wird statt mit ihr. Ihre Vertreter kommen außerdem nicht eines Tages in verantwortungsvolle Positionen, sie sind es längst. Selten in den höchsten Etagen, sicher aber in Führungspositionen oder höheren Führungspositionen. Arbeitgeber tun sich einen Gefallen, wenn ihre Arbeitgebermarken nicht kritisierend und bewertend bis maßregelnd konzeptioniert werden, sondern sich auf eine Zielgruppe einstellend.

Wenn dazugehört, dass Gehaltfragen, Firmenwagen und vergleichbare Incentives weitaus weniger wichtig sind als vorher, dann tun Arbeitgeber gut daran, das in ihre HR-Politik einzubeziehen. Doch stimmt das überhaupt? Die Literatur- und Studienlage widerspricht sich hier regelmäßig. Daher müssen Arbeitgeber organisationsspezifische Antworten finden. Klar scheint in diesem Kontext aber, dass die hierarchischen Strukturen vieler Gesundheitseinrichtungen von der GenY stark infrage gestellt werden. Es ist das partizipierende Management über Generationsgrenzen hinweg, das diese Generation einfordert – geprägt vom Wunsch nach konstruktiven Diskussionen auf Augenhöhe, Mitsprache- und Gestaltungsrecht bei Digitalisierung und Arbeitsbedingungen (Heiß et al. 2019).

Eine tragfähige Employer Brand – egal ob im Gesundheitswesen oder außerhalb davon – urteilt nicht über die Forderungen und Kommunikationskanäle einer Generation, sondern stellt sich auf sie ein und findet Antworten darauf und Lösungen dafür, um attraktiv zu werden bzw. zu bleiben. Der Arbeitsmarkt kann sich – erst recht im Gesundheitswesen – nicht mehr erlauben, direktiv zu sein.

1.3.3 Generation Z: Die zunehmende Bedeutung von Recrutainment

Während viele Organisationen mit den Ansprüchen der GenY hadern (Rathgeber 2017, S. 114 f.), steht die nächste Generation bereits in den Startlöchern: die Generation Z (GenZ). Sie ist weitaus selbstverständlicher mit der Digitalisierung und digitalen Kommunikationskanälen aufgewachsen als alle Generationen zuvor.

Die Generationen Y und Z in Zahlen: Mit mehr als acht Millionen Vertretern der GenY überwiegt diese Gruppe deutlich gegenüber der GenZ mit etwa zwei Millionen Vertretern – die zudem längst nicht alle in das Berufsleben eingestiegen sind. Folglich ist es verständlich, wenn Unternehmensleitungen ihr Augenmerk derzeit auf die GenY legen. Da Auf- und Ausbau von Arbeitgebermarken jedoch langfristig passieren, tun Gesundheitseinrichtungen gut daran, die Wertemuster und Kommunikationsweisen der GenZ nicht nur mitzudenken, sondern sich auch in diesem Fall wertfrei darauf einzustellen. In Zugängen zum Arbeitsmarkt bestätigen die aktuellsten Zahlen aus dem Jahr 2014, dass fast 500.000 neue GenZ-Vertreter, aber nur etwas mehr als 150.000 neue GenY-Vertreter hinzugekommen sind. Mit anderen Worten: Mehr »Zettler« drängen auf den Arbeitsmarkt als »Ypsiloner«. Daher gilt auch hier, dass sich nicht am Horizont eine Anforderung abzeichnet, sondern sie längst konkret vorhanden ist. Für die Disziplinen Employer Branding, Azubi- und Hochschulmarketing sowie alle damit verwandten Themen bedeutet das für die nächsten Jahre einen aktiven Einbezug der Wertemuster der GenZ in die Arbeitgebermarkenbildung (Scholz 2018).

Obwohl die Literatur zur GenZ äußerst marginal ist, steht für manche das Urteil bereits fest. Zu ihrem Arbeitgeber hat die GenZ – sofern sie bereits in einem Angestelltenverhältnis ist – »noch weniger Loyalität als zu ihrer Turnschuhmarke« (Scholz 2012). Für dieses Urteil gibt es jedoch bei weitem keine ausreichende Datenbasis. Und bevor Loyalitätsfragen aufgeworfen werden können, müssen Mitarbeiter aus dieser Generation erst gefunden werden. Ihr Wertemuster kann nur bedient werden, wenn ihre Aufmerksamkeit gewonnen wurde. Hier spielt Recrutainment eine immer wichtiger werdende Rolle und hat seit einigen Jahren ein hohes Maß an praktischer Relevanz erlangt (Diercks 2017b, S. 248).

Mit Recrutainment wird der Einsatz von spielerischen und benutzerorientierten Elementen in Berufsorientierung, Employer Branding, Personalmarketing und Recruiting bezeichnet. Spaß und Unterhaltung sind im Recrutainment kein Selbstzweck. Wichtig ist immer der konkrete Bezug zu einer Organisation als Arbeitgeber sowie die Aufklärung über Berufsbilder oder Bildungswege (Diercks 2013). »Es sind folglich gerade die Identitätsmerkmale sowie die auf der Unternehmenskultur basierenden Werte, welche im Employer Branding Anwendung finden sollten. Ein erfolgreiches Employer Branding setzt somit nicht zwingend hohe Budgets und eine starke Unternehmensmarke voraus, sondern vielmehr Kreativität bei der Maßnahmen- und Kommunikationsgestaltung« (Labonte und Rank 2015, S. 35).

Die Kommunikation der GenZ findet in einem noch stärkeren Ausmaß online statt, als es bei der GenY der Fall ist und »man unterhält sich nicht mehr von Angesicht zu Angesicht, sondern von App zu App« (Hesse und Mattmüller 2015, S. 78). Erschwerend hinzu kommt, dass einer Studie des Bitkom zufolge bereits 85 % der 12–13-Jährigen ein Smartphone besitzen und insbesondere über Messengerdienste und soziale Netzwerke kommunizieren (Bitkom 2014; zur Verwendung von Snapchat in der Rekrutierung Berthold 2017). »Die Generationen Y und Z haben viel stärker als die vorherigen Generationen verinnerlicht, dass über Passung der Kandidat genauso mitentscheidet wie das Unternehmen« (Diercks 2017b, S. 251). Dies hat fundamentale Auswirkungen für das Rekrutierungsverhalten von Organisationen, denn sie müssen in den nächsten Jahren noch radikaler umdenken als bereits bei der GenY, auch und insbesondere beim Einsatz von Social Media beim Employer Branding (Büttgen und Kissel 2013).

Für die Anforderungen an das Rekrutierungsverhalten von Organisationen kommt erschwerend hinzu, dass mehr als 75 % sich wohl damit fühlen, mehrere Online-Personen gleichzeitig darzustellen (Swartz et al. 2017). Demnach müssen nicht nur die verschiedenen, sich stetig weiterentwickelnden Social-Media-Kanäle bedacht werden, sondern auch, dass einer Organisation dieselbe GenZ-Person auf sehr unterschiedliche Weise begegnen kann. Bedenkt man, dass Gesundheitseinrichtungen oft nicht einmal für die Gesamtmarke eine Social Media-Strategie oder eine professionelle und gepflegte Social Media-Präsenz haben, zeigt das die Herausforderung, vor der Gesundheitseinrichtungen in Bezug auf digitale Arbeitgebermarkenkommunikation stehen.

Was heißt das nun insgesamt für Gesundheitseinrichtungen? Die Arbeitswelt hat sich – unter starker medialer Gegenwehr – bereits mit der GenY gewandelt und wird es noch weiter tun. Die GenZ ist in Teilen bereits mitten in der Ausbildung oder die ersten sind gerade mit ihr fertig geworden. Beispielsweise Pflegeschüler der GenZ mit digitalem Mindset auf Krankenhausstationen einzusetzen, auf denen unter älteren Kollegen regelmäßig die Frage diskutiert wird, ob die Einführung elektronischer Patientenakten nicht vielleicht zu viel des Guten für die Organisationsentwicklung ist, wird herausfordernd für das Curriculum genauso wie für die Führungskräfte. Denn mit der GenZ wird nach der GenY erneut ein hoher Flexibilitätsanspruch an Führungskulturen gestellt. Spannend wird auch die Frage sein, ob und wie gut GenY und GenZ harmonieren, wenn Z von Y geführt wird.

Schlüsselkompetenzen, Personalbedarfsplanung, Anspruchsdenken von Arbeitgebern: alles wird sich radikal reflektieren müssen. Auch ändern müssen? Hier werden Grenzen erreicht, denn es ist nicht die Aufgabe von Arbeitgebern, Mitarbeitern stets alles recht zu machen. Und für die Arbeitgebermarke ist wie bereits erwähnt wichtig, dass sie Profil, Differenzierungspotenzial und damit Ecken und Kanten hat – die automatisch nicht jeden ansprechen. Wichtig ist in Bezug auf die GenZ: Sie ist »keine Glaubensfrage mehr für Stammtische und populistische Gutmenschen, sondern entwickelt sich zu einer handfesten Herausforderung für das Management: Denn jenseits vom plumpen Verleugnen ihrer Existenz schafft ein professioneller Umgang mit ihr strategische Wettbewerbsvorteile bei Akquisition, Motivation und Innovation« (Scholz 2018) – ganz analog zu den Erkenntnissen von Arbeitgebervorteilen in Bezug auf die GenY.

1.4 Führungskräfte und Führung als elementare Erfolgsfaktoren

Neben dem Megatrend Gesundheit beeinflussen andere grundlegende Entwicklungen und Megatrends den gesellschaftlichen Wandel. Damit gehen Veränderungen auf allen Ebenen einher:

1. Veränderungen auf gesellschaftlicher Ebene (Makroebene): Demografischer Wandel, Globalisierung, Digitalisierung und gesellschaftlicher Wertewandel
2. Veränderungen im Unternehmensumfeld (Mesoebene): Industrie 4.0, Arbeit 4.0, Fachkräftemangel und Dezentralisierung
3. Veränderungen auf Unternehmens-/Managementebene (Mikroebene): Generationenfragen, Strategie, Kunden (neue Anforderungen durch kürzere Produktlebenszyklen und zunehmend individualisierte Produkte), Innovation (trotz hoher Ausgaben haben deutsche Firmen in vielen Bereichen Nachholbedarf in Innovationsklima-Fragen) (Hackl et al. 2017).

All diese Faktoren haben auch Auswirkungen auf das deutsche Gesundheitswesen. Denn durch das Boomen der Branche und ihren hohen prozentualen Anteil an der Anzahl aller Erwerbstätigen werden Rekrutierung, Personalführung bzw. -entwicklung und Personalbindung zu zentralen Themen. Die Wandlung von Personalabteilungen vom verwaltenden Pflichtenerfüller zum gestaltenden Human Resources Management ist hierbei von höchster Bedeutung und längst nicht in allen Teilbranchen erkannt oder gar vollzogen.

Auf der anderen Seite sind diese Themenfelder so aufwendig und komplex geworden, dass sie ausschließlich von HR-Abteilungen zunehmend weniger bewältigt werden können. Deshalb werden »insbesondere Führungskräfte immer mehr zu eigenständigen personalpolitischen Akteuren, die in Zusammenarbeit mit der Personalabteilung Gestaltungsaufgaben des Personalmanagements wahrnehmen« (Holtbrügge 2015, S. 3 f.). Sie spielen aber auch bei Rekrutierung und Employer Branding eine herausragende Rolle, denn sie sind das Bindeglied zwischen der internen und externen Ebene einer Organisation, also vorhandenen sowie möglichen neuen Mitarbeitern, genauso wie zwischen der obersten Managementebene und den Mitarbeitern. Im Umkehrschluss bedeutet dies, dass sie umso intensiver auf Marke wie auch Arbeitgebermarke eingeschworen sein müssen, damit die Bindegliedfunktion nicht zur Trenngliedfunktion avanciert.

1.4.1 Bedeutung der Führungskräfte für Unternehmenskultur und Mitarbeiterbindung

Führungskräfte haben seit jeher eine wichtige Stellung in Organisationen, denn sie verbinden die strategische Ausrichtung mit der operativen Umsetzung. Insofern könnte man urteilen, dass sich an den Anforderungen an sie nichts verändert hat. Dieses Urteil wäre jedoch gleichwohl falsch und richtig. Denn zu diesen klassischen Aufgaben, die zweifelsohne bestehen bleiben, kommen ständig wechselnde Variablen und Unsicherheitsfaktoren auf sie zu (Goldfuß 2015, S. 1). Zu denken ist in Bezug auf Gesundheitseinrichtungen vor allem an die Digitale Transformation, aber auch alle anderen Einflussfaktoren auf Makro-, Meso- und Mikroebene.

Die Deutsche Gesellschaft für Personalführung (2016, S. 8) fasst es so zusammen: »Führung und Führungskräfte in Unternehmen und Organisationen wandeln sich stetig. Ähnlich wie Geschäftsmodelle und Organisationsstrukturen hat sich auch das Führungsverständnis immer wieder veränderten Rahmenbedingungen und neuen Entwicklungen angepasst. Die Veränderungen, die sich durch die Digitalisierung der Wirtschaft abzeichnen, treiben diese Entwicklung stärker voran als je zuvor. Bewährte Geschäfts- und Branchenmodelle geraten teilweise über Nacht so massiv unter Druck, dass Firmen sich radikal verändern müssen, um am Markt Bestand zu haben. [...] Um auf diese Veränderungen reagieren zu können, ist eine deutlich höhere Geschwindigkeit im Innovationsprozess gefragt«.

Es braucht also eine auf Innovation und Zukunft ausgerichtete Unternehmenskultur mit entsprechenden Mitarbeitern, einer Arbeitgebermarke, die darauf eingestellt ist und Führungskräften, die diese Sandwich-Position nicht nur mittragen oder aushalten, sondern aktiv vorantreiben. In den Bereichen Medizintechnik und Pharma mag Innovation landläufig mehr mit den Geschäftsmodellen assoziiert werden. Mit Serviceangeboten »beyond the pill« geht man in der Pharmabranche längst nicht nur mit dem Kerngeschäft auf die Patienten zu und auch in der Medizintechnik gibt es die Tendenzen, mit Service und individueller Betreuung abseits des Produktportfolios zu überzeugen.

Was aber ist mit Krankenhäusern sowie Altenpflege und Rehaeinrichtungen, mag man sich an der Stelle fragen. Erste Tendenzen zum »Smart Hospital«, Pflegerobotern und Robotik allgemein, technischen Weiterentwicklungen und Automatisierungen in der Pflege und Reha zeigen, dass das gesamte Gesundheitswesen vor einer Zeitenwende steht bzw. sich an einigen Stellen bereits längst in ihr befindet. Dass diese Entwicklungen nötig sind und beispielsweise das Fortbestehen von Krankenhäusern keine Selbstverständlichkeit ist, zeigt die seit dem Jahr 2000 stetig sinkende Zahl von ehemals knapp 2.250 auf etwa 1.950 im Jahr 2017. Auch wenn sich Krankenhäuser als Institutionen der Daseinsvorsorge lange Zeit grundsätzlich nicht mit erlösorientierten Unternehmungen oder industriellen Maßstäben vergleichen lassen wollten (Brandstädter und Camphausen 2019), zeigt sich, dass eine Entwicklung in Gang gekommen ist, vor der auch Klinikmanager nicht die Augen verschließen können.

Eine Studie der Personalberatung Rochus Mummert hat in einer Befragung von Klinikmanagern herausgefunden, dass mit 48 % nur knapp die Hälfte aller Befragten Marketing und Vertrieb als »wichtig« oder »sehr wichtig« einstuften. In öffentlichen und freigemeinnützigen Häusern lag die Prozentzahl noch weiter darunter (Management & Krankenhaus 2013). Wenn die systematische Suche nach neuen Kollegen sowie die Bindung bestehender Kollegen gelingen soll, braucht es ein Umdenken im Management. Gleiches gilt im Übrigen nicht nur für Employer Branding und Personalmarketing, sondern auch das Klinikmarketing (Brandstädter und Camphausen 2019).

Geht man von der Marke zur Arbeitgebermarke über, so wird deutlich, dass ausschließlich die Unternehmenskultur einen Arbeitgeber einzigartig macht (Kriegler 2017, S. 194). Führungskräfte können in diesem Kontext »nur dann eine Unternehmenskultur prägen, wenn sie ein entsprechendes Selbstverständnis als ›Kulturpräger‹ haben« (Grubendorfer 2012, S. 11). Solche Führungskräfte zu finden oder gar selbst auszubilden, ist eine Höchstanstrengung für Organisationen. Innerhalb der Digitalen Transformation muss das Führungsverständnis außerdem mit dem sich wandelnden Geschäftsmodell oder Markenbild mitgehen. Um den Wandel dauerhaft gestalten zu können, ist es Aufgabe der Organisationen dafür zu sorgen, dass Führungskräfte »über eine Bandbreite unterschiedlicher Führungsstile verfügen und diese flexibel einsetzen können« (Kanning 2017, S. 231). Nur durch facettenreiches Führungsverhalten kann die Bindung von Mitarbeitern in einer Arbeitswelt voller neuer Herausforderungen erzielt werden.

Führungskräfte nehmen außerdem eine besondere Vorbildfunktion ein, deren Einhaltung in sich ständig wandelnden Kontexten zur weitaus größeren Herausforderung wird. Dies gilt umso mehr im Gesundheits-Kontext, in dem ethische Ansprüche hoch sind: Hippokratischer Eid, Ökonomisierung von Medizin und Pflege, Patientensicherheit, Kodizes jeglicher Art (z. B. im Pharmakontext). All das hat nur dann Wirkung, wenn Führungskräfte ihre Funktion aktiv wahrnehmen, sofern Mitarbeiter diese Ansprüche nicht bereits von selbst vorbildlich ausführen.

Medizintechnik und Pharma sind häufig mittelständisch geprägt oder familiengeführt und allein den deutschen Mittelstand kostet der Fachkräftemangel jährlich knapp 50 Milliarden Euro (Ernst & Young 2017). Die sog. »Cost of Vacancy« sind das Hauptargument, das eingebracht werden kann, wenn eine Organisation argumentiert, dass ein Employer Branding-Konzept zu aufwendig und kostenintensiv sei. Denn der Verlust von Fachkräften ist im Zweifelsfall teurer als eine fundierte Employer Branding-Strategie samt Maßnahmenpaket und Umsetzung. Mittelständler haben eine Jahrzehnte alte Mitarbeitertradition und Unternehmenskultur, welche sich nur schwierig in neue Richtungen bewegen lässt. Doch angesichts dieser Zahlen wird auch für sie der Handlungsdruck deutlich.

Die Schwierigkeit der selten bestehenden Änderungsbereitschaft besteht aber nicht nur für den Mittelstand und Familienunternehmen, sondern auch für andere Organisationen. Wie also vorgehen, wenn eine ganze Branche von Tradition geprägt ist, der Schlüssel zum Erfolg aber insbesondere in der Unternehmenskultur liegt, weil sie, richtig herausgearbeitet, das Differenzierungspotenzial und damit das Alleinstellungsmerkmal einer Organisation ausmachen? Als Indikatoren, die Anpassungsfähigkeit einer Unternehmenskultur positiv beeinflussen zu können, gelten »ein transformationaler sowie ein auf Verlässlichkeit, Klarheit und kontingente Belohnung ausgerichteter Führungsstil« (Kanning 2017, S. 216).

Transformationale Führung setzt auf Eigenverantwortung und Selbstreflexion (Franken 2016; Schmitt et al. 2014) und ist »definitiv wichtiger als Verwaltung und Mikromanagement« (Bornschein 2016, S. 9) (Eine Tabelle mit den prominentesten Führungsstilen findet sich bei Kanning 2017, S. 230). Aber gerade die Verwaltungslastigkeit und Überorganisation bei gleichzeitiger Führungslosigkeit wird deutschen Unternehmen nachgesagt (Summa 2016, S. 88). Allein die weiterhin bestehende Masse an faxlastigen Abläufen zeigt, dass auch in vielen Gesundheitseinrichtungen hohes Optimierungspotenzial in Bezug auf Modernität und Datenschutz herrscht. Führungslosigkeit kann man dem von Hierarchiedenken geprägten Gesundheitswesen wiederum nicht nachsagen, eher das Gegenteil (Heiß et al.

2019). Nur steht diese Denkweise dem transformationalen Ansatz diametral entgegen. In einer zunehmend digitalisierten Welt sollte längst ein anderes Selbstverständnis vorherrschen (Ayberk et al. 2017), auch wenn klar sein muss, dass Eigenverantwortung und Selbstreflexion nicht Hierarchielosigkeit und Anarchie bedeuten dürfen.

Doch in welchem Zusammenhang stehen die Themen Unternehmenskultur und transformationale Führung? Die Kultur einer Organisation ist das Fundament für Identifikation und bildet den Rahmen für Bedeutungen. Diese Bedeutungen zu diskutieren und in Einklang zu bringen, ist Aufgabe der transformationalen Führung (Grubendorfer 2012, S. 10). Es geht also darum, dass alle in einer Organisation dasselbe Verständnis davon haben, wofür eine Marke und darauf aufbauend eine Arbeitgebermarke stehen. Insofern ist transformationale Führung ein Schlüssel vor allem auch für die Anforderungen, welche die jüngeren Generationen mitbringen, denen nachgesagt wird, dass sie Bestehendes infrage bzw. Sinnfrage stellen und Freiräume für das eigene Handeln und Ausprobieren einfordern. Wobei diese Haltung kritisch betrachtet wohl für jede Generation galt und gelten wird. Anders wäre Fortschritt nicht denkbar.

Obwohl Digitale Transformation, Disruption, New Work und vergleichbare Einflussfaktoren auch auf die Gesundheitswirtschaft einwirken, sind keine ausreichenden Tendenzen erkennbar, dass Organisationen in ihr jene Punkte erkannt haben, an denen sie arbeiten müssen, um weiterhin Bestand zu haben. Gesundheits-Start-ups als Innovationstreiber könnten den Wettbewerb um die besten Köpfe nochmal spannender machen. Wenn sie in den kommenden Jahren die besten Führungskräfte gewinnen, ausbilden und halten können, haben sie »eine Chance im ›War for Talent‹ an den Großen vorbei zu ziehen« (Buchheim und Weiner 2014, S. 168).

Die besten Führungskräfte zu beschäftigen hat in vielerlei Hinsicht eine zentrale Bedeutung. Talente zu finden hat dabei nicht die oberste Priorität, denn dafür sind Führungskräfte nicht allein verantwortlich, sondern eine Vielzahl an Akteuren – auch wenn Führungskräfte einen eigenen Rekrutierungskanal über ihr Netzwerk bedeuten können. Mitarbeiterbindung ist ein viel wichtigeres Element, denn über gute Führungskräfte und ihren Führungsstil kann eine langfristige Bindung erzielt werden.

1.4.2 Führung und demografischer Wandel: Vielfalt managen

Im demografischen Wandel geht es nicht nur um das Altern einer Gesellschaft, sondern auch um das individuelle Altern. Gleichzeitig geht es um ein konstruktives Miteinander zwischen den Generationen (Klaffke 2014; Klaffke und Parment 2011), was auch unter dem Begriff »Age Diversity Management« (Bieling 2013) zusammengefasst wird. Daher brauchen Führungskräfte und Personalmanager ein fundiertes Wissen über die Psychologie des Alterns (Schuett 2014). So kann die Unternehmenskultur langfristig positiv beeinflusst, um Innovationen bereichert und dadurch insgesamt gestärkt werden (Priester 2013, S. 288; Schmitt et al. 2014). Doch das ist kein Automatismus, sondern muss im Einklang mit der Unternehmensstrategie erfolgen, zu dessen kontinuierlicher Fortführung ein langer Atem notwendig ist.

Die Unternehmensstrategie wird von der obersten Leitungsebene verabschiedet, im Nachhinein aber von den Führungskräften in ein Unternehmen getragen und gemeinsam mit Mitarbeitern umgesetzt. Genauso verläuft es mit der Employer Branding-Strategie. Führung verarbeitet alle strategischen Themen »von oben« und sorgt für das operative Abarbeiten des Geschäfts. Insofern sind Führungskräfte Übersetzer der Anforderungen und Wünsche sowohl der Unternehmensleitung wie auch der Mitarbeiter. Mittels Führungskräfteentwicklung sollten sie gut auf die Herausforderungen vorbereitet und gecoacht werden, denn »der langfristige Erfolg eines Unternehmens hängt von der Qualität seiner Führungskräfte ebenso ab wie von stabilen Umsätzen und hochwertigen Produkten« (Titzrath 2013, S. 266). Doch leider sind in vielen Organisationen im Gesundheitswesen nicht die qualifiziertesten Führungskräfte an ihrer Position, sondern diejenigen, die am längsten da sind oder die längste Berufserfahrung haben.

Eine der wichtigsten Aufgaben ist es, bei steigendem Anteil älterer Menschen zwischen den Generationen zu vermitteln, während Führungskräfte selbst verschiedenen Generationen mit unterschiedlichen Managementauffassungen angehören. Dabei spielt Akzeptanz eine wichtige Rolle. Wenn zum Beispiel zu vielen Überstunden bereite Mitarbeiter auf Kollegen treffen, die mehr Zeit für ihre außerberuflichen Interessen fordern, können Spannungen entstehen. Hier ist es Aufgabe der Unternehmen, zusammen mit Führungskräften und Mitarbeitern eine Kultur zu schaffen, die gemeinsame Werte etabliert und festigt. Dies bedeutet nicht, alle persönlichen und individuelle Bedürfnisse zu befriedigen, sondern eine »gesunde Balance zu finden, die jede Generation für ihre Besonderheiten wertschätzt« (Rathgeber 2017, S. 122). Diese Balance muss zwar von Organisationen im Blick behalten werden, aber die Umsetzung erfolgt über die Führungskräfte. Nur so »gelingt ein Reverse Coaching, von dem beide Generationen nachhaltig profitieren und Wertschätzung und Bewusstsein für die Kompetenzen und Stärken des anderen entwickeln« (Priester 2013, S. 288).

1.4.3 Auswirkungen der Digitalen Transformation auf Führungsverständnisse

Durch die Digitale Transformation verändert sich die Art des Nutzerverhaltens sowie die Kommunikation radikal, weshalb Organisationen, insbesondere aber Mitarbeiter, darauf vorbereitet werden müssen (Homburg und Stock-Homburg 2012). Es stehen aber nicht nur Unternehmen und Organisationen vor dieser Herausforderung, sondern die gesamte Gesellschaft. Die Auswirkungen betreffen alle privaten sowie geschäftlichen Prozesse (Hauser et al. 2016). Für immer mehr Dinge gibt es digitale Lösungen, und wenn die Lösung an sich nicht digital ist, dann wird zumindest der Prozess dahinter immer häufiger digital abgebildet.

Die rasante technische Weiterentwicklung und Vernetzung führt zu einem verstärkten virtuellen Arbeiten und dementsprechend neuen Herausforderungen in Bereichen wie Mitarbeiterführung und -bindung (Stock-Homburg 2013, S. 604). Mit dem Internet der Dinge (IoT = Internet of Things), seinen Anforderungen an Geschäftsmodelle und die radikale Transformation von Geschäftsmodellen wird sich dieser Effekt aller Wahrscheinlichkeit nach deutlich verstärken. Wandel scheint kein Ende mehr zu haben, sondern zu einem Dauerzustand zu werden (Stock-Homburg 2007). Organisationen wie auch Gesellschaften brauchen daher »Leadership und Entschlossenheit« (Bornschein 2016, S. 1), um den konstanten Wandel zu bewältigen.

Leader sind anders beschaffen als Manager. Die Unterscheidung geht auf den Harvard-Professor Abraham Zaleznik (2004) zurück. Danach sind Manager Verwalter und Leader Visionäre. Management beschreibt das möglichst perfekte Organisieren und Optimieren der Abläufe sowie Planung und Kontrolle. Leadership hingegen inspiriert und motiviert, schafft Freiraum für Kreativität, Innovation, Sinnerfüllung und Wandel. Um den oben beschriebenen, fundamentalen Wandel zu bewerkstelligen und eher noch voranzutreiben, benötigen Unternehmen mehr Leader, denn »Leader geben Visionen und Richtungen vor. Sie sind nicht damit beschäftigt, die Dinge richtig zu tun, sondern – im Sinne eines langfristigen Businesserfolgs – die richtigen Dinge zu tun. Effektivität statt Effizienz ist ihr Mantra. Das Augenmerk liegt folglich nicht darauf, bestehende Aktivitäten schneller und effizienter zu erledigen, sondern neue Aktivitäten anzugehen« (Summa 2016, S. 89).

Denkt man beispielsweise an OP-Situationen wird klar, dass Prozessoptimierung sowie Perfektion immer ihren Stellenwert behalten werden. Ganz anders aber kann es sich verhalten, wenn jemand die Medizintechnik revolutionieren möchte, denn das wird ihm weniger mit einer auf Optimierung ausgelegten Struktur und Fachexpertise gelingen, sondern ein Führungsverständnis, das die besten Ideen der Mitarbeiter zusammenträgt bzw. vielmehr noch: sie erst entstehen lässt (Bornschein 2016). Die Implikationen auf die Arbeitgebermarkenbildung und -fortentwicklung sowie die Herausforderung für die Rekrutierung sind klar. Natürlich lösen Leader Manager nicht ab und Manager machen einen wichtigen Job. Eine gesunde Mischung ist nötig. Aber Mitarbeiter beider Führungsverständnisse zu rekrutieren, zu binden und kulturell unter einem Dach zu vereinen, ist ein hoher Anspruch. Generationenaspekte verstärken den Druck zusätzlich, denn ob Vertreter aller Generationen dem Leadershipverständnis entsprechen (möchten), kann bezweifelt werden.

1.4.4 Cultural Fit und die Rolle der Führungskräfte

Führungskräfte spielen beim Auswahlprozess neuer, möglichst gut zur Unternehmenskultur passender Mitarbeiter eine zentrale Rolle. Diese Passung von Unternehmen und Bewerber wird seit einiger Zeit mit dem Begriff »Cultural Fit« umschrieben. Der kulturelle Aspekt ergänzt die fachlichen Fähigkeiten als Auswahlkriterium um eine für die Employer Brand wichtige Größe. Der Logik von Employer Branding zufolge wird eine Stelle nicht einfach über die fachliche Qualifikation besetzt, sondern in Ergänzung dazu über den Cultural Fit. Wie bereits zuvor festgestellt, macht die Unternehmenskultur das Besondere an einem Arbeitgeber aus und die Individualität ist elementar für das Differenzierungspotenzial und somit Alleinstellungsmerkmal gegenüber anderen Arbeitgebern. Die Passung wird bei der Personalauswahl nicht subjektiv anhand von Sympathien oder durch Hellsehen von Führungskräften und HR-Verantwortlichen festgestellt (Wollmilchsau 2016), sondern durch tool-gestützte Erfassung, um eine objektivierte Vergleichbarkeit von Kandidaten vornehmen zu können (Matheisen 2017; Diercks 2017a).

Auch hier haben Führungskräfte eine wichtige Rolle, denn sie klären im Bewerbungsgespräch, dem Onboarding sowie dem späteren Job über die formellen genauso wie die informellen Regeln auf, welche »einen hohen Wert für den Zusammenhalt einer Gruppe« haben (Oberstebrink 2017; vgl. auch Bube 2015). Abteilungen haben zudem neben der organisationalen Passung eine abteilungseigene Passung, welche in Jobinterviews neben den objektiven Punkten mit erklärt bzw. abgefragt werden sollte.

Neben dem weichen Faktor des Zusammenhalts, der über die Passung in der Unternehmenskultur von Anfang an gefördert werden kann, gibt es zahlreiche andere positive Effekte durch den Cultural Fit. Einer Studie von StepStone (2017) zufolge gehören dazu: Besseres Onboarding, weniger Fluktuation und dadurch eine hohe Kostenersparnis wie auch höhere Produktivität, größere Mitarbeitermotivation sowie insgesamt mehr wirtschaftlicher Erfolg.

1.4.5 Gesundheitliche Implikationen von Führung

Durch den Wandel der Arbeitswelt wird eine nachhaltige Personalführung immer wichtiger. Das gilt allgemein, wird aber bei der Betrachtung einzelner Berufsgruppen umso deutlicher. Pflegekräfte haben durch die hohe körperliche Belastung über viele Jahre häufig spätestens ab dem 50. Lebensjahr akute Rückenbeschwerden. Die Folgen davon sind eine geringere Produktivität, häufigerer Arbeitsausfall oder die Erhöhung der Teilzeitquote in einer Organisation, weil die Mitarbeiter sich und ihren Körper über den Weg der geringeren Dauerarbeitsbelastung schonen möchten.

Wird diesem Effekt nicht entgegengewirkt, wird der stark zunehmenden Zahl an Pflegebedürftigen »in den nächsten Jahrzehnten aus heutiger Sicht keine adäquate Zahl an Pflegefachkräften gegenüber stehen« (Zirlik und Wirner 2015). Auch Ärzte, die viel am OP-Tisch stehen, leiden häufig unter Rückenproblemen. Rückenprobleme sind nur körperliche Folgen, hinzu kommen hohe psychische Belastungen in vielen Teilen der Gesundheitswirtschaft. Aber auch Bürojobs und langes Sitzen haben dauerhaft gesehen schlechte Auswirkungen. Hierzu kann festgehalten werden: Sind diejenigen, die eigentlich für Gesundheit sorgen sollen, selbst körperlich oder psychisch angeschlagen, hat das gleich doppelt negative Effekte.

Um diesen Effekten entgegenzutreten, wird bereits seit mehreren Jahren in vielen Organisationen ein Betriebliches Gesundheitsmanagement (BGM) und daran anschließend die Betriebliche Gesundheitsförderung (BGF) implementiert und durchgeführt. Zwischen BGM/BGF und Employer Branding sind Schnittmengen vorhanden, die genutzt werden können – immer stärker auch durch die Einbindung digitaler Maßnahmen, über welche der demografischen Entwicklung kostengünstig entgegengewirkt werden kann (Neller 2018).

Richtige Führung hat ebenfalls nachgewiesene gesundheitliche Implikationen (Badura und Ehresmann 2017; Halbe-Haenschke 2017; Jäckel 2018), was unter anderem unter dem Begriff »gesundes Führen« subsummiert wird. Um Erfolg langfristig sicherzustellen, sind Führungsfähigkeiten ausschlaggebend für die Leistungsfähigkeit und das Fortbestehen von Organisationen (Sponheuer 2010), denn durch gute Führung werden Mitarbeiter aktiviert, nicht ausschließlich durch Gehalt.

Das gilt insbesondere für am Patienten arbeitende Berufsgruppen, deren Vertreter ihren Beruf nicht aufgrund der Verdienstmöglichkeiten gewählt haben, sondern weil sie sich der Hilfe für Menschen verpflichtet fühlen. Aber auch bei der GenY haben Gehaltsfragen nicht die oberste Priorität, denn hier gilt: »Kultur schlägt Gehalt um Längen« (Athanas 2017). Kultur kann in diesem Zusammenhang auch mit Mitarbeiterorientierung übersetzt werden. Denn BGM und BGF fördern nicht nur den Gesundheitserhalt, sondern auch die mitarbeiterorientierte Personalpolitik, die vor dem Beginn jedes Employer Branding-Prozesses vorherrschen sollte, damit die Arbeitgebermarke erfolgreich werden kann.

Doch die beste Führung kann nichts an systemischen Arbeitsbedingungen ändern. Insofern sollte in Organisationen ein ganzheitliches BGM vorherrschen (Kastner 2013) und die Vitalität nicht auf die Führungskräfte und ihren gesunden Führungsstil abwälzen, sondern zusätzlich ein Portfolio an Möglichkeiten zur Verfügung stellen, aus dem Mitarbeiter wie Führungskräfte eigenständig schöpfen können.

1.5   Das 4-Phasen-Modell des Employer Brandings

Es gibt viele Wege wie man an den Aufbau einer Arbeitgebermarke herangehen kann und einige werden im Best Case-Teil dieses Buches facettenreich beschrieben. Jede Organisation hat andere Voraussetzungen, eine andere Historie und eine eigene Unternehmenskultur. Insofern gibt es keine Blaupause für eine perfekte Arbeitgebermarke und keine Herangehensweise kann absolute Richtigkeit für sich beanspruchen. Es gibt aber Vorgehensweisen, Bausteine und Tools, die sich auf dem Weg zu einer konsistenten und kohärenten Arbeitgebermarke bewährt haben. Auch wenn die Literaturlage zum Employer Branding – insbesondere im Gesundheitsbereich – dünn ist, so gibt es mittlerweile mehrere Autoren, die sich um eine Strukturierung und Professionalisierung dieses Feldes bemühen. Einige von Ihnen werden im zweiten Hauptteil ihre Schwerpunkte und ihr Tooling im Detail vorstellen. In diesem Kapitel wird mit dem 4-Phasen-Modell ein eigenes Modell vorgestellt und praxisnah erläutert.

Grundsätzlich ist es wichtig zu verstehen, dass Employer Branding nicht der Bekämpfung akuter Rekrutierungsprobleme dient, sondern ein mehrjähriger Prozess ist, der innen beginnen sollte. Kurzgefasst kann man sagen: Employer Branding ist »ein Marathon und kein Sprint« (Kriegler 2018a). Der Aufbau-Prozess einer Arbeitgebermarke anhand des 4-Phasen-Modells verläuft wie folgt[1]:

- Phase 1: Analyse
- Phase 2: Strategie
- Phase 3: Implementierung
- Phase 4: Controlling

Wichtig: Bevor mit der ersten Phase begonnen wird, muss eine Organisation glaubwürdig mitarbeiterorientiert handeln. Ohne mitarbeiterorientierte Personalpolitik wird der Aufbau einer Arbeitgebermarke praktisch unmöglich. Beides kann auch parallel laufen, wird dann aber umso anspruchsvoller.

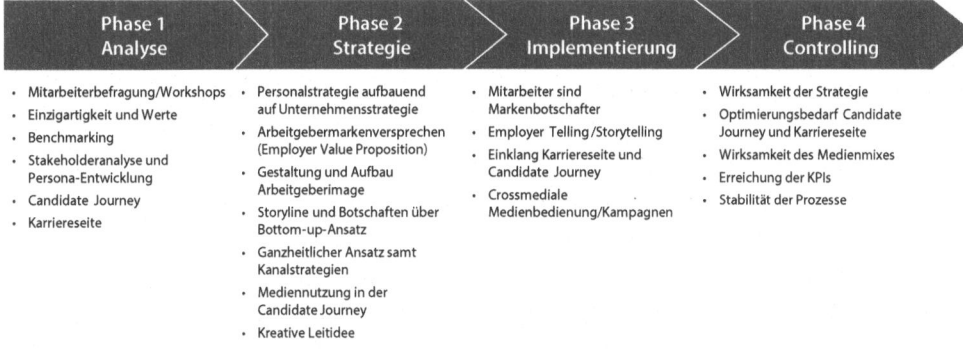

Abb. 1.2: Beispielhafter Aufbau-Prozess einer Arbeitgebermarke anhand des 4-Phasen-Modells JP|KOM/Camphausen nach Pelz 2004) (Camphausen 2018).

1.5.1 Analyse: Wahrheit und Echtheit

Die erste Phase bildet das Fundament aller weiteren Schritte und Bemühungen, daher sollte ihr entsprechende Aufmerksamkeit geschenkt werden. In sie fließt die mit Abstand meiste Zeit in einem Arbeitgebermarkenbildungs-Prozess. Auch bei einer Arbeitgebermarken-Weiterentwicklung sollte dieser Phase die meiste Aufmerksamkeit gewidmet wer-

---

1 Dieses Modell wurde erstmalig vorgestellt in der KU Gesundheitsmanagement 7/2018 (Camphausen 2018). Einige der Gedanken aus diesem Beitrag sind in das folgende Kapitel eingeflossen.

den. Hier geht es um die ungeschönte Ist-Aufnahme in allen Bereichen. Keine Organisation kann intern wie extern als attraktiver Arbeitgeber dargestellt werden, wenn sie nicht bereit ist, Probleme anzuhören und anschließend gezielt und so zeitnah wie möglich Maßnahmen zur Verbesserung einzuleiten.

Über Mitarbeiterbefragungen und Workshops erfolgt zu Beginn ein Abgleich, wo eine Organisation aktuell steht und was aus Mitarbeitersicht die Alleinstellungsmarkmale und Werte sind. Ob große Befragungen oder Quick Polls das richtige Mittel sind und wie genau Workshops gestaltet werden müssen, hängt von der Organisation ab. Wichtig ist, dass Beschäftigte aus allen Bereichen die Möglichkeit erhalten, ihre Meinung kundzutun. Denn eine Arbeitgebermarke steht für die gesamte Organisation, nicht für einzelne Bereiche. Und niemand kennt die Organisation und den Alltag besser als die Mitarbeiter. In großen Organisationen können für Teams, Fachbereiche, Standorte und dergleichen Sprecher bestimmt werden, welche die Interessen der Kollegen aus ihrem Bereich bündeln und beispielsweise in den Workshops vertreten.

Über diese Vorgehensweise kann die Einzigartigkeit identifiziert werden. Hier steckt das Differenzierungspotenzial zur Abgrenzung von Wettbewerbern. Darüber kann ein Arbeitgeber jene Ecken und Kanten erarbeiten, an denen sich Bewerber gut festhalten können, weil sie sich mit ihnen identifizieren können. Auch Kritikpunkte sind wichtig, denn über sie findet ein Lern- und Weiterentwicklungsprozess statt und nur eine kritikfähige Organisation ist eine zukunftsgewandte Organisation. Unter dem starken Wandel, in dem sich die Gesundheitswirtschaft befindet, ist Lernbereitschaft in vielerlei Hinsicht ratsam. Wenn lediglich einzelne Unternehmensbereiche hervorgehoben werden sollen, die nicht auf eine langfristige Strategie einzahlen, handelt es sich nicht um Employer Branding, sondern Personalmarketing. Folgerichtig sind die meisten vermeintlichen Employer Branding-Kampagnen der letzten Jahre im Krankenhausbereich keine Employer Branding-Kampagnen, auch wenn einige Fachzeitschriften und Blogs das in ihren Wordings so verkaufen wollen.

Ein Benchmarking gibt Aufschluss darüber, was Wettbewerber in der Branche tun. Weiß man, dass es in der eigenen Branche nicht ausreichend oder keine qualitativ hochwertigen Ansätze zur Arbeitgebermarkenbildung gibt, ist ein Blick in andere Branchen ratsam (Baum 2017). Das gilt vielfach für die Gesundheitswirtschaft, in der Arbeitgebermarken, zumal strategisch-konzeptionell aufgebaut, bisher eine Ausnahme bilden. Auch im Benchmarking steckt mögliches Differenzierungspotenzial zu anderen Organisationen, das nicht ungenutzt gelassen werden sollte, auch wenn man sich von diesem Effekt andererseits nicht allzu viel versprechen sollte. Denn wichtiger als diese externe Betrachtung ist das Differenzierungspotenzial, das von innen heraus erkannt wird.

Mittels einer Stakeholderanalyse und anschließender Persona-Entwicklung können die internen wie externen Anspruchsgruppen festgelegt und genau beschrieben werden. Personas sind fiktive Personen, die für bestimmte Zielgruppen stehen. Die Entwicklung von Personas ist für Marketingabteilungen anderer Branchen Usus, nicht aber für das Gesundheitswesen, daher sollten professionelle Agenturen bei der Erstellung unterstützen. Abbildung 1.3 zeigt vereinfacht dargestellt die Stakeholder einer Arbeitgebermarke. Eine Organisation steht mit allen Stakeholdern in wechselseitigem Einfluss. Die Kombination aus Stakeholdern und Personas hilft, sich gezielt auf verschiedene Zielgruppen einstellen zu können.

Was häufig nicht getan wird oder woraus nicht konsequent genug Maßnahmen abgeleitet werden, ist die Betrachtung der Candidate Journey. Sie bezeichnet den Gesamteindruck, den Kandidaten im Rahmen des Rekrutierungsprozesses vom potenziellen Arbeitgeber erhalten. Es geht dabei um das individuelle Erleben in einem Bewerbungs- und Auswahlprozess an

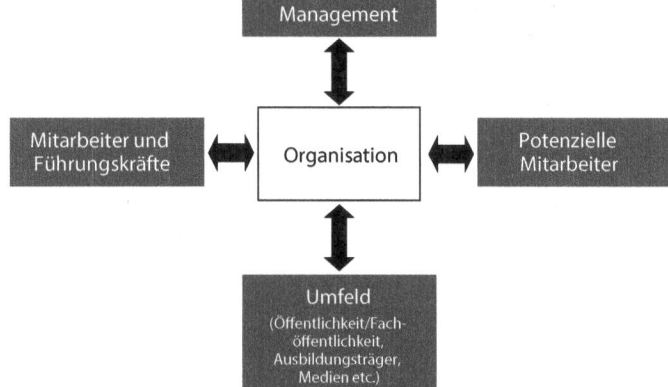

Abb. 1.3:
Vereinfachte Darstellung der Stakeholder einer Arbeitgebermarke (JP|KOM/Camphausen nach Rolke und Kirf (2002) (Camphausen 2018).

allen direkten und indirekten Kontaktpunkten mit dem Unternehmen (Verhoeven 2016a). Hier haben Organisationen den Hang dazu, von sich aus auf die Bewerberwelt zu schauen statt die Bewerberbrille aufzusetzen und die Bedarfe und Bedürfnisse der Bewerber zu bedienen. Arbeitgeber sollten jedoch vom Arbeitsmarkt genauso Botschaften empfangen wie Botschaften an ihn senden. Denn 60 % der Jobsuchenden geben an, mindestens eine negative Erfahrung mit einem potenziellen Arbeitgeber gemacht zu haben und 72 % von dieser Gruppe teilen ihre Erfahrung öffentlich auf Arbeitgeber-Bewertungsplattformen (Wollmilchsau 2018).

Für Arbeitgeber aus der Gesundheitswirtschaft gilt das umso mehr, denn ihre Nöte bei der Personalgewinnung sind, wie eingangs dargelegt, weit höher als in anderen Branchen. Das Sendungsbewusstsein steht der Optimierung der Kandidatenansprache entgegen. Denn wichtig für jede Arbeitgebermarke ist, wie sie wahrgenommen wird und wie sie attraktiver werden kann. Diese Attraktivität entsteht nicht im Selbstbild, sondern über die Außenbetrachtung. Im Sinne des Cultural Fit ist es wiederum wichtig, die wenigen Richtigen mit guter (kultureller) Passung anzusprechen statt eine breite Masse. Denn eine höhere Bewerberzahl bedeutet erhöhten Verwaltungsaufwand, den es zu vermeiden gilt. Gleichzeitig erfolgen Bewerbungsprozesse immer mehr über mobile Endgeräte, weshalb sich aus der Candidate Journey auch eine Mobile Candidate Journey ableiten lässt (Böhm und Jäger 2016).

Zur Außenbetrachtung zählt auch die Karriereseite einer Organisation. Sie ist zwar klassisches Rüstzeug und nur einer von unzähligen Touchpoints in der Customer Journey. Organisationen haben hier aber die Möglichkeit, ihre eigenen Botschaften zu setzen und den idealen Arbeitgeberauftritt zu präsentieren, bei dem das Differenzierungspotenzial sofort ersichtlich wird. Daher sollte ein besonderer Fokus auf der Karriereseite liegen und vier wesentliche Anforderungen erfüllen (Athanas 2018):

- Candidate Experience: Leichte Auffindbarkeit des Karriere-Bereiches, einfache Navigation und schlüssige Menüführung, kurze Ladezeiten, vor allem aber gute Lesbarkeit auf allen Endgeräten (insbesondere Smartphones)
- Informationsqualität: Klare und aussagekräftige Informationen zu Arbeitgeber, Jobangebot inkl. Suchfunktion, Informationen zu Bewerbungsunterlagen und -prozess
- Interaktion: Ansprechpartner und ggf. Chatbots für standardisierbare Anfragen bereitstellen, abonnierbare Newsalerts, Self-Assessment oder Matching als Cultural Fit-Orientierung

- Verkaufsqualität/Effizienz: Suchmaschinenoptimierung (SEO-Optimierung), technische Voraussetzungen der Seite, Conversion Rate (= aus Karrierewebsitebesuchern werden Bewerber), Traffic-Generierung auf die Karriereseite, unkomplizierter Bewerbungseinreichungsprozess und schlanke Online-Formulare.

In der Gesundheitswirtschaft ist es immer noch weit verbreitet, das Aufsetzen von Karriereseiten und Websites als einen großen Kraftakt anzusehen, bei dem die Organisationen froh sind, wenn die Seiten endlich »live gehen«. Doch eine der wichtigsten Botschaften an dieser Stelle lautet: Eine Karriereseite ist nie fertig, sondern es sollten ein regelmäßiges Budget und angemessene Ressourcen zur Optimierung hinterlegt werden.

Mit dem Start von Google for Jobs in Deutschland im Jahre 2019 wurde der Markt erneut beschleunigt. Hierfür sollten die Structured Data-Anforderungen bedacht und umgesetzt werden, um weiterhin von Relevanz zu sein. Allerdings sollte man auch nicht zu sehr auf Google for Jobs setzen, sondern eine gemischte Strategie fahren. Karrierenetzwerke wie XING und LinkedIn sowie Stellenausschreibungsportale bieten zudem die Möglichkeit von Employer Branding-Profilen. Dort sind viele Möglichkeiten gegeben, aber längst nicht so viele und erst recht nicht so individuelle wie auf einer Karriereseite.

Glaubwürdigkeit ist bei der Arbeitgebermarkenbildung von zentraler Wichtigkeit. Es darf nichts propagiert werden, was nicht der Wahrheit entspricht. Denn sonst verprellt ein Arbeitgeber sowohl die bestehenden Mitarbeiter als auch mögliche neue. Wer sich aufgrund von schön klingenden Botschaften bei einer Organisation bewirbt, am ersten Arbeitstag aber eine andere Organisation vorfindet als die Versprochene, wird diese Organisation schnell wieder verlassen. Dass dieser Effekt nicht zu unterschätzen ist, zeigt die Fluktuationsrate. Zu Beginn der Beschäftigung ist sie stark erhöht und bewegt sich zwischen 30 und 60 % im ersten Jahr (Watzka 2014). Der Reputationsschaden kann dabei große Ausmaße annehmen. Da viele Gesundheitsberufe unter akutem Fachkräftemangel leiden, können ihre Vertreter den Arbeitgeber ohne Probleme jederzeit wechseln. Da tut man gut daran, Wahrheit und Echtheit zu präsentieren.

1.5.2 Strategie: Glaubwürdigkeit durch Bottom-up und Differenzierung

Die Strategie-Phase ist das Scharnier zwischen Analyse und Umsetzung und bezieht alle Erkenntnisse des Analyse-Teils ein und leitet eine Arbeitgebermarken-Strategie ab, die idealerweise auf der Unternehmensstrategie aufbaut. Nur so kann gewährleistet werden, dass alle strategischen Bausteine sinnvoll ineinandergreifen. Da Organisationen in Geschäftsbereiche und Abteilungen aufgegliedert sind, die zumeist eigene Interessen verfolgen, funktioniert diese obligatorisch wirkende Verzahnung nicht so selbstverständlich wie sie klingen mag. Interdisziplinäre Employer Branding-Teams, welche mehr als nur die Rückendeckung der Unternehmensleitung haben, haben sich daher beim Aufbau einer Arbeitgebermarke in anderen Branchen bewährt.

Die Mitarbeitersicht auf eine Organisation bildet ein unverzichtbares Bild. In der Analyse-Phase wurde sie abgefragt, bei der Entwicklung der Strategie wird entschieden, wie die Differenzierung am besten eingesetzt werden kann. Der Aufbau und das Ausrollen einer Arbeitgebermarke erfolgt erst intern, dann extern, denn über eine Arbeitgebermarke wird genauso Mitarbeiterbindung betrieben wie Mitarbeitergewinnung. Der Bottom-up-Ansatz dient dazu, die Mitarbeiter nicht nur am Anfang über den Ist-Zustand der Organisation zu befragen, sondern sie konsequent in alle weiteren Schritte einzubeziehen und so zu binden.

Die Arbeitgebermarke bekommt so das Gesicht der Mitarbeiter und die in diesem Prozess formulierten, authentischen Botschaften sind es, die wiederum neue Mitarbeiter anlocken. Niemand kann außerdem den Arbeitsalltag besser beschreiben als die Mitarbeiter.

Alle Mitarbeiter sollten das zentrale Arbeitgebermarkenversprechen (Employer Value Proposition, EVP) nicht nur kennen und verstehen, sondern es durch den Bottom-up-Ansatz selbst prägen und somit leben. Für die Definition einer EVP sind Eigenschaften des Arbeitgebers von hoher Bedeutung, wobei hier Stärken als auch vermeintliche Schwächen hinzuzählen (Heming 2017). Abbildung 1.4 verdeutlicht die Zusammenhänge zwischen EVP, den Arbeitgebereigenschaften und dem Arbeitgeberimage.

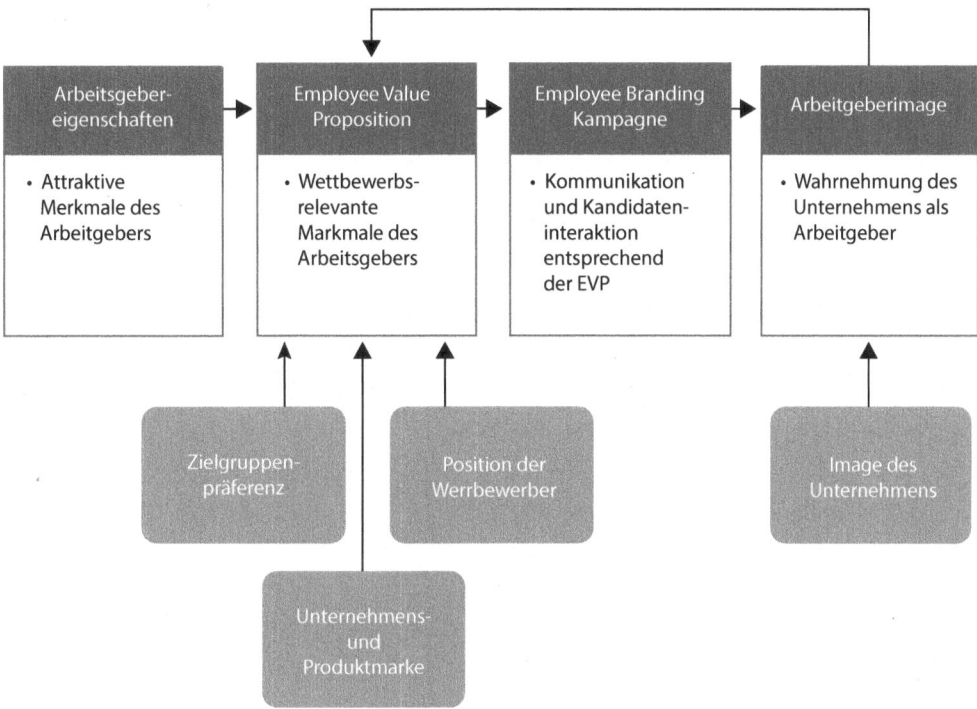

Abb. 1.4: Zusammenhänge von Arbeitgebereigenschaften und Arbeitgeberimage (Trost 2013).

Über die Abbildung wird deutlich, wie viele Faktoren auf die EVP einwirken und sie prägen: Arbeitgebereigenschaften, Zielgruppenpräferenz, Position der Wettbewerber und das Arbeitgeberimage, das letztlich häufig über Kampagnen und Kommunikationsmaßnahmen geprägt wird. Letztere sind nicht losgekoppelt von allem anderen, sondern im Gegenteil davon geleitet und getrieben. Das Arbeitgeberimage ist vom Unternehmensimage geprägt, das wiederum von einem Branchenimage getrieben sein kann. Wichtig ist der Kreislauf, der hierbei entsteht. Denn einmal angefangen, hört Employer Branding nicht mehr auf. Nie sollte dabei vergessen werden, dass es immer um Menschen geht.

Bezogen auf den Gesundheitssektor entsteht hier ein Knackpunkt, denn beispielsweise viele Krankenhäuser und mittelständisch geprägte Medizintechnikunternehmen betreiben kaum

Markenbildung und erst recht keine Arbeitgebermarkenbildung, auch wenn es mittlerweile mehrere Organisationen gibt, die erste Schritte dahingehend getan haben. Dass sich viele nicht positionieren könnten Arbeitgeber strategisch für Überraschungseffekte nutzen und für Aufsehen sorgen, wenn sie eine professionelle Arbeitgeberpositionierung vornehmen.

Die Positionierungsstrategie entscheidet über den Erfolg der Arbeitgebermarkenbildung und somit über den Erfolg der gesamten bisherigen Bemühungen. Daher sollte ihr entsprechende Aufmerksamkeit geschenkt werden. Eine gute Arbeitgeberpositionierung besteht aus drei Qualitäten wie Abbildung 1.5 zeigt (Kriegler 2018b, S. 136):

- Ankerqualität
- Treiberqualität
- Differenzierungsqualität

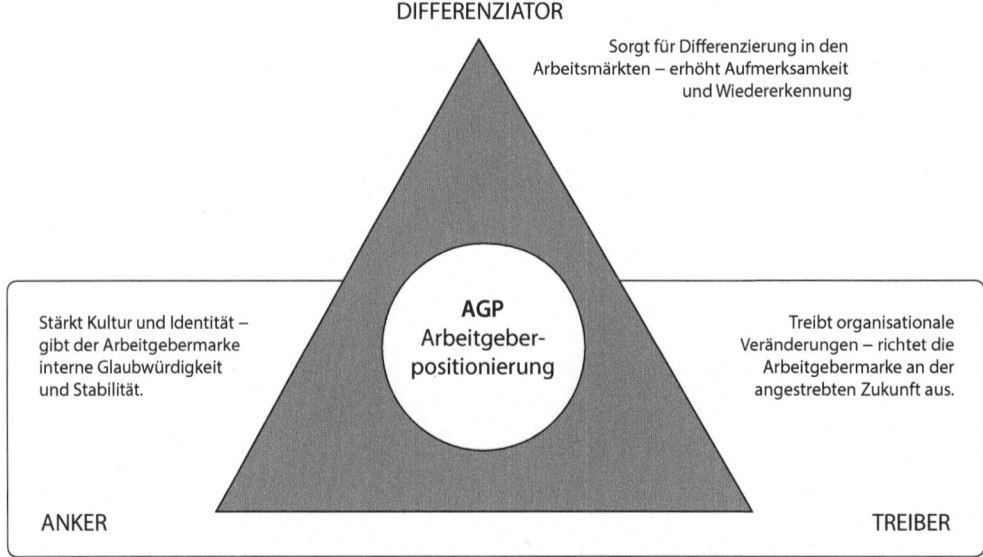

Abb. 1.5: Qualitätsdreieck einer Employer Value Proposition (EVP) nach DEBA.

In diesem Dreieck ist alles vereint, was einen Arbeitgeber besonders macht und was die interne und externe Ebene einer Organisation vereint. So sind Mitarbeiter, Führungskräfte und Bewerber gleichermaßen angesprochen. Da die Treiber auf Veränderung und Zukunft ausgerichtet sind, spielt hier die Berücksichtigung der vorher erwähnten Anforderungen an Generationenmanagement und Führung in Gesundheitseinrichtungen eine große Rolle, die in den nächsten Jahren stark vom digitalen Wandel getrieben sein werden und das im Anker-Teil, also der Kultur- und Identitätsebene, werden auffangen müssen.

Gleichzeitig steckt darin die Möglichkeit, neue Differenziatoren zu erarbeiten, beispielsweise über die Hervorhebung besonderer Gesundheits- oder Prozessinnovationen.

Eine auf Issues und Stakeholder ausgerichtete Storyline bildet die Basis für das Employer Telling/Storytelling, welches in der Folgephase maßgeblich ist. Glaubwürdige Mitarbeiterbotschaften statt idealisierte Unternehmensbotschaften sollten hier das Ziel sein. Warum? Dem »Club der Gleichen« zu entfliehen ist das oberste Gebot für den Erfolg einer Arbeitgebermarke, denn ein Arbeitgeber kann sich nicht vom anderen abheben, wenn er dieselben Botschaften propagiert. Die in der ersten Phase über Mitarbeiterbefragungen und Workshops erarbeiteten Antworten der Mitarbeiter sind das wertvollste Gut für die Storyline, denn sie geben tiefe Einblicke in die Organisation wie sie im Alltag wahrgenommen wird. Durch den Bottom-up-Ansatz entsteht so ein Botschaften-Set, das auf den Überzeugungen der Mitarbeiter beruht. Authentischer und natürlicher kann eine Marke nicht aufgebaut werden. Zudem steckt das Commitment eines großen Teils der Mitarbeiterschaft darin. Da alle Bereiche einbezogen wurden, konnten Kritikpunkte genauso wie konkrete Ansichten über die Organisation in den Arbeitgebermarkenbildungsprozess hineingegeben werden. Dieses Vorgehen macht eine Organisation nahbarer und glaubwürdiger.

Ganzheitlicher Ansatz samt Kanalstrategien heißt in diesem Zusammenhang, dass der Kommunikationskanal- und Medienmix eine verbindende Strategie benötigt, die in Unterbereiche adaptiert werden muss und die den Logiken der einzelnen Kommunikationskanäle entspricht. Die Erkenntnisse aus der Candidate Journey-Analyse werden im Wesentlichen an dieser Stelle verwendet. Hieran kranken viele Gesundheitseinrichtungen, deren Kanal- und Medienmix häufig sehr eng bemessen ist und keinen übergeordneten Strategien folgt, sondern einfach befüllt wird – und das häufig unregelmäßig und ohne erkennbaren Content- oder Redaktionsplan. Hier empfiehlt es sich, für Ordnung und Übersichtlichkeit zu sorgen und sehr gezielt zu agieren. Eine gleichmäßige Frequentierung ist wichtiger als ein kurzfristiges Stakkato, auf das Stille folgt.

Die kreative Leitidee ist schließlich die Klammer um die Elemente der Strategie, bildet die Positionierung ab und verdichtet die Botschaften. Eine gute kreative Leitidee ist ein mächtiges Instrument, denn sie wirkt langfristig und nachhaltig. Sie verankert die Arbeitgebermarke über das Storytelling und die kommunikativen Maßnahmen sowie integrierte Kampagnen in den Köpfen und macht sie greifbar. Der optische Eindruck ist in einer visuellen Welt zwar maßgeblich, aber die Leitidee darf nicht auf optische Anreize reduziert werden, denn es geht um weit mehr als die rein optische Umsetzung, sondern um eine verbindende Idee, die auf den verschiedensten Medien ausgespielt werden kann, also auch in Audio- und Textform. Im Idealfall geht es um einen ausgewogenen Mix, der ein Feuerwerk in den Köpfen der Stakeholder produziert und sich dort festsetzt.

1.5.3 Implementierung: Alle Mitarbeiter sind Markenbotschafter

Die sicher am stärksten ersehnte Phase in Employer Branding-Prozessen ist die Implementierung. Hier geht es darum, das Arbeitgebermarkenversprechen (EVP) konsequent in alle Richtungen zu spielen und die besondere Geschichte, die jeder Arbeitgeber zu erzählen hat bzw. zu erzählen haben sollte, in allen zweckmäßigen Medien und Kanälen zu erzählen.

Die Mitarbeiter als Markenbotschafter verstehen zu müssen ist ein oft bemühtes Mantra. Man macht Mitarbeiter aber nicht zu Markenbotschaftern, indem man sie über die Unternehmensleitung auswählt, weil bekannt ist, dass sie der Organisation wohlgesonnen sind, sondern indem man langfristig gesehen alle Mitarbeiter regelmäßig einbindet und ihre Kritik ernstnimmt, eine Organisation also ständig fortentwickelt. Gleichzeitig müssen alle Beschäftigten »ihre Rolle als Markenbotschafter akzeptieren und in ihren spezifischen Funktionen und Positionen zur Markenpflege beitragen« (Misof und Schwarz 2017, S. 87). Damit wird den Mitarbeitern eine aktive Rolle zugewiesen, während man ihre Rolle früher zumeist passiv verstanden hat – was kontraproduktiv ist (vgl. zur aktiven Rolle Friers und Camphausen 2017).

Streng genommen ist jeder Mitarbeiter in Zeiten der immer stärkeren Vernetzung und Hypertransparenz automatisch ein Markenbotschafter. Die Frage ist nur, ob im Positiven oder Negativen. Denn jeder Mitarbeiter hat eine Meinung zu der Organisation, für die er tätig ist. Seine Erlebnisse dort gibt er in jedem Fall preis. Also tut man gut daran, dieses Megafon-Potenzial richtig zu nutzen.

Oft wird bei der Erwähnung der Mitarbeiter als Markenbotschafter vergessen, dass sie in zweierlei Hinsicht Markenbotschafter sein können: der Marke allgemein sowie auch der Arbeitgebermarke. Für beide Seiten gilt: »Mitarbeiter sollen sich als Botschafter fühlen und die Markenbotschaft authentisch vermitteln« (Tomczak und Henkel 2007, S. 9). Der häufig bemühte Begriff der Authentizität krankt jedoch daran, dass er Echtheit abbilden möchte, dabei innerhalb eines langen Arbeitgebermarkenprozesses aber an Natürlichkeit verlieren kann. Hier liegt die hohe Kunst in der Umsetzung, denn neben Glaubwürdigkeit Natürlichkeit statt Perfektion auszustrahlen, ist eine kaum lösbare Aufgabe (Camphausen 2015; Friers und Camphausen 2017). Klar ist: »Je mehr sich ein Mitarbeiter mit dem Image des Unternehmens und seinem Verhalten Kunden und Mitarbeitern gegenüber identifiziert, desto größer wird die emotionale Verbindung dem momentanen Arbeitgeber gegenüber« (Heming 2017, S. 54).

Über Employer Telling und Storytelling sowie eine crossmediale Medienbedienung, die auch auf Social Media ausgelegt ist, gewinnt eine Arbeitgebermarke an Relevanz. Wichtig ist dabei, dass zielgruppenspezifische Botschaften aus der EVP abgeleitet werden. Ein idealtypischer Aufbau nach Trost (2012) setzt die EVP an die Spitze einer Pyramide, die auf den zielgruppenspezifischen Botschaften basiert, gefolgt von Beweisen und Geschichten sowie Stärken.

Damit sich Botschaften und Struktur der Arbeitgebermarke nicht widersprechen, ist der Einklang zwischen Karriereseite als zentralem Anlaufpunkt für Bewerber und dem Erlebnis in der Candidate Journey wichtig. Selbstverständlich sind aber alle Kontaktpunkte mit einer Arbeitgebermarke ausschlaggebend und sollten einer kritischen Betrachtung unterzogen werden. Dies wiederum hilft bei der crossmedialen Medienbedienung sowie imagebildenden integrierten Kampagnen, welche die kreative Leitidee konsequent spielen. Geschichten und Kreativität bedeuten jedoch nicht, sich fabulöse Plots zu konstruieren, sondern Storylines aufzusetzen, die in der richtigen Dosierung mit Beweisen und Belegen unterfüttert sind. Alles andere wäre losgelöst von der Realität und würde allem zuvor Beschriebenen widersprechen.

1.5.4 Controlling: Wertschöpfung durch professionelle Kommunikation

Häufig wird der Wertschöpfung durch professionelle Kommunikation nicht vertraut und Kommunikations- und Marketing-Maßnahmen als reine Kostenfaktoren bewertet. Um diesem Vorurteil zu begegnen, ist es wichtig, in der letzten Stufe des Employer Branding-Prozesses mittels Controlling die Wirksamkeit der Maßnahmen zu bewerten. Vor der Umsetzung von Maßnahmen sollten daher Key Performance Indicators (KPIs) zwischen Unternehmensleitung und Employer Branding-Verantwortlichen ausgehandelt und festgeschrieben werden. Denn schlussendlich ist die Erreichung von KPIs zumeist das, was eine Unternehmensleitung wissen möchte, um die Sinnhaftigkeit der Investitionen zu messen. Die Formulierung der richtigen KPIs ist wichtig für den Nachweis, was Prozessoptimierungen und Maßnahmen bewirkt haben. Welche KPIs sinnvoll sind, hängt von der Organisation, den Maßnahmen und der Zielformulierung ab. Es haben sich jedoch einige KPIs für das Employer Branding als sinnvolle Möglichkeiten erwiesen:

- **Anzahl Bewerbungen/Initiativbewerbungen**: Je mehr Bewerbungen pro Stellenausschreibung oder über eine Kampagne eingegangen sind, desto attraktiver ist ein Arbeitgeber. So könnte man zumindest meinen. Aber hier ist Vorsicht geboten, denn Quantität muss auch in der Verwaltung abgearbeitet werden – und viele Arbeitgeber in der Gesundheitswirtschaft haben weder große Personalverwaltungen noch professionelle Bewerbermanagementtools. Wichtiger ist die steigende Anzahl an Initiativbewerbungen, denn hierüber kann der Erfolg einer Arbeitgebermarke besser abgeleitet werden.
- **Anzahl Bewerbungsgespräche**: Hierüber kann abgeleitet werden, wie viele Bewerbungen für eine gewisse Anzahl an Bewerbungsgesprächen eingegangen sein müssen. Eine leicht zu erhebende Kennzahl, in der mehr Aussage zur Wirksamkeit einer Arbeitgebermarke steckt als in der reinen Anzahl an Bewerbungen.
- **Offer-Acceptance-Rate**: Mit dieser Kennzahl kann gemessen werden, wie viele Jobangebote von Arbeitgeberseite ausgesprochen werden müssen, bis ein neuer Mitarbeiter gefunden wurde,
- **Time to Hire**: Bezeichnet die Dauer in Tagen, bis eine Stelle besetzt bzw. nachbesetzt werden konnte. Es gibt zwei typische Zeiträume, die zur Messung herangezogen werden: Tag der Entstehung der Vakanz bis zur Unterzeichnung des Arbeitsvertrages oder Tag der Ausschreibung einer Stelle bis zur Unterzeichnung des Arbeitsvertrages. Bedenkt man wie eingangs gezeigt die durchschnittliche Vakanzzeit bei über 100 Tagen liegt, zeigt das den Druck, unter dem das System steht.
- **Time to Interview**: Zumeist wird darunter die Dauer in Tagen verstanden, die nach der Ausschreibung einer Stelle bis zum ersten durchgeführten Bewerbungsgespräch benötigt wird. Je länger die Dauer ist, umso größer ist die Gefahr, dass Bewerber in einer anderen Organisation unter Vertrag genommen werden. Auch hier gibt es im Gesundheitswesen in Sachen Schnelligkeit einigen Nachholbedarf.
- **Klickrate und Conversion Rate**: Ähnlich wie beim KPI »Anzahl Bewerbungen« könnte man zum einen sagen, dass eine hohe Klickrate auf eine Karriereseite oder auf eine Stellenanzeige in einem Karriereportal zunächst einmal gut sind, weil sie für die Bekanntheit der Arbeitgebermarke stehen. Das ist zwar grundlegend richtig, doch die höchste Klickrate bringt wenig, wenn sie nicht zu einer direkten Interaktion mit einer Organisation führen (Conversion). Daher sollten Klickraten in Relation zur Conversion Rate gesetzt werden: Klicks pro Stellenanzeige zu Anzahl eingegangener Bewerbungen. Nur die Klickrate ist ein wenig aussagekräftiges Aufbauchen. Zudem: Wenn die Relation zwischen Klickrate und Conversion Rate nicht stimmt, sollte man dringend an seinen Stellenanzeigen arbeiten, denn dann scheint etwas nicht damit zu stimmen.
- **Abbruchrate**: Die Erhebung der Abbruchrate hängt mit der Conversion Rate zusammen. Sie ergibt sich aus der Differenz zwischen der Anzahl begonnener Bewerbungen zu der Anzahl tatsächlich eingegangener Bewerbungen. Wenn die Abbruchrate zu hoch ist, sollte das Bewerbungsformular auf den Prüfstand gestellt werden. Kurzbewerbungstools haben sich in diesem Zusammenhang mittlerweile bewährt. Viele Krankenhäuser setzen beispielsweise mittlerweile darauf. Der Nachteil an Kurzbewerbungstools ist allerdings: Der Aufwand für Recruiting und Personalverwaltung steigt durch nachgelagerte Prozesse enorm.
- **Verweildauer**: Hier geht es um die Zeit, die Besucher auf Karriereseiten verbringen. Unterschieden werden muss zwischen Neugierigen, welche die Seite zumeist nach wenigen Sekunden wieder verlassen, und echten Interessenten, wel-

che eine Stellenanzeige aufmerksam lesen und sich länger auf der entsprechenden Einzelseite aufhalten. Über die Verweildauer können also wichtige Hintergründe darüber abgelesen werden, ob eine Stellenanzeige überzeugt. Zu lange Verweildauern weisen aber wiederum darauf hin, dass man Informationen nicht sofort findet. Längere Verweildauer bedeutet also nicht automatisch besseres Ergebnis.

- **Cost per Click (CPC):** CPC ist eine klassische Kennzahl aus dem Online-Marketing. Hier werden die Kosten für die Stellenschaltung oder Kampagnen-Budgets der Anzahl an Klicks gegenübergestellt. Hierdurch können Budgets für die verschiedenen Kanäle kritisch hinterfragt werden. Sind die CPC auf allen Kanälen zu hoch, ist das ein Indikator dafür, dass die Anzeige oder die Kampagne als solche überdacht werden sollte.
- **Cost per Hire (CPH):** Diese Kennzahl gehört zu den wichtigsten Bezugsgrößen der Personalkosten und des Recruitings, findet im Gesundheitswesen aber erst so langsam Einzug in viele Organisationen – und es gibt viele Unterschiede, was dazu gezählt wird. Unter CPH versteht man die durchschnittlichen Gesamtkosten pro Stellenbesetzung. Das bedeutet genauso externe Kosten wie beispielsweise Stellenanzeigenschaltung, Personalmarketing oder Reisekosten wie interne Kosten, also etwa Personalkosten.

Über ein gutes Controlling kann die Wirksamkeit der Strategie überprüft und im Nachgang optimiert werden. Wer ein gewisses Setup von HR-Kennzahlen nicht parat hat, entzieht sich selbst die Argumentationsgrundlage gegenüber dem obersten Management.

Auch die Candidate Journey und die Überarbeitung der Karriereseite sind wichtige Schritte. Dabei sei erneut betont, dass Homepages allgemein und Karriereseiten im Speziellen entgegen der weit verbreiteten Annahme im Gesundheitswesen nie fertig sind, sondern ein jährliches Budget zur fortwährenden Optimierung festgesetzt werden sollte. Denn das Internet und die Digitalisierung sind niemals fertig, sie stellen immer neue Ansprüche.

Gesundheitseinrichtungen stehen unter enormem Kostendruck und sowohl ökonomisch als auch personell in einem sich zuspitzenden Wettbewerb miteinander, sind großen regulatorischen Hürden ausgesetzt und müssen die Digitale Transformation und die Digitalisierung meistern. Das erklärt, warum nicht nur ausreichend Personal vorhanden sein, sondern in diesem Feld der massiven Veränderung Bereitschaft für den Wandel vorherrschen muss. Zudem sollten die Prozesse auf Schlankheit und Stabilität überprüft werden.

Den Mitarbeitern kommt bei alldem eine überaus tragende Rolle zu. Interne Kommunikation mit einer sinnvollen Kommunikationsarchitektur ist in diesem Kontext von erheblicher Bedeutung. Denn über sie können bei den Mitarbeitern Wissen und Akzeptanz für den Wandel und seine Notwendigkeit, aber auch für die Gesamtstrategie aufgebaut werden. Gleichzeitig kann über Kommunikation Vertrauen in eine Organisation sowie ihre Leitungsebene und deren Handeln erhöht werden. Alles essenzielle Bestandteile für die langfristige Bindung an eine Organisation. Und doch ist die Interne Kommunikation in vielen Branchen ein Stiefkind, dem zu hohe Kosten angelastet werden, obwohl gerade hier ein wichtiger Gewinn liegt.

Außerdem bewirken gezielte Mitarbeiter-, Führungskräfte sowie Führungskommunikation höhere Aufmerksamkeit für die Botschaften einer Organisation und stärken Reputation und Image. Beim Controlling geht es jedoch nicht um Belege für die Interne Kommunikation, sondern die Wirksamkeit des Medienmixes insgesamt. Insofern leistet professionelle Kommunikation, welche an Organisationsziele andockt und klar die aufeinander abgestimmten Markenbotschaften sowie auch Arbeitgebermarkenversprechen (EVP) an Mitarbeiter, Führungskräfte und potenzielle Bewerber adressiert, einen wesentlichen Beitrag zur Wertschöpfung einer Organisation.

1.6 Employer Branding: Von essenzieller Bedeutung für das Gesundheitswesen

Employer Branding ist »weitaus mehr als bloßes Marketing. Es geht nicht nur darum, eine Organisation als attraktiven Arbeitgeber zu vermarkten, sondern auch darum, die Grundlagen zu legen, ein solcher Arbeitgeber zu werden« (Kanning 2017, S. 188). Bevor also mit dem eigentlichen Arbeitgebermarkenbildungsprozess begonnen werden kann, müssen viele Organisationen zuerst zum arbeitnehmerfreundlicheren bzw. überhaupt arbeitnehmerfreundlichen Arbeitgeber werden. Hier besteht im Alltag oft die Krux, denn selbst wenn ein Bewusstsein um die Bedeutung von Employer Branding im Gesundheitssektor entstanden ist, wird diesem Punkt zu wenig Bedeutung beigemessen. Je weniger zugewandt eine Organisation aber ist, umso schwächer wird ihre Arbeitgebermarke.

Gute und erfolgreiche Arbeitgebermarken entstehen im inneren einer Organisation und werden fortwährend von innen heraus geprägt (Inside-Out-Aufbau). Hier kommen Kultur und Werte einer Organisation ins Spiel. Über sie wird eine Organisation erfolgreich, denn wo kulturelle Passung stark verbreitet ist und gemeinsame Werte gelebt werden, gehen Mitarbeiter lieber zur Arbeit und sind leistungsbereiter. Außerdem werden sie die Zufriedenheit als überzeugte Markenbotschafter selbstverständlich und freiwillig nach innen und außen tragen, was genauso der Bindung wie der Gewinnung neuer Mitarbeiter zugutekommt.

Das in weiten Teilen sehr hierarchisch agierende und von tradierten Strukturen geprägte deutsche Gesundheitswesen, in dem sich oberste Managementebenen eher als Sender in eine Organisation denn als Empfänger von Verbesserungsvorschlägen aus ihr verstehen, hat den Vorteil einer im wahrsten Sinne gesunden Organisation – kulturell und körperlich bzw. psychisch – bisher nicht flächendeckend verinnerlicht. Nicht einmal Betriebliches Gesundheitsmanagement (BGM) und betriebliche Gesundheitsförderung (BGF) gehören in der vielfach auch körperlich und psychisch belastenden Arbeit zum Standardrepertoire für den Erhalt einer guten Konstitution, die am Ende auch Mitarbeiterbindung bedeutet.

Übergeordnet lässt sich festhalten, dass in vielen Organisationen im Gesundheitssektor keine ausreichenden Mittel für Marken- und erst recht Arbeitgebermarkenbildungsprozesse bereitgestellt werden. Dabei ist der Aufbau einer Arbeitgebermarke keine reine Frage des Budgets, sondern der Prioritätensetzung (Siemann 2016, S. 54) und sollte immer zur Chefsache gemacht werden. Nicht zwangsläufig im Operativen, sondern vielmehr im Stellenwert, den das Binden und Finden von Personal innerhalb einer Organisation einnehmen sollte.

Erst wenn der Leidensdruck kaum auszuhalten ist, werden zum Teil beträchtliche Budgets freigemacht – allerdings mit dem Druck, innerhalb weniger Wochen jahrelang nicht angegangene Probleme lösen zu müssen. Damit einher gehen Einsichten und Versprechen, auch strukturell etwas ändern zu wollen. Hier bleibt es jedoch häufig bei Lippenbekenntnissen, die dem Druck geschuldet sind und keine echten Versprechen. Oder es wird deutlich, dass Organisationen gar keine Arbeitgebermarke aufbauen, sondern eigentlich nur Rekrutierungsprobleme mit kurzfristigen Maßnahmen lösen wollen. Employer Branding ist aber – wie oft fehlinterpretiert – keine schnell umsetzbare Marketingaktivität oder Kommunikationskampagne, die nach einer Zeit des aktiven Bespielens wieder endet, sondern eine strategisch-strukturelle Herausforderung und ein langfristiger Prozess von in der Regel drei bis fünf Jahren, bis sich ein klares Arbeitgeberimage der Organisation entwickelt hat« (Heider-Winter 2014; Kriegler 2015, S. 17). Ist eine Arbeitgebermarke einmal aufgebaut, ist ohnehin die viel größere Herausforderung, sie zu leben und zu kommunizieren (Friers und Camphausen 2017, S. 276).

Strategisch und aus dem Unternehmen heraus aufgebaut, wirkt Employer Branding – wie in den Kapiteln dieses Einführungsbeitrags dargelegt – auf verschiedenen Ebenen: intern, extern, auf Generationen, auf Führung sowie auf Werte und Unternehmenskultur bezogen. Die Interdependenzen sind groß, weshalb diese Aspekte nicht losgelöst voneinander betrachtet werden können. Individuelle und strategisch verankerte Konzepte zu entwickeln, welche die eigene Organisation von anderen rekrutierenden Organisationen abgrenzt und im Idealfall keine Masse an Bewerbern anspricht, sondern eine überschaubare Menge an zur Unternehmenskultur passender Kandidaten, hat oberste Priorität.

An dieser Stelle krankt es im Gesundheitssektor, denn mittlerweile gehen einige Organisationen zwar vordergründig Employer Branding an, jedoch eher dem Schlagwort nach. Inhaltlich kann selten von dem ernsthaften Vorhaben der Bildung einer Arbeitgebermarke gesprochen werden. Denn hierfür fehlt es den Organisationen an einem holistischen und strategischen Prozess, viel schlimmer aber am Mut zur klar erkennbaren Differenzierung von anderen Arbeitgebern (Kriegler 2017). Dabei steckt die Einzigartigkeit in jeder Organisation, ihr Hervortreten muss nur zugelassen werden. Stark vereinfacht lässt sich hier die Formel festhalten: Strategie, Inside-Out-Aufbau und Differenzierung/Mut = Erfolg. So entsteht eine erfolgreiche Employer Value Proposition (EVP), die elementar für Erfolg ist.

Employer Branding kann »niemals schadlos ohne Bezug auf die Unternehmensmarke erfolgen, denn die Arbeitgebermarke ist Teil der Unternehmensmarke und dieser ganz klar unterstellt. Botschaften über den Arbeitgeber müssen die Unternehmensmarke stärken« (Grubendorfer 2012, S. 18). Es stärkt aber nicht nur eine Unternehmensmarke die Employer Brand, sondern die Integration der Employer Brand stärkt wiederum die Unternehmensmarke (Forster et al. 2012, S. 288). Doch dafür ist erforderlich, dass die entsprechenden Abteilungen innerhalb der Organisationen zusammen und nicht gegeneinander oder aneinander vorbei arbeiten. Auch hierfür ist der Faktor »Chefsache Employer Branding« wichtig, denn im Zweifelsfall ist es am obersten Management, das zu forcieren. Im Idealfall werden sogar interdisziplinäre Stabsstellen gegründet.

Insbesondere in Zeiten andauernder Veränderungen kommt der Unternehmenskultur als Bindeglied eine besondere Bedeutung zu. Verknappt lässt sich die Aussage treffen: Die Kultur macht den Unterschied. Denn sie verbindet unter Umständen auch weit über Generationengrenzen hinweg. Gleichzeitig beeinflussen neue Technologien Geschäftsmodelle nicht selten in erheblichem Maße. Die Disruption betrifft nicht nur Geschäftsmodelle und Produktivität, sondern Arbeitswerte und -kulturen ganzer Branchen ändern sich, was sowohl die Ansprache von Bewerbern und Talenten als auch die Bindung deutlich erschwert.

Seit einigen Jahren vollzieht sich ein grundlegender Wandel der Arbeitswelt. Zwar ist er an manchen Stellen vorerst konturenhaft erkennbar, doch bereits jetzt ist klar, dass dieser Transformationsprozess alle Bereiche der Gesellschaft betrifft, insbesondere aber jene der Arbeitswelt (Bube 2015, S. 382). Neben bereits bekannten Faktoren wie Fachkräftemangel und demografischem Wandel sind damit zusätzliche Faktoren entstanden, die zwar zum einen Raum für Innovationen lassen und somit Fortschritt bedeuten, um anderen aber stellt die Digitale Transformation die Arbeitswelt vor eine strukturelle Herausforderung, bei welcher der Wandel »einschneidender, umfassender, grundsätzlicher« ist (Barghop et al. 2017, S. 6) als je zuvor.

Das alles hat Auswirkungen von folgenschwerer Tragweite für Arbeitgeber aller Branchen, insbesondere aber für den deutschen Gesundheitssektor, der bisher offenbar nur schwer mit der Gesamtsituation umgehen kann, wie der Future Readiness Index von KPMG aufzeigt (KPMG 2018). Im Index werden die dynamischsten Megatrends und globalen Entwicklungen aufgezeigt: Automatisierung, Datenexplosion, abnehmende Innovationszyklen und Produkteinführungszeiten (Time to Market), zunehmende Bedrohung der Unternehmenssicherheit und demografischer Wandel. Der Gesundheitssektor sieht für sich eine andere Megatrend-Priorisierung und ist nur wenig deckungsgleich mit dem KPMG-Urteil. Aber immerhin hat der Gesundheitssektor dem demografischen Wandel in der Studie die höchste Priorität zugewiesen und somit die Wichtigkeit der Personalfrage grundsätzlich für sich erkannt.

Die Rekrutierung von Fachkräften wird in Zeiten des Fachkräftemangels und demografischen Wandels für viele Unternehmen zunehmend wichtiger – erst recht in einem dienstleistungsintensiven Bereich wie dem deutschen Gesundheitswesen, das je nach Berechnung jeden achten bis jeden sechsten Arbeitnehmer in Deutschland beschäftigt und somit eine enorme gesellschaftliche wie auch volkswirtschaftliche Bedeutung hat. Zugespitzt lässt sich für die Zukunft in vielen Branchen voraussagen: Der Erfolg von Unternehmen wird sich an qualifiziertem Personal entscheiden. Es geht aber nicht allein darum, Fachkräfte zu finden, sondern vor allem auch, sie so lang wie möglich an ein Unternehmen zu binden. Hier kommt die Bedeutung der Führung ins Spiel, denn sie hat großen, wenn nicht den größten Einfluss darauf, wie lange Mitarbeiter in einer Organisation bleiben. Glaubwürdigkeit, Kultur und Vertrauen bilden die wichtigste Basis für die Ansprache der Bewerber-Zielgruppen und ihre langfristige Bindung an eine Organisation.

Employer Branding wird in vielen Punkten missverstanden und falsch interpretiert. Dies mag unter anderem daran liegen, dass Employer Branding trotz großer »Popularität des Themas bislang keine Entsprechung in der Forschung [findet]. Hier sind noch große Anstrengungen vonnöten, damit die Praxis des Employer Brandings in Zukunft auf ein empirisch abgesichertes Fundament gestellt wird« (Kanning 2017, S. 188). Derzeit verschwimmen die genauen Abgrenzungen zwischen Employer Branding, Personalmarketing und Talent Relationship Management aufgrund dieser fehlenden wissenschaftlich-definitorischen Basis an vielen Stellen noch, wodurch Fehleinschätzungen über die Konzepte eine zum Teil breite Verwendung finden.

Organisationen, die sich auf ihre Mitarbeiter konzentrieren, Beziehungsarbeit betreiben und nicht in Kampagnenzyklen und kurzfristigem Erfolg denken, sondern mit Freude an die Aufgabe herangehen, Menschen als Kollegen in einem Arbeitskontext zusammenzubringen, in dem sie auf Gleichgesinnte treffen, werden dauerhaft erfolgreich sein. Es geht darum, Position zu beziehen und dadurch zu überzeugen. Sich nicht darauf zu verlassen, dass es andere schon richten werden, sondern selbst in Verantwortung zu gehen. Und schlussendlich die nächsten Jahre als strategischen Vorteil auszunutzen, in denen nicht viele Gesundheitsorganisationen professionelles Employer Branding betreiben und Arbeitgeber umso besser auffallen können. Die Benchmark für Qualität darf demzufolge nicht in der eigenen Branche liegen, sondern muss an anderer Stelle gesucht werden.

Das Binden und Finden von Personal darf nicht als Last angesehen werden, die sich auf wenige Schultern verteilt, sondern als Aufgabe einer gesamten Organisation, die inspirierend ist, weil sie mit Menschen zu tun hat. Und weil sie viel zurückgibt, wenn sie mit Leidenschaft und Elan angegangen wird. Viel Spaß und Erfolg beim Aufbau der Arbeitgebermarke und beim Steigern der Arbeitgeberattraktivität.

Literatur

Allihn, L. (2013): GenY. In: Künzel, H. (Hrsg.): Erfolgsfaktor Employer Branding. Berlin, Heidelberg: Springer Berlin Heidelberg (Erfolgsfaktor Serie). S. 17–33.

Ambler, T., Barrow, S. (1996): The employer brand. J Brand Manag 4 (3): 185–206. (https://doi.org/10.1057/bm.1996.42).

Athanas, C. (2017): Kultur schlägt Gehalt um Längen: Neue Studie bestätigt enorme Kraft von Cultural Fit. Human Resource-Blog. (https://blog.metahr.de/2017/09/22/kultur-schlaegt-gehalt-um-laengen-neue-studie-bestaetigt-enorme-kraft-von-cultural-fit/, Zugriff am 21.06.2020).

Athanas, C. (2018): Anforderungen an Karriere-Webseiten: Was der ultimative digitale Recruiting-Touchpoint leisten muss. meta HR Blog. (https://blog.metahr.de/2018/11/21/anforderungen-an-karriere-webseiten-was-der-ultimative-digitale-recruiting-touchpoint-leisten-muss/, zuletzt aktualisiert am 21.11.2018, Zugriff am 21.06.2020).

Ayberk, EM., Kratzer, L., Linke, LP. (2017): Weil Führung sich ändern muss. Wiesbaden: Springer Fachmedien Wiesbaden.

Badura, B., Ehresmann, C. (2017): Unternehmenskultur, Mitarbeiterbindung und Gesundheit. In: Badura, B. (Hrsg.): Arbeit und Gesundheit im 21. Jahrhundert. Mitarbeiterbindung durch Kulturentwicklung. Berlin: Springer Gabler. S. 189–209.

Barghop, D., Deekeling, E., Schweer, D. (2017): Herausforderung Disruption. Konsequenzen und Erfolgsfaktoren für die Kommunikation. In: Deekeling, E., Barghop, D. (Hrsg.): Kommunikation in der digitalen Transformation. Wiesbaden: Springer Fachmedien Wiesbaden. S. 5–19.

Baum, S. (2017): Was kann die Gesundheitswirtschaft von der Luftfahrt lernen? In: Matusiewicz, D., Muhrer-Schwaiger, M. (Hrsg.): Neuvermessung der Gesundheitswirtschaft. Wiesbaden: Springer Gabler (FOM-Edition, FOM Hochschule für Oekonomie & Management). S. 25–38.

Behrends, T., Bauer, M. (2016): Employer Branding – Kritische Würdigung eines personalwirtschaftlichen Gestaltungsansatzes, Flensburger Hefte zu Unternehmertum und Mittelstand. In: Flensburger Hefte zu Unternehmertum und Mittelstand (12).

Berthold, M. (2017): Snapchat im Employer-Branding bei Rewe. Control Manag Rev 61 (5): 78–81. (https://doi.org/10.1007/s12176-017-0057-8).

Bieling, G. (2013): Age Diversity Management. In: Stock-Homburg, R. (Hrsg.): Handbuch Strategisches Personalmanagement. 2., überarb. und erw. Aufl. Wiesbaden: Springer Gabler. S. 483–502.

Bitkom (2014): Smartphone und Internet gehören für Kinder zum Alltag. (https://www.bitkom.org/Presse/Presseinformation/Smartphone-und-Internet-gehoeren-fuer-Kinder-zum-Alltag.html, Zugriff am 21.06.2020).

Böhm, S., Jäger, W. (2016): Mobile Candidate Experience. Anforderungen an eine effiziente Bewerberansprache über mobile Karriere-Websites. HMD 53 (6): 785–801. (https://doi.org/10.1365/s40702-016-0270-5).

Böhme, E. (2017): Von Start-ups lernen – Methoden und Entwicklungsprozesse, die Jungunternehmen erfolgreich machen. In: Doleski, O. D. (Hrsg.): Herausforderung Utility 4.0. Wie sich die Energiewirtschaft im Zeitalter der Digitalisierung verändert. Wiesbaden: Springer Vieweg. S. 715–724.

Bornschein, C. (2016): Einleitung: Adapt to win! In: Summa, L. (Hrsg.): Digitale Führungsintelligenz: »Adapt to win«. Wiesbaden: Springer Fachmedien Wiesbaden. S. 1–11.

Brandstädter, M., Camphausen, M. (2019): Klinikmarketing: Integrierter Marketingmix und patientenzentrierte Ansätze statt »Halbgötter in Weiß«. In: Matusiewicz, D., Stratmann, F., Wimmer, J. (Hrsg.): Marketing im Gesundheitswesen. Einführung. Bestandsaufnahme. Entwicklungsperspektiven: Springer Gabler.

Bruch, H., Kunze, F., Böhm, S. (2010): Generationen erfolgreich führen. Konzepte und Praxiserfahrungen zum Management des demographischen Wandels. Wiesbaden: Gabler.

Bruhn, M. (2014): Integrierte Unternehmens- und Markenkommunikation. Strategische Planung und operative Umsetzung. 6., überarbeitete und erweiterte Auflage. Stuttgart: Schäffer-Poeschel Verlag.

Bruhn, M. (2016): Marketing. Grundlagen für Studium und Praxis. Wiesbaden: Springer Fachmedien Wiesbaden.

Bruhn, M., Martin, S., Schnebelen, S. (2014): Integrierte Kommunikation in der Praxis. Entwicklungsstand in deutschsprachigen Unternehmen. Wiesbaden: Springer Fachmedien Wiesbaden.

Bube, S. (2015): Onboarding im Zeitalter der Digitalisierung. In: Schwuchow K., Gutmann, J. (Hrsg.): Personalentwicklung. Themen, Trends, Best Practices 2016. 1. Aufl. Freiburg: Haufe Verlag, S. 382–400.

Buchheim, C., Weiner, M. (2014): HR-Basics für Start-ups. Wiesbaden: Springer Fachmedien Wiesbaden.

Bund, K., Heuser, UJ., Kunze, A. (2013): Generation Y: Wollen die auch arbeiten? (http://www.zeit.de/2013/11/Generation-Y-Arbeitswelt, zuletzt aktualisiert am 26.11.2015, Zugriff am 21.06.2020).

Bundesagentur für Arbeit (2018): Fachkräfteengpassanalyse. Berichte: Blickpunkt Arbeitsmarkt. (https://statistik.arbeitsagentur.de/Statistikdaten/Detail/201806/arbeitsmarktberichte/fk-engpassanalyse/fk-engpassanalyse-d-0-201806-pdf.pdf, Zugriff am 21.06.2020).

Bundesministerium für Wirtschaft und Energie (BMWi) (2018): Gesundheitswirtschaft – Fakten & Zahlen. Ergebnisse der Gesundheitswirtschaftlichen Gesamtrechnung. Hrsg. v. Bundesministerium für Wirtschaft und Energie (BMWi). BMWI. Berlin. (https://www.bmwi.de/Redaktion/DE/Publikationen/Wirtschaft/gesundheitswirtschaft-fakten-zahlen-2017.pdf, Zugriff am 21.06.2020).

Büttgen, M., Kissel, P. (2013): Der Einsatz von Social Media als Instrument des Employer Branding. In: Stock-Homburg, R. (Hrsg.): Handbuch Strategisches Personalmanagement. 2., überarb. und erw. Aufl. Wiesbaden: Springer Gabler. S. 107–124.

Camphausen, M. (2015): (You make me feel like) A natural employee. Communication Director. (http://www.communication-director.com/issues/you-make-me-feel-natural-employee#.Vnj-F79tzDs, zuletzt aktualisiert am 21.12.2015, Zugriff am 21.06.2020).

Camphausen, M. (2017): Buzzword-Bingo oder digitales Big Picture? Warum endlich geklärt werden muss, was Digitalisierung genau ist. Health&Care Management (12): 36–37.

Camphausen, M. (2018): Employer Branding: Die Arbeitgebermarke von innen nach außen aufbauen. Mitarbeiterbindung und -gewinnung durch Glaubwürdigkeit und Differenzierung. KU Gesundheitsmanagement 87 (7): 30–32.

Camphausen, M., Brandstädter, M, (2019): Employer Branding: Von der Notwendigkeit einer Arbeitgebermarke für Gesundheitseinrichtungen. In: Matusiewicz, D., Stratmann, F., Wimmer, J. (Hrsg.): Marketing im Gesundheitswesen. Einführung. Bestandsaufnahme. Entwicklungsperspektiven. Wiesbaden: Springer Gabler.

Dachrodt, G., Hennig, K-P., Kieckbusch, M., Marquardt, B. (2014): Personalmanagement als strategischer Wertschöpfungsfaktor. In: Dachrodt, H-G. (Hrsg.): Praxishandbuch Human Resources. Management - Arbeitsrecht - Betriebsverfassung. Wiesbaden: Springer Gabler. S. 1–90.

DEBA (2007): Mission und Grundsätze. Employer Branding Definition. Deutsche Employer Branding Akademie (Fassung vom 14. April 2007). (https://employerbranding.org/about/employer-branding-definition-mission-und-grundsaetze/, Zugriff am 21.06.2020).

Deekeling, E., Barghop, D. (Hrsg.) (2017): Kommunikation in der digitalen Transformation. Wiesbaden: Springer Fachmedien Wiesbaden.

Deutsche Gesellschaft für Personalführung (2011): Zwischen Anspruch und Wirklichkeit – Generation Y finden, fördern und binden. Düsseldorf (DGFP PraxisPapier 9/2011).

Deutsche Gesellschaft für Personalführung (2016): Leitfaden: Führen im digitalisierten Unternehmen. Ergebnisse aus Expertenkreisen im Rahmen eines BMWi-geförderten Forschungsprojekts. Düsseldorf: DGFP (DGFP-Praxispapiere Leitfaden, 2016, 03). (https://www.dgfp.de/fileadmin/user_upload/DGFP_e.V/Medien/Publikationen/Praxispapiere/201603_Praxispapier_Fuehren-im-digitalisierten-Unternehmen.pdf, Zugriff am 21.06.2020).

Diercks, J. (2013): Warum Personalauswahl ein beidseitiger Prozess ist: die Verbesserung der Selbstauswahl durch Self-Assessment Verfahren und Berufsorientierungsspiele. In: Diercks, J., Kupka, K. (Hrsg.): Recruitainment. Spielerische Ansätze in Personalmarketing und -auswahl. Wiesbaden: Springer Fachmedien Wiesbaden. S. 67–83.

Diercks, J. (2017a): Cultural Fit ist wichtig! Und führt natürlich NICHT automatisch zu weniger Diversity… (https://blog.recrutainment.de/2017/09/27/cultural-fit-ist-wichtig-und-fuehrt-natuerlich-nicht-automatisch-zu-weniger-diversity/, zuletzt aktualisiert am 27.09.2017, Zugriff am 21.06.2020).

Diercks, J. (2017b): Recrutainment: Unterhaltsam und effizient rekrutieren. In: Buckmann; J. (Hrsg.): Einstellungssache: Personalgewinnung mit Frechmut und Können: frische Ideen für Personalmarketing und Employer Branding. Wiesbaden: Springer Gabler. S. 247–262.

Engelhardt, J., Kliesch, B. (2017): Employer Branding muss mehr sein als »nur« eine bunte Kampagne! In: Scheinpflug, R., Stolzenberg, K. (Hrsg.): Neue Komplexität in Personalarbeit und Führung. Wiesbaden: Springer Fachmedien Wiesbaden. S. 85–106.

Ernst & Young (2017): Mittelstandsbarometer 2017. Befragungsergebnisse. (https://www.trendreport.

de/wp-content/uploads/2017/01/ey-mittelstandsbarometer-januar-2017.pdf, Zugriff am 21.06.2020).

Esch, F-R., Brunner, CB., Petri, J. (2016): Strategische Planung und Umsetzung einer Integrierten Kommunikation: Die Nachfragerperspektive. In: Manfred Bruhn, Franz-Rudolf Esch und Tobias Langner (Hrsg.): Handbuch Strategische Kommunikation. Grundlagen - innovative Ansätze – praktische Umsetzungen. 2., vollständig überarbeitete und erweiterte Auflage (Handbuchreihe der Kommunikation). S. 129–152.

Esch, F-R., Eichenauer, S. (2014): Mit Employer Branding die Arbeitgeberattraktivität steigern. In: Esch, F-R., (Hrsg.): Corporate Brand Management. Marken als Anker strategischer Führung von Unternehmen. 3., vollst. überarb. u. erw. Aufl. Wiesbaden: Springer Gabler. S. 289–312.

Esch, F-R., Petri, J., Hanisch, J., Knörle, C., Kochann, D. (2014): Führungskräfte als Markenbotschafter nutzen. In: Esch, F-R. (Hrsg.): Corporate Brand Management. Marken als Anker strategischer Führung von Unternehmen. 3., vollst. überarb. u. erw. Aufl. Wiesbaden: Springer Gabler. S. 267–287.

Fischer, M. (2010): Talent-Relationship-Management – die Beziehung macht den Unterschied. In: Ritz, A., Thom, N. (Hrsg.): Talent Management. Wiesbaden: Gabler. S. 83–95.

Flachenecker, B. (2015): Das Personal macht die Marke. Health&Care Management 6 (07–08): 36–37.

Forster, A., Erz, A., Jenewein, W. (2012): Employer Branding. In: Tomczak, T., Esch, F-R., Kernstock, J., Herrmann, A. (Hrsg.): Behavioral Branding. Wiesbaden: Gabler Verlag. S. 277–294.

Franken, S. (2016): Führen in der Arbeitswelt der Zukunft. Wiesbaden: Springer Fachmedien Wiesbaden.

Friers, M., Camphausen, M. (2016): Neun Tipps für wertebasiertes Employer Branding. pressesprecher.com. (https://www.pressesprecher.com/nachrichten/neun-tipps-fuer-wertebasiertes-employer-branding-1123489222, zuletzt aktualisiert am 13.01.2016, Zugriff am 21.06.2020).

Friers, M., Camphausen, M. (2017): Digitale Strategien bei Employer Branding im Krankenhaus. In: Stoffers, C. (Hrsg.): Krankenhausmarketing 4.0. Erfolgreich in einer digitalen Welt. Kulmbach: Mediengruppe Oberfranken – Fachverlage. S. 283–292.

Fuhr, C. (2018): Markt-Check: Gesundheitswirtschaft sieht rosige Zukunft. Ärzte Zeitung online. (https://www.aerztezeitung.de/kongresse/kongresse2018/berlin2018-hsk/article/965117/markt-check-gesundheitswirtschaft-sieht-rosige-zukunft.html, zuletzt aktualisiert am 06.06.2018, Zugriff am 21.06.2020).

Gmür, M., Martin, P., Karczinski, D. (2002): Employer Branding – Schlüsselfunktion im strategischen Personalmarketing. Personal: Zeitschrift für Human Resource Management 54 (10): 12–16.

Goldfuß, J. W. (2015): Führen in Krisen- und Umbruchzeiten. Wiesbaden: Springer Fachmedien Wiesbaden.

Gräf, L. (2017): Wie Firmen von Disruptoren lernen. changement! Magazin (7): 8–9.

Grubendorfer, C. (2012): Leadership Branding. Wiesbaden: Gabler Verlag.

Hackl, B., Wagner, M., Attmer, L., Baumann, D. (2017): New Work. Auf dem Weg zur neuen Arbeitswelt. Wiesbaden: Springer Fachmedien Wiesbaden.

Hagedorn, C. (2017): Personalmarketing: Vorhang auf für die Arbeitgebermarke. In: Prölß, J., van Loo, M, (Hrsg.): Attraktiver Arbeitgeber Krankenhaus. Employer Branding – Personalgewinnung – Mitarbeiterbindung. Berlin: Medizinisch Wissenschaftliche Verlagsgesellschaft. S. 201–214.

Halbe-Haenschke, B. (2017): Sensibilisieren: Wozu betriebliches Gesundheitsmanagement. In: Halbe-Haenschke, B., Reck-Hog, U. (Hrsg.): Die Erfolgsstrategie für Ihr BGM. Methoden und Umsetzung eines effektiven betrieblichen Gesundheitsmanagements. Wiesbaden: Springer Gabler. S. 9–16.

Hanußek, DV. (2016): Employer Branding für KMU. Wiesbaden: Springer Fachmedien Wiesbaden.

Hauer, E-M. (2016): Der Stellenwert der Führungskräftekommunikation in der Internen Unternehmenskommunikation. In: Nowak, R., Roither, M. (Hrsg.): Interne Organisationskommunikation. Theoretische Fundierungen und praktische Anwendungsfelder. Wiesbaden: Springer VS (Research). S. 109–124.

Hauser, F. (2014): Erfolgsfaktor Innovationskultur: Stärkung der Innovationskraft von Unternehmen. In: Graf, N. (Hrsg.): Innovationen im Personalmanagement. Die spannendsten Entwicklungen aus der HR-Szene und ihr Nutzen für Unternehmen. Wiesbaden: Springer Gabler. S. 33–41.

Hauser, F., Schulte-Deußen, K., Langer, D. (2016): Büro als Treiber von Arbeitgeber-Attraktivität und Mitarbeiter-Engagement. In: Klaffke, M. (Hrsg.): Arbeitsplatz der Zukunft. Gestaltungsansätze und Good-Practice-Beispiele. Wiesbaden: Springer Fachmedien Wiesbaden.

Heider-Winter, C. (2014): Employer Branding in der Sozialwirtschaft. Wiesbaden: Springer Fachmedien Wiesbaden.

Heiß, T., Camphausen, M., Werner, J. (Hrsg.) (2019): Generation Hashtag – Management-

wandel im Gesundheitswesen. Berlin: MWV Medizinisch Wissenschaftliche Verlagsgesellschaft.
Heming, J. (2017): Aufbau einer Arbeitgebermarke in Handwerksbetrieben der Baubranche. Wiesbaden: Springer Fachmedien Wiesbaden.
Herrmann, A. (2014a): Einleitung Employer Branding & Recruiting. In: Graf, N. (Hrsg.): Innovationen im Personalmanagement. Die spannendsten Entwicklungen aus der HR-Szene und ihr Nutzen für Unternehmen. Wiesbaden: Springer Gabler. S. 73–79.
Herrmann, A. (2014b): Innovationsprozesse meistern – Was Personalverantwortliche wissen müssen. In: Graf, N. (Hrsg.): Innovationen im Personalmanagement. Die spannendsten Entwicklungen aus der HR-Szene und ihr Nutzen für Unternehmen. Wiesbaden: Springer Gabler. S. 61–69.
Hesse, G., Mattmüller, R. (Hrsg.) (2015): Perspektivwechsel im Employer Branding. Wiesbaden: Springer Fachmedien Wiesbaden.
Hesse, G., Mayer, K., Rose, N., Fellinger, C. (2015): Herausforderungen für das Employer Branding und deren Kompetenzen. In: Hesse, G., Mattmüller, R. (Hrsg.): Perspektivwechsel im Employer Branding. Wiesbaden: Springer Fachmedien Wiesbaden. S. 53–104.
Holste, JH. (2012): Arbeitgeberattraktivität im demographischen Wandel. Eine Multidimensionale Betrachtung. Wiesbaden: Springer Fachmedien Wiesbaden.
Holtbrügge, D. (2015): Personalmanagement. Berlin, Heidelberg: Springer.
Homburg, C., Stock-Homburg, R. (2012): Der kundenorientierte Mitarbeiter. Bewerten, begeistern, bewegen. 2., überarb. Aufl. Wiesbaden: Springer Gabler.
Huber, T., Rauch, C. (2013): Generation Y – Das Selbstverständnis der Manager von morgen. Eine Trendstudie des Zukunftsinstituts im Auftrag von Signium International. (https://www.zukunftsinstitut.de/fileadmin/user_upload/Publikationen/Auftragsstudien/studie_generation_y_signium.pdf, Zugriff am 21.06.2020).
Immerschitt, W., Stumpf, M. (2014): Employer Branding für KMU. Wiesbaden: Springer Fachmedien Wiesbaden.
Jäckel, A. (2018): Gesundes Vertrauen in Organisationen. Wiesbaden: Springer Fachmedien Wiesbaden.
Kanning, UP. (2017): Personalmarketing, Employer Branding und Mitarbeiterbindung. Forschungsbefunde und Praxistipps aus der Personalpsychologie. Berlin, Heidelberg: Springer.
Kastner, M. (2013): Ganzheitliches Gesundheitsmanagement in Unternehmen. In: Stock-Homburg, R. (Hrsg.): Handbuch Strategisches Personalmanagement. 2., überarb. und erw. Aufl. Wiesbaden: Springer Gabler. S. 521–551.
Kay, R., Richter, M. (2010): Fachkräftemangel im Mittelstand: Was getan werden muss. Expertise im Auftrag des Arbeitskreises Mittelstand der Friedrich-Ebert-Stiftung. (http://library.fes.de/pdf-files/wiso/07079.pdf, Zugriff am 09.12.2018).
Kernstock, J., Brexendorf, TO. (2014): Die Corporate Brand in Richtung Mitarbeiter gestalten und verankern. In: Esch, F-R. (Hrsg.): Corporate Brand Management. Marken als Anker strategischer Führung von Unternehmen. 3., vollst. überarb. u. erw. Aufl. Wiesbaden: Springer Gabler. S. 243–265.
Kirchgeorg, M. (2005): Nicht Geld oder Image eines Arbeitgebers zieht High Potentials an, sondern die Aussicht auf einen spannenden Arbeitsalltag im Unternehmen. In: enable - besser wirtschaften, Beilage zur Financial Times Deutschland.
Klaffke, M. (2014): Generationen-Management. Konzepte, Instrumente, Good-Practice-Ansätze. Wiesbaden: Springer Fachmedien Wiesbaden.
Klaffke, M., Parment, A. (2011): Herausforderungen und Handlungsansätze für das Personalmanagement von Millennials. In: Klaffke, M. (Hrsg.): Personalmanagement von Millennials. Konzepte, Instrumente und Best-Practice-Ansätze. Wiesbaden: Gabler. S. 3–21.
KPMG AG (2018): Future Readiness Index 2018. (https://klardenker.kpmg.de/future-readiness-index-wegweiser-in-die-zukunft/, Zugriff am 21.06.2020).
Kriegler, WR. (2015): Praxishandbuch Employer Branding. Mit starker Marke zum attraktiven Arbeitgeber werden. 2. Aufl. Freiburg: Haufe-Lexware.
Kriegler, WR. (2017): Employer Branding: Die Arbeitgebermarke als Spiegel von Identität und Kultur. In: Prölß, J., van Loo, M. (Hrsg.): Attraktiver Arbeitgeber Krankenhaus. Employer Branding – Personalgewinnung - Mitarbeiterbindung. Berlin: Medizinisch Wissenschaftliche Verlagsgesellschaft. S. 179–200.
Kriegler, WR. (2018a): Employer Branding. Fünf Meilensteine zur Arbeitgebermarke. (https://www.humanresourcesmanager.de/news/employer-branding-fuenf-meilensteine-zur-arbeitgebermarke.html, zuletzt aktualisiert am 02.11.2018, Zugriff am 21.06.2020).
Kriegler, WR. (2018b): Praxishandbuch Employer Branding – inklusive Arbeitshilfen online. Mit starker Marke zum attraktiven Arbeitgeber werden. 3. Auflage 2018. München: Haufe Lexware; Haufe (Haufe Fachbuch, 04528).
Künzel, H. (2013b): Kundenfokus. In: Künzel, H. (Hrsg.): Erfolgsfaktor Employer Branding. Berlin, Heidelberg: Springer Berlin Heidelberg (Erfolgsfaktor Serie). S. 47–61.

Künzel, H. (Hrsg.) (2013a): Erfolgsfaktor Employer Branding. Berlin, Heidelberg: Springer Berlin Heidelberg (Erfolgsfaktor Serie).

Labonte, S., Rank, S. (2015): Authentische Botschaften statt austauschbarer Floskeln. In: *Personalwirtschaft* (6): 34–36. (https://www.personalwirtschaft.de/assets/documents/Recruiting/pwt_be_2015_06_34-36_Authentische-Botschaften.pdf, Zugriff am 21.06.2020).

Lies, J. (2018): Employer Branding. Springer Gabler Verlag (Gabler Wirtschaftslexikon). Online verfügbar unter https://wirtschaftslexikon.gabler.de/definition/employer-branding-53538/version-276620 Zugriff am 21.06.2020.

Mahlodji, A. (2014): Whatchado – Das Handbuch der Lebensgeschichten. In: Graf, N. (Hrsg.): Innovationen im Personalmanagement. Die spannendsten Entwicklungen aus der HR-Szene und ihr Nutzen für Unternehmen. Wiesbaden: Springer Gabler. S. 341–348.

Management & Krankenhaus (2013): Studie »Klinikmanagement-Fokus Personal«. Management & Krankenhaus (3): 3.

Matheisen, E. C. (2017): Buzzword Cultural Fit – Mehr als Kaffeesatzleserei? Wollmilchsau Blog. (https://wollmilchsau.de/employer-branding/cultural-fit-mehr-als-kaffeesatzleserei/, zuletzt aktualisiert am 27.09.2017, Zugriff am 21.06.2020).

Misof, G., Schwarz, M. (2017): Innovatives Brand Management. Wiesbaden: Springer Fachmedien Wiesbaden.

Muntschick, V. (2018): Megatrend Gesundheit: Was müssen Arbeitgeber leisten? Zukunftsinstitut GmbH. (https://www.zukunftsinstitut.de/artikel/health-trends/megatrend-gesundheit-was-muessen-arbeitgeber-leisten/, zuletzt aktualisiert am 30.10.2018, Zugriff am 21.06.2020).

Neller, C. (2018): Einbindung der dBGF in das Employer Branding. In: Matusiewicz, D., Kaiser, L. (Hrsg.): Digitales Betriebliches Gesundheitsmanagement. Theorie und Praxis: Springer Fachmedien Wiesbaden GmbH. S. 397–412.

Nielsen, M., Lévy-Tödter, M., Luttermann, K. (2017): Stellenanzeigen als Instrument des Employer Branding in Europa. Wiesbaden: Springer Fachmedien Wiesbaden.

Oberstebrink, M. (2017): Das Cultural-Fit-Prinzip. (https://www.springerprofessional.de/recruiting/unternehmenskultur/cultural-fit-in-unternehmen-/12105566, zuletzt aktualisiert am 20.03.2017, Zugriff am 21.06.2020).

Parment, A. (2013): Die Generation Y. Wiesbaden: Gabler Verlag.

Pelz, W. (2004): Kompetent führen. Wirksam kommunizieren, Mitarbeiter motivieren. Wiesbaden: Gabler.

Piller, F. (2016): Von Branche zu Branche. In: brand eins wissen. brand eins Thema: Innovation: 29–35. (https://www.brandeins.de/wissen/brand-eins-thema-innovation/innovation-los-lassen/von-branche-zu-branche/, Zugriff am 21.06.2020).

Priester, U. (2013): Demografiemanagement. Die Stärken der Generationen vereinigen. In: Künzel, H. (Hrsg.): Erfolgsfaktor Employer Branding. Berlin, Heidelberg: Springer (Erfolgsfaktor Serie). S. 279–290.

Rademacher, L. (2015): Integrierte Kommunikation. In: Fröhlich, R., Szyszka, P., Bentele, G. (Hrsg.): Handbuch der Public Relations. Wissenschaftliche Grundlagen und berufliches Handeln. Mit Lexikon. 3. überarbeitete und erweiterte Auflage. Wiesbaden: Springer VS. S. 739–756.

Rademacher, U., Weber, U. (2017): Zielgruppenspezifisches Mentoring für die Generation Y. In: Rademacher, U. Weber, U (Hrsg.): Mentoring im Talent Management. Win-win-Programme für Mitarbeiter und Unternehmen. Wiesbaden: Springer Fachmedien Wiesbaden. S. 73–82.

Radermacher, S. (2013): Die Herausforderungen des Employer Brandings. In: Künzel, H. (Hrsg.): Erfolgsfaktor Employer Branding. Berlin, Heidelberg: Springer (Erfolgsfaktor Serie). S. 1–16.

Rathgeber, S. (2017): Millennials in der Arbeitswelt: neue Generation, neue Spielregeln? In: Buckmann, J. (Hrsg.): Einstellungssache: Personalgewinnung mit Frechmut und Können: frische Ideen für Personalmarketing und Employer Branding. Wiesbaden: Springer Gabler, S. 113–126.

Reinberg, A., Hummel, M. (2004): Fachkräftemangel bedroht Wettbewerbsfähigkeit der deutschen Wirtschaft. Aus Politik und Zeitgeschichte: APuZ 54 (28): 3–10.

Rolke, L., Kirf, B. (Hrsg.) (2002): Der Stakeholder-Kompass. Navigationsinstrument für die Unternehmenskommunikation. Frankfurt am Main: Frankfurter Allg. Buch im F.A.Z.-Inst (Kommunikation).

Ruthus, J. (2013): Employer of Choice der Generation Y. Wiesbaden: Springer Fachmedien Wiesbaden.

Ruthus, J. (2014): Arbeitgeberattraktivität aus Sicht der Generation Y. Wiesbaden: Springer Fachmedien Wiesbaden.

Schmidt, H. J. (2008): Internal Branding. Wiesbaden: Gabler.

Schmitt, C. T., Strothmann, P., Goepel, M. (2014): Dauerhaft innovationsfähig?! Ein idealtypisches Modell transformationaler Kultur. In: Schültz, B. (Hrsg.): Innovationsorientierte Personalentwicklung. Konzepte, Methoden und Fallbeispie-

le für die Praxis. Wiesbaden: Springer Gabler (SpringerLink). S. 267–291.
Scholz, C. (2012): Generation Z: Willkommen in der Arbeitswelt. Und was andere Generationen von ihr lernen können. DER STANDARD.
Scholz, C. (2018): Eine neue Generation betritt den Arbeitsmarkt: Die Generation Z. (https://www.humanresourcesmanager.de/news/eine-neue-generation-betritt-den-arbeitsmarkt-die-generation-z.html, zuletzt aktualisiert am 27.08.2018, Zugriff am 21.06.2020).
Schrodt, F. (2017): Markenbotschafter. Mit den Zielgruppen auf Du und Du. In: Buckmann, J. (Hrsg.): Einstellungssache: Personalgewinnung mit Frechmut und Können: frische Ideen für Personalmarketing und Employer Branding. Wiesbaden: Springer Gabler. S. 99–112.
Schuett, S. (2014): Führung im demografischen Wandel. Wiesbaden: Springer Fachmedien Wiesbaden.
Schuhmacher, F., Geschwill, R. (2014): Employer Branding. Human Resources Management für die Unternehmensführung. Wiesbaden: Gabler Verlag.
Siemann, C. (2016): »Es gehört viel Mut dazu und eine gute Personalpolitik« – Interview mit Dr. Marion Friers und Martin Camphausen. Personalwirtschaft (10): 52–54.
Sponheuer, B. (2010): Employer Branding als Bestandteil einer ganzheitlichen Markenführung. Wiesbaden: Gabler.
StepStone (2017): Recruiting mit Persönlichkeit. (https://www.stepstone.de/Ueber-StepStone/wp-content/uploads/2017/09/StepStone_Recruiting-mit-Perso%CC%88nlichkeit.pdf, Zugriff am 21.06.2020).
Stock-Homburg, R. (2011): Der Zusammenhang zwischen Mitarbeiter und Kundenzufriedenheit. Direkte, indirekte und moderierende Effekte. Wiesbaden: Gabler Verlag.
Stock-Homburg, R. (2013): Zukunft der Arbeitswelt 2030 als Herausforderung des Personalmanagements. In: Stock-Homburg, R. (Hrsg.): Handbuch Strategisches Personalmanagement. 2., überarb. und erw. Aufl. Wiesbaden: Springer Gabler. S. 603–629.
Stock-Homburg, Ruth (2007): Nichts ist so konstant wie die Veränderung. Z Betriebswirtsch 77 (7-8), S. 795–861. (https://doi.org/10.1007/s11573-007-0059-7).
Stotz, W., Wedel-Klein, A. (2013): Employer Branding. Mit Strategie zum bevorzugten Arbeitgeber. 2., überarb. und erw. Aufl. München: Oldenbourg.
Strutz, H. (1993): Handbuch Personalmarketing. Wiesbaden: Gabler Verlag.

Summa, L. (2016): (Un)Bequeme Denkimpulse für Veränderung zugunsten einer digitalen Welt. In: Summa, L. (Hrsg.): Digitale Führungsintelligenz: »Adapt to win«. Wiesbaden: Springer Fachmedien Wiesbaden. S. 13–150.
Swartz, L., Huff, S., Harper, J. (2017): Getting to Know Gen Z. How The Pivotal Generation is Different from Millennials. A Barkley and FutureCast report. (http://www.millennialmarketing.com/wp-content/uploads/2016/12/FutureCast_The-Pivotal-Generation-7.pdf, Zugriff am 21.06.2020).
Ternès, A., Runge, C. (2016): Reputationsmanagement. Wiesbaden: Springer Fachmedien Wiesbaden.
Teske, B. (2017): Recruiting in der Krise. (https://www.humanresourcesmanager.de/news/recruiting-in-der-krise.html, zuletzt aktualisiert am 04.10.2017, Zugriff am 21.06.2020).
Titzrath, A. (2013): Strategische Führungskräfteentwicklung. In: Stock-Homburg, R. (Hrsg.): Handbuch Strategisches Personalmanagement. 2., überarb. und erw. Aufl. Wiesbaden: Springer Gabler. S. 265–282.
Tomczak, T., Henkel, S. (2007): Behavioral Branding – Eine Marke zum Leben erwecken. Marketing Journal 40 (5): 8–12.
Tometschek, R. (2013): Employer Branding. Innen beginnen. In: Buckmann, J. (Hrsg.): Einstellungssache: Personalgewinnung mit Frechmut und Können. Wiesbaden: Springer Fachmedien Wiesbaden, S. 77–90.
Tometschek, R., Kriwan, M. (2016): Interne Kommunikation mit dem Kompass der Marke: Internal Branding – Marke innen beginnen. In: Nowak, R., Roither, M. (Hrsg.): Interne Organisationskommunikation. Theoretische Fundierungen und praktische Anwendungsfelder. Wiesbaden: Springer VS (Research), S. 287–305.
Trost, A. (2012): Talent Relationship Management. Personalgewinnung in Zeiten des Fachkräftemangels. Berlin, Heidelberg: Springer.
Trost, A. (2013): »Employer Branding – Einführungsbeitrag«. In: Trost, A. (Hrsg.), Employer Branding: Arbeitgeber positionieren und präsentieren. 2. Aufl. Köln: Luchterhand. S. 13–75.
Trost, A. (2014): Talent Relationship Management. Competitive Recruiting Strategies in Times of Talent Shortage. Berlin, Heidelberg: Springer.
Trost, A. (Hrsg.) (2013): Employer Branding. Arbeitgeber positionieren und präsentieren. 2., neu bearb. und erw. Aufl. Köln: Luchterhand (Personalwirtschaft).
Trost, A., Quenzler, A. (2009): Talent Relationship Management als strategische Herausforderung. In: Talent, Kompetenz, Management. Stuttgart: Steinbeis-Ed, S. 383–393.

Tulgan, B. (2016): Not everyone gets a trophy. How to manage the millenials. Revised and Updated edition. Hoboken: Wiley. (http://onlinelibrary.wiley.com/book/10.1002/9781119215073, Zugriff am 13.08.2019).

Verhoeven, T. (2016a): Die Theorie der Candidate Experience. In: Verhoeven, T. (Hrsg.): Candidate Experience. Wiesbaden: Springer Fachmedien Wiesbaden. S. 7–15.

Verhoeven, T. (2016b): Onboarding als integraler Bestandteil eines systematischen Candidate Experience Managements. In: Verhoeven, T. (Hrsg.): Candidate Experience. Wiesbaden: Springer Fachmedien Wiesbaden. S. 109–120.

Walter, B. von, Kremmel, D. (Hrsg.) (2016): Employer Brand Management. Wiesbaden: Springer Fachmedien Wiesbaden.

Watzka, K. (2014): Einführung neuer Mitarbeiter. In: Watzka, K. (Hrsg.): Personalmanagement für Führungskräfte. Elf zentrale Handlungsfelder. Wiesbaden, Germany: Springer Gabler, S. 79–92.

Weinrich, K. (2014): Nachhaltigkeit im Employer Branding. Wiesbaden: Springer Fachmedien.

Wollmilchsau (2016): Cultural Fit durch Hellsehen. Wollmilchsau Blog. (https://wollmilchsau.de/employer-branding/cultural-fit-durch-hellsehen/, zuletzt aktualisiert am 09.06.2016, Zugriff am 21.06.2020).

Wollmilchsau (2018): Schlechte Candidate Experience mit weitreichenden Folgen. Wollmilchsau Blog. (https://wollmilchsau.de/karrierewebseiten/schlechte-candidate-experience-mit-weitreichenden-folgen/, zuletzt aktualisiert am 21.11.2018, Zugriff am 21.06.2020).

Zaleznik, A. (2004): Managers and Leaders: Are They Different? Harvard Business Review (1): 74–81. (https://hbr.org/2004/01/managers-and-leaders-are-they-different, Zugriff am 21.06.2020).

Zirlik, M., Wirner, G. (Hrsg.) (2015): Führung und Personalentwicklung im demografischen Wandel – erfolgreiches Changemanagement in der Alten- und Behindertenhilfe. Vorgehensweisen, Instrumente und Erfahrungen aus dem Projekt »Pedro – Personalentwicklung demografisch orientiert«.

Zukunftsinstitut (2015): Philips Gesundheitsstudie 2015. Wie Vertrauen zum Treiber einer neuen Gesundheitskultur wird. Hrsg. v. Zukunftsinstitut GmbH. (https://www.zukunftsinstitut.de/fileadmin/user_upload/Publikationen/Auftragsstudien/Zukunftsinstitut_Philips_Gesundheitsstudie_2015.pdf, zuletzt aktualisiert am 30.10.2018, Zugriff am 21.06.2020).

II   Aus der Beratung: Praktisches Handwerk

2 Ohne Gesamtstrategie keine nachhaltige Employer Brand

Martin Maas

2.1 Einleitung

AGP, EVP und UEP ... was sich anhört, wie eine Neufassung des Klassikers der Fantastischen Vier, sind mittlerweile auch bei vielen Personalern ohrwurmartige Abkürzungen, wenn es um das Thema Employer Branding geht. Der Aufbau einer Arbeitgebermarke gehört vor allem für die mittleren und großen Unternehmen über alle Branchen hinweg seit vielen Jahren zum guten Ton. Beim Blick hinter die Kulissen oder beim Durchstöbern einschlägiger Schlagzeilen wirken die zuvor so lautstark und bunt kommunizierten Arbeitgeberversprechen dann teilweise aber eher blass. Da werden schillernd klingende Themen, wie »Vertrauenskultur«, »absolute Entscheidungsfreiheit« und »ausgeprägte Fehlerkultur« recht schnell unglaubwürdig, auch wenn die Unternehmen in ihrer Arbeitgeberkommunikation weiterhin diese Attribute als Köder für zukünftige Arbeitnehmerinnen und Arbeitnehmer einsetzen. In solchen Fällen scheint das Arbeitgeberversprechen zwar auf dem Papier zu existieren, an der nachhaltigen Umsetzung scheitert es jedoch häufig.

Aus eigener Erfahrung und aus vielen Gesprächen mit Experten entsteht der Eindruck, dass manche Unternehmen Employer Branding für sich in dem Augenblick abschließen, in dem die Arbeitgeberkampagne vom Vorstand abgesegnet und alle Kommunikationsmaterialien auf das neue Kampagnenlayout umgestellt sind. Entschuldigen Sie den Ausdruck – aber das sind sprichwörtlich Perlen vor die Säue. Employer Branding hört eben nicht mit einem neuen Anstrich auf – das ist nur ein kleiner Meilenstein auf dem Weg zu einer glaubwürdigen, authentischen und vor allem nachhaltigen Arbeitgebermarke. Die interne Verankerung und das Erlebbarmachen des kommunizierten Arbeitgeberversprechens bedürfen weit mehr als einem Social Media Kommunikationsplan und sind die echten dicken Bretter, die es im Employer Branding zu durchbohren gilt.

In diesem Beitrag möchte ich Sie, so gut es in dem zur Verfügung stehenden Umfang geht, mit den wichtigsten praxisrelevanten Argumenten und Informationen ausstatten, die Sie intern in Diskussionen mit Ihrem Management gewinnbringend für sich und für eine strategische Herangehensweise und Etablierung von Employer Branding nutzen können – damit bei Ihnen eben nicht das Thema mit dem Start einer neuen Kampagne abgeschlossen ist. Wichtig hierbei ist mir, dass Sie nachvollziehen und argumentieren können, warum man eben nicht gleich mit einem Agenturpitch für einen neuen Arbeitgeberauftritt beginnen sollte und welche grundlegenden Fragen man im Vorfeld beantworten muss um die eigene Arbeitgebermarke nachhaltig anhand einer definierten Strategie zu verankern. In meinen knapp neun Jahren Employer Branding Erfahrung sind mir an verschiedenen Stellen und in verschiedenen Unternehmen ähnliche Fragen des Managements in Bezug auf Employer Branding aufgefallen – gut möglich, dass Sie selbst auch genau diese beantworten sollen oder sich diese Fragen aktuell selbst stellen. Zum besseren Verständnis ist der Beitrag nach diesen typischen Fragen gegliedert, die es im Rahmen einer strategischen Herangehensweise an das Thema Employer Branding auch zu beantworten gilt.

2.2 Was ist denn überhaupt Employer Branding?

In der Literaturlandschaft und im persönlichen Austausch werden mit dem Begriff des Employer Branding verschiedene Begriffe assoziiert. Neben der Verwendung von Marken, Arbeitgebermarke oder Image wird auch von Arbeitgeberimage bzw. Unternehmensimage gesprochen (Trost 2009, S. 14). Bereits im Jahr 1996 kam der Begriff der »Employer Brand« erstmals auf (Ambler et al. 1996) und wird seither im Deutschen als »Arbeitgebermarke« verwendet. Nach Brandmeyer et al. (2008) werden Marken häufig mit einem Mehrwertversprechen eines Herstellers oder eines Produkts in Verbindung gebracht und stellen eine Antwort auf die Konsumentenfrage dar, warum ein Produkt oder ein Hersteller im Kaufentscheidungsprozess präferiert wird (Brandmeyer et al. 2008, S. 15 ff.). Die sog. USP (Unique Selling Proposition) des Produktmarketings ist übertragbar auf die Employer Value Proposition (EVP) im Bereich der Arbeitgebermarkenbildung. Sie stellt das Arbeitgeberversprechen dar und gibt dem Bewerber Antwort auf die Frage, warum er sich genau bei diesem Arbeitgeber bewerben sollte (Trost 2009, S. 14 ff.). Nach Stotz und Wedel ist die Arbeitgebermarke daher ein essentieller Differenzierungsfaktor um Wettbewerbsvorteile auf dem Recruitingmarkt zu erlangen (Stotz und Wedel 2009, S. 18). In der Literatur finden sich zahlreiche Definitionen zum Begriff Employer Branding – häufig verwendet wird jene der Deutschen Employer Branding Akademie (DEBA):

»*Employer Branding ist die identitätsbasierte, intern wie extern wirksame Entwicklung und Positionierung eines Unternehmens als glaubwürdiger und attraktiver Arbeitgeber. Kern des Employer Brandings ist immer eine die Unternehmensmarke spezifizierende oder adaptierende Arbeitgebermarkenstrategie. Entwicklung, Umsetzung und Messung dieser Strategie zielen unmittelbar auf die nachhaltige Optimierung von Mitarbeitergewinnung, Mitarbeiterbindung, Leistungsbereitschaft und Unternehmenskultur sowie die Verbesserung des Unternehmensimages. Mittelbar steigert Employer Branding außerdem Geschäftsergebnis sowie Markenwert* (Deutsche Employer Branding Akademie 2008).«

Damit Sie diese Definition nicht auswendig lernen müssen, merken Sie sich Folgendes:

- Ziel von Employer Branding ist es, nachhaltig und glaubwürdig die Wahrnehmung Ihres Unternehmens als attraktiver Arbeitgeber bei zukünftigen und bestehenden Mitarbeitern zu stärken.
- Employer Branding bzw. die Arbeitgebermarkenbildung ist kein Projekt, sondern ein fortlaufender Prozess, den es zu gestalten, regelmäßig zu überprüfen und zu moderieren gilt und dessen Kunden interne und externe sind.
- Die Employer Brand ersetzt Ihre bestehende Unternehmensmarke nicht, sie ist ein Teil von dieser und ergänzt sie inhaltlich um die Zielgruppen »aktuelle und zukünftige Mitarbeiter«
- Eine erfolgreich entwickelte Arbeitgebermarke schafft Ihnen Wettbewerbsvorteile bei der Rekrutierung und Bindung von Mitarbeitern und wirkt sich positiv auf Ihr Geschäftsergebnis aus.

Eine gute Arbeitgeberpositionierung (EVP) zeichnet sich durch folgende Merkmale aus (**Kriegler 2012, S. 27**):

- Sie ist glaubwürdig und erfährt dadurch vom Großteil der Belegschaft hohe Akzeptanz
- Sie ist differenzierend und unterscheidet sich dadurch von der Konkurrenz bzw. anderen Arbeitgebermarken
- Sie ist zukunftsgerichtet und beinhaltet Elemente zur Veränderung, die vom Topmanagement gewünscht sind.

2.2.1 Wir können doch unsere Stellen besetzen und haben neue Bilder auf der Website – warum brauchen wir dann noch Employer Branding?

Dieses Argument zählt zu den »Evergreens« der Fragen zur Notwendigkeit von Employer Branding und sie ist auch absolut berechtigt. Jeder Manager, der über eine Investition entscheiden muss, benötigt stichhaltige Argumente. Mit ein wenig Vorbereitung können Sie diese Argumente in Form von eigenen Unternehmenszahlen auch vorlegen. Zusätzlich helfen Ihnen diese Erkenntnisse als Ausgangsbasis für eine spätere Erfolgsmessung Ihres Employer Brandings.

Time to hire

Dass Sie, laut Aussage Ihres Chefs, aktuell all Ihre Stellen besetzen, ist gut. Die Frage ist jedoch, wie lange brauchen Sie denn um eine Stelle zu besetzen – gerade Engpass- und Schlüsselstellen kommt hier eine besondere Bedeutung zu. Tauschen Sie sich hier mit Ihren Recruitern aus um evtl. eine Entwicklung der Besetzungszeiten für genau diese Stellen darstellen zu können. Ein erfolgreiches Employer Branding führt langfristig dazu, dass sich die Time to hire bei Ihren schwer zu besetzenden Stellen verringert, weil Ihre relevanten Zielgruppen Sie als attraktiven Arbeitgeber wahrnehmen. Jeder zusätzliche Tag, den eine Stelle unbesetzt ist, kostet Sie als Unternehmen direkt und indirekt Geld.

Kündigungen in der Probezeit

Stellen zu besetzen ist das Eine, Mitarbeiter zu binden das Andere. Besorgen Sie sich eine Statistik über selbst getätigte oder ausgesprochene Kündigungen in der Probezeit von neuen Mitarbeitern. Je höher die Zahl, desto mehr lässt sich vermuten, dass die erlebte Arbeitsrealität in Ihrem Unternehmen nicht mit dem Bild übereinstimmt, welches Sie nach Außen vermitteln. Employer Branding hilft Ihnen, die versprochene Realität mit der wahrgenommenen Realität auf lange Sicht zu synchronisieren und führt zu weniger Kündigungen in der Probezeit. Zudem sind Kündigungen in der Probezeit sehr kostspielig für Sie als Unternehmen und fördern die Wahrnehmung von Hurman Ressource (HR) aus Sicht der Fachbereiche nicht wirklich.

Krankheitstage

Gegen ernsthafte Erkrankungen und die jährliche Grippewelle kann Employer Branding in der Tat auch nicht viel ausrichten – wohl aber gegen die Anzahl der Fehltage aufgrund von geringer Motivation. Laut Studien entstehen Arbeitgebern in Deutschland jährlich Schäden in Höhe von 1,4 Milliarden Euro durch über zwei Millionen »Blaumacher« (FAZ 2015). Betrachten Sie, wie sich die Krankheitstage in Ihrem Unternehmen in den letzten Jahren entwickelt haben. Ein erfolgreiches Employer Branding wird auch diese Kennzahl langfristig senken und dem Unternehmen dadurch Kosten sparen.

Mitarbeiterzufriedenheit

Zufriedene Mitarbeiter sind wichtig für den Erfolg Ihres Unternehmens. Wie entwickelt sich die Mitarbeiterzufriedenheit in Ihrem Unternehmen in den letzten Jahren in Summe und mit Blick auf Ihre Engpass- und Schlüsselfunktionen? Falls Sie hier bisher noch keine Daten haben, planen Sie eine Messung vor dem Start mit Employer Branding als Referenzwert. Fest steht: Erfolgreiches Employer Branding steigert nachhaltig die Zufriedenheit Ihrer Mitarbeiter.

Externe Wahrnehmung

Neben der internen Wahrnehmung zählt auch Ihr Bild als Arbeitgeber bei Ihren relevanten externen Zielgruppen. Zugegeben ist es im Dschungel der Arbeitgebersiegel nicht ganz einfach zu wissen, welchem Anbieter man seinen Glauben schenken darf. Falls Sie jedoch bereits Studien von Trendence oder Universum einkaufen, haben Sie solide Ergebnisse, aus denen Sie einen Eindruck über die wahrgenommene Attraktivität Ihres Unternehmens als Arbeitgeber gewinnen können. Berücksichtigen Sie hier jedoch, dass Unternehmen, deren Produktmarke keinen guten Ruf haben, ebenso wie Unternehmen in als unattraktiv wahrgenommenen Branchen, auch eine eher schlechte Arbeitgeberattraktivität zugeschrieben bekommen. Trotzdem lohnt sich ein Vergleich mit Ihren direkten Branchenwettbewerbern.

Wettbewerb

Zugegeben, diese Kategorie fällt nicht unter die Kennzahlen. Eine kleine Wettbewerbsanalyse um das Thema Employer Branding im eigenen Unternehmen etwas zu unterstützen, hilft dennoch. Was machen Ihre Wettbewerber (Branchen- und Recruitingwettbewerber) im Bereich Employer Branding? Wie aktiv kommunizieren sie extern als Arbeitgeber? Kennen Sie vielleicht Personen, die bei Wettbewerbern arbeiten und Ihnen etwas über Arbeitgeberaktivitäten dort berichten können? Können Sie sich es leisten, nicht aktiv zu werden, wenn Wettbewerber im Thema Employer Branding bereits voll durchstarten?

Auch das zweite Argument, mit einer aus Sicht des Managements »attraktiven Website«, ist nicht selten. Aktuelle, ansprechende Bilder auf der Website zu haben, ist wichtig – es ist aber noch lange kein Employer Branding. Employer Branding ist weder ein Projekt, noch eine einzelne Aktion – Employer Branding folgt einem Prozess, dessen spürbare Etablierung innerhalb und außerhalb Ihres Unternehmens zwischen drei und fünf Jahren dauert. Spürbar ist Ihre Arbeitgebermarke dann, »wenn die relevanten Bezugsgruppen ein überwiegend einheitliches und unterscheidbares Vorstellungsbild« von Ihnen als Arbeitgeber haben (Kriegler 2012, S. 27).

> **Merkzettel Gesamtstrategie:**
>
> 1. Die Analyse von einzelnen Kennzahlen unterstützt Sie in der internen Argumentation und ist für die langfristige Erfolgsmessung wichtig.
> 2. Employer Branding ist kein Projekt, sondern ein Prozess, der intern und extern nach drei bis fünf Jahren spürbar wird.

2.2.2 Können die Kollegen aus dem Marketing das nicht machen?

Wer ist überhaupt für die Entwicklung und Etablierung einer Arbeitgebermarke im Unternehmen verantwortlich? Darüber lässt sich je nach Standpunkt ausgiebig diskutieren. So suggeriert das Wort »Branding« doch erstmal keine unmittelbare Nähe zum Personalbereich – schließlich ist Branding ja quasi Marketing – und fürs Marketing haben viele Unternehmen ja bereits einen eigenen Bereich. Damit wäre das ja eigentlich geregelt. Richtig ist, dass Employer Branding, oder besser gesagt, das daraus folgende Personalmarketing im Grunde überwiegend Mechaniken aus dem »echten« Marketing nutzt – daher wäre es theoretisch auch nicht falsch, das operative Personalmarketing zu gegebenem Zeitpunkt durch den Marketingbereich ausführen zu lassen – je nach vorhandenen Ressourcen und der Qualität der Zusammenarbeit zwischen HR und Marketing. Alles andere ist jedoch Aufgabe des Personalbereichs. Da Employer Branding eben nicht mit dem Schalten von bunten Anzeigen endet, sondern seine Hauptaufgabe in der internen Weiterentwicklung der Organisation in Richtung des abgegebenen Arbeitgeberversprechens (EVP) besteht, braucht es hier ein grundlegendes Verständnis von HR-Prozessen und der HR Organisation.

Bevor Sie mit Ihrem EVP-Prozess starten, sollten Sie die politische Situation innerhalb Ihres Unternehmens genau anschauen und sich folgende Fragen stellen:

Wie ist das Verhältnis zwischen HR und Marketing?

Wenn Sie seit vielen Jahren erfolgreich zusammenarbeiten ist das schon eine gute Grundvoraussetzung – denn auch wenn das Thema Employer Branding bei Ihnen im HR Bereich liegt, sind Sie im EVP Projekt und später im operativen Employer Branding auf eine gute Zusammenarbeit mit den Markenkollegen angewiesen, denn hier liegen oftmals die Entscheidungsspielräume für Ihren späteren visuellen Auftritt der Arbeitgebermarke. Sollte das Verhältnis aktuell eher neutral und wenig auf Augenhöhe sein, empfiehlt es sich, etwas Vorarbeit zu leisten um spätere Revierkämpfe zu verhindern und aufkommende Ängste in Bezug auf Kompetenzverlagerungen (HR will Marketing machen) zu nehmen. Skizzieren Sie hier ganz klar, wo welche Verantwortung in dem Thema liegt und dass Sie nicht vorhaben, die Unternehmensmarke infrage zu stellen oder visuelle Alleingänge betreiben wollen – das ist nach wie vor die Hoheit Ihres Marketingbereichs und das möchten sie auch so hören.

Wer im HR hat die Zeit und Kompetenz, sich Employer Branding zu widmen?

Vielleicht haben Sie in den oberen Zeilen bereits den Gedanken gehabt, dass die Person, die für Ihr Unternehmen Employer Branding etablieren soll, gar nicht so leicht zu finden sein wird. Wen Sie brauchen, ist eine Art eierlegende Wollmilchsau. Die Person sollte im Idealfall folgende Eigenschaften besitzen um dieses Thema initial in Ihrem Unternehmen aufbauen und etablieren zu können:

- Erfahrung im Projektmanagement
- Kenntnisse einer HR Organisation und der HR Prozesse
- Strategisches Denken
- Kenntnisse und Fähigkeiten im Bereich Marketing
- Hohe digitale Affinität und Kompetenz
- Verkaufstalent und hohe Überzeugungskraft
- Hohe Kompetenz im Bereich Kommunikation
- Gutes Netzwerk im eigenen Unternehmen wünschenswert
- Kreativität
- Grundlegendes Zahlenverständnis

Das sieht auf den ersten Blick nicht nach dem Standardprofil aus, das Sie in Ihrem HR Bereich finden, oder? Ist es auch nicht. Die gute Nachricht ist – es gibt keine Person, die mit einem Employer Branding Abschluss von der Uni kommt. Der Großteil der Employer Branding Mitarbeiter, die ich aus bestimmt über 100 Unternehmen kenne, haben völlig andere Hintergründe: Soziale Arbeit, Physik, Mathematik, BWL, Marketing, Kommunikationswissenschaften, Politikwissenschaften – das sind Abschlüsse von Employer Branding Kolleginnen und Kollegen aus ganz Deutschland, die mir spontan einfallen. Was alle gemeinsam haben ist jedoch eine hohe Affinität für HR, für das Vorantreiben und Umsetzen von Themen, für kreatives Ausprobieren und für digitale Themen. Solch eine Person finden Sie bestimmt auch bei sich im Unternehmen. Mittlerweile haben sich auch verschiedene Employer Branding Manager Zertifikatslehrgänge etabliert, bspw. von der DEBA, in denen Sie sich die theoretischen Grundlagen zu Employer Branding auch aneignen können.

Ich würde aus eigener Erfahrung davon abraten, das Thema einer Person einfach on Top zu ihren bisherigen Aufgaben dazu zu geben. Gerade wenn Sie das Thema von Grund auf neu im Unternehmen aufbauen möchten, braucht das Kapazitäten, bei denen es mit 10 oder 20 % oft nicht getan ist.

Ich bekomme keine Ressourcen für das Thema – was nun?

Die Suche nach Verbündeten ist sehr wichtig, wenn Sie merken, dass es herausfordernd wird, ausreichende Ressourcen für Employer Branding zu erhalten. Überlegen Sie hier, wem es in Ihrem Unternehmen helfen würde, wenn Sie Employer Branding etablieren. Als Erstes fallen einem hier die Fachbereiche/Abteilungen ein, die aktuell und in hoher Wahrscheinlichkeit auch in Zukunft Schwierigkeiten bei der Rekrutierung von Engpass- und Schlüsselstellen haben werden. Gewinnen Sie die Verantwortlichen dieser Bereiche als politische Unterstützer und Fürsprecher, indem Sie aufzeigen, wie hoch der zukünftige Bedarf an diesen Zielgruppen im Unternehmen ist, wie hoch/niedrig das Angebot am Arbeitsmarkt an diesen Personen ist und was das für die wirtschaftlichen Ziele Ihres Unternehmens bedeuten kann, wenn Sie hier als Arbeitgeber nicht tätig werden, indem Sie sich nachhaltig bei diesen Zielgruppen attraktiv positionieren.

In meiner Dozententätigkeit halte ich Vorlesungen zu Employer Branding im Studiengang »Gesundheitsökonomie« und komme dadurch auch in Kontakt mit Gesundheitseinrichtungen verschiedener Größen. Hier sehe ich häufig, dass in kleineren Einrichtungen recht schnell entschieden wird, das Thema Employer Branding gar nicht erst zu beginnen, da es keine freien Stellen dafür im Unternehmen gäbe. Wenn Sie sich hier wiederfinden und einem größeren Träger angehören, empfehle ich Ihnen, genau dort mal nachzufragen, was man bereits als Träger zum Thema Employer Branding macht. Sie werden staunen, was es da oftmals gibt, was bis zu Ihnen als kleine Einrichtung bis dato gar nicht durchgesickert ist. Gibt es hier vielleicht Experten, die Sie Projektweise unterstützen können oder die Ihnen Daten und Instrumente zur Verfügung stellen können, die sie in Ihrem Prozess unterstützen? Eine weitere Überlegung, die ich an dieser Stelle immer mitgebe, ist die Vernetzung mit anderen Einrichtungen Ihres Trägers. Auch dort hat man wahrscheinlich ähnliche Diskussionen um Ressourcen für das Thema Employer Branding und könnte sich gemeinsam mit Ihnen eine (Projekt-)Stelle finanzieren. Das sind an dieser Stelle alles nur Vermutungen, da ich genau Ihre Situation nicht kenne – fest steht nur, dass Sie nach solchen Optionen Ausschau halten müssen, wenn die Gefahr besteht, dass Sie mit Employer Branding gar nicht starten können, weil es niemanden gibt, der es macht.

> **Merkzettel für Gesamtstrategie:**
>
> 1. Employer Branding sollte aus HR heraus betrieben und gesteuert werden.
> 2. Gewinnen Sie die Markenverantwortlichen für Employer Branding und sorgen Sie dafür, dass es auch verstanden wird.
> 3. Überlegen Sie sich, wer das Thema Employer Branding bei Ihnen aufbauen kann und geben Sie der Person entsprechend Ressourcen.

2.2.3 Ok, dann machen wir die EVP, danach ist aber auch wieder gut mit Employer Branding, oder?

Wenn Sie bei dieser Frage bereits angelangt sind, dann können Sie sich schon mal gratulieren. Es scheint, als hätten Sie einen Weg gefunden um Ressourcen für Employer Branding genehmigt zu bekommen und auch die Suche nach einer geeigneten Person ist Ihnen geglückt. So langsam macht es Sinn, dass Sie sich für sich selbst und für Ihr Management einen groben Zeitplan zurechtlegen um die ersten Schritte Ihrer Employer Branding Maßnahmen aufzuzeigen – hierfür können Sie den folgenden Employer Branding Kreislauf zur Hand nehmen (▶ Abb. 2.1), auf den ich hier im Detail jedoch nicht eingehen kann.

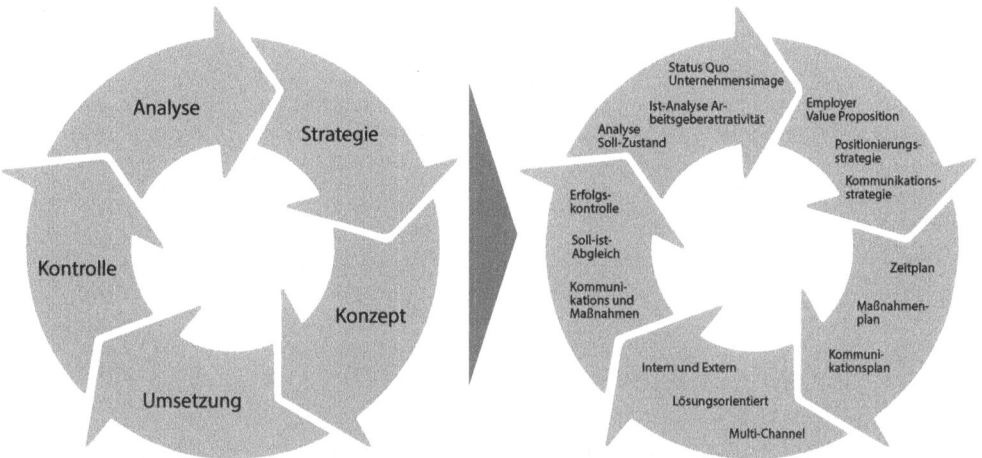

Abb. 2.1: Der Employer Branding Wertschöpfungskreislauf (© Gero Hesse)

In Bezug auf die Management-Frage, ob denn mit der Entwicklung und kreativen Umsetzung der EVP das Thema abgehakt werden könne, dürfen Sie mit einem klaren »Nein« antworten. Wie Sie bereits wissen, ist das nicht das Ende, sondern eher der Anfang Ihrer Arbeitgebermarkenbildung. Mit einer sauber entwickelten und umgesetzten EVP haben Sie den Grundstein für alle weiteren Maßnahmen gelegt, mit denen Sie als Unternehmen dafür sorgen müssen, Ihr Arbeitgeberversprechen durchgängig umzusetzen und für Ihre Zilgruppen erlebbar zu machen. Was würde passieren, wenn Sie Employer Branding mit dem Zeitpunkt Ihres neuen Arbeitgeberauftritts für beendet erklären würden?

Eine Möglichkeit wäre, dass Sie sich zunächst über eine Steigerung Ihrer Bewerbungseingänge freuen könnten, da Ihr neuer Arbeitgeberauftritt mit der Zeit von Ihren ausgewählten Zielgruppen als attraktiv beurteilt wird. Im nächsten Schritt würden wahrscheinlich genau diese neuen Bewerber/Mitarbeiter nach kürzester Zeit wieder Ihr Unternehmen verlassen, da sie nicht die Arbeitswelt und Kultur in Ihrem Unternehmen wiederfinden, die ihnen in der neuen Kampagne versprochen wurde. Das bedeutet für Sie als Unternehmen: Sehr hohe Kosten durch frühe Fluktuation, ein unglaubwürdiges Bild als Arbeitgeber auf dem Arbeitsmarkt und evtl. ein paar negative Kommentare auf einschlägigen Arbeitgeberbewertungsportalen. Dies können und sollten Sie dringend vermeiden.

Legen Sie in Ihrer Projektplanung daher ein hohes Augenmerk mit entsprechend zeitlichen und finanziellen Ressourcen auf die interne Verankerung Ihres Arbeitgeberversprechens. Bewährt haben sich hierfür rechtzeitige Workshops mit Kolleginnen und Kollegen aus verschiedenen Bereichen, wie bspw. der Unternehmensentwicklung, Personalentwicklung und weiteren relevanten Stakeholdern aus HR. Ziel dieser Workshops sollte es sein, Ihr entwickeltes Arbeitgeberversprechen in inhaltliche Einzelteile zu zerlegen und mit der aktuellen Wahrheit im Unternehmen abzugleichen. Eine professionell entwickelte EVP muss immer einen Großteil erlebbare und von den Mitarbeitern nachempfundene Wahrheit enthalten. Zusätzlich werden zur Unterstützung des Wandels in Unternehmen aber auch Inhalte mit einer Soll-Perspektive – die demnach von aktuellen Mitarbeitern, dem Management und Ihrer relevanten externen Zielgruppe zukünftig gewollt sind – heute aber in Ihrem Unternehmen noch nicht flächendeckend erlebbar sind, in die ausformulierte Arbeitgeberpositionierung aufgenommen. Genau diese Elemente der Soll-Perspektive sind Ihre Baustellen für die nächsten Jahre und tragen einen wesentlichen Teil zur Kultur- und Identitätsentwicklung Ihres Unternehmens bei. Gemeinsam gilt es zu entscheiden, welche dieser Baustellen Priorität für Sie hat und ein Vorgehen zu definieren um sukzessive die Lücke zwischen Versprechen und tatsächlicher Erlebbarkeit zu schließen.

Employer Branding intern verankern

Wie bereits erwähnt, benötigen Sie für nachhaltiges Employer Branding ausreichend Ressourcen, sowie das politische Commitment um Ihr entwickeltes Arbeitgeberversprechen auch nachhaltig nach innen zu verankern.

Im Wesentlichen stehen Ihnen hierfür vier Handlungsfelder zur Verfügung, deren Hebelwirkung so groß ist, dass Sie damit nachhaltig Ihr Arbeitgeberversprechen intern erlebbar machen können:

- Führung
- Gestaltung der Arbeitswelt
- HR Management
- Interne Kommunikation

Diese Handlungsfelder gilt es in seine inhaltlichen und prozessualen Einzelteile zu zerlegen. Prüfen Sie, inwiefern die heutige Ausgestaltung und das Erleben dieser Aspekte mit Ihrem neuen Arbeitgeberversprechen übereinstimmt (Kriegler 2012, S. 222 ff.).

Am Beispiel Ihrer HR Prozesse sollten Sie sich die Frage stellen, ob bspw. Ihre Prozesse in den Themen Onboarding, Bewerbungsprozess, Mitarbeiterbeurteilung, Vergütung, Personalentwicklung etc. Ihre neue EVP wiederspiegeln. Wenn Ihre neue Arbeitgeberpositionierung z. B. aussagt, dass Sie als Arbeitgeber für absoluten Entscheidungsspielraum und Einfachheit stehen, sollten Sie Ihre Prozesse genau darauf überprüfen. Wie einfach ist es, sich bei Ihnen zu bewerben? Kann ich evtl. selbst als Bewerber wählen, wann, wo und über welchen Kanal das Erstgespräch führen kann?

Führen Sie diesen Abgleich in allen genannten Handlungsfeldern durch und entwickeln Sie eine Roadmap mit kurzfristig, mittelfristig und langfristig zu erreichenden Veränderungen in Richtung des neuen Arbeitgeberversprechens. Kurzfristig können bspw. der gesamte Bewerbungs- und Onboardingprozess angepasst werden – langfristiger und aufwändiger sind hingegen die Themen Führungskultur oder Neugestaltung des Arbeitsumfelds.

Sie sehen, bei der internen Verankerung gibt es durchaus »dicke Bretter«, die es zu durchbohren gilt. Planen Sie also dafür von Beginn an Ressourcen ein um diese Verankerung nach innen zu gewährleisten. Falls die expliziten Employer Branding Ressourcen, die Ihnen zugeschrieben werden, dafür nicht reichen, probieren Sie die Kolleginnen und Kollegen aus Personal- und Unternehmensentwicklung, Recruiting, HR Services und Kommunikation als Mitstreiter und Unterstützer für die Umsetzung von Prozessanpassungen der genannten Handlungsfelder zu gewinnen.

> **Merkzettel für Gesamtstrategie:**
>
> 1. Employer Branding hört nicht mit der entwickelten EVP auf, sondern beginnt dort erst.
> 2. Planen Sie von Beginn an Ressourcen für die Verankerung und Etablierung Ihrer Arbeitgebermarke ein.
> 3. Internes Erlebbarmachen des Arbeitgeberversprechens bedeutet auch, Bereitschaft zur Veränderung in Bezug auf Prozesse, Kultur, Arbeitswelt etc.

2.2.4 Was soll uns das Ganze denn kosten?

Diese Frage ist wichtig und muss zwangsläufig gestellt werden, bevor man aktiv wird. Umso weniger zufriedenstellend wird die Antwort sein, die es hierauf gibt: »Es kommt darauf an.«

Klar ist, dass ein Unternehmen mit 100.000 Mitarbeitern, 1.000 ausgeschriebenen Stellen pro Jahr und 20 internationalen Standorten wohl mehr als nur eine Vollzeitstelle für Employer Branding besetzen wird. Hingegen wird ein kleineres Unternehmen zu Beginn wohl nicht mehr als eine 50 % Stelle für dieses Thema zur Verfügung stellen. Neben den Ressourcen für den/die hauptverantwortlichen Employer Brand Manager, gilt es auch die Personalressourcen für die Projektphase der EVP Entwicklung, Umsetzung und Implementierung intern zu berücksichtigen und transparent zu machen.

Generell gibt es jedoch allgemeine Kostenblöcke, die es neben den eigens dafür eingestellten und miteigebundenen Mitarbeitern sowie den daraus resultierenden Personalkosten zu kalkulieren gilt:

Agenturkosten

Ja, man kann eine Arbeitgebermarke auch komplett inhouse erstellen. Dafür müssen jedoch viele Rahmenbedingungen stimmen. Wenn Sie ausreichend interne Personalressourcen mit langjähriger Erfahrung im Bereich EVP Entwicklung, Markenführung etc. haben, eine Marketingabteilung besitzen, die aus Ihrer EVP ein zielgruppengenaues und differenzierendes Kreativkonzept erstellen kann und dieses auf all Ihre HR Kommunikationsmedien (bspw. Website, Stellenanzeigen etc.) anwenden kann, ist das sicherlich vorteilhaft. Oftmals ist dies aber nicht der Fall. Holen Sie sich daher eine Agentur an Board, die neben einem tiefen fachlichen Verständnis für Employer Branding auch kreativ gut aufgestellt ist. Wie so oft sind die Preisspannen der Agenturen sehr breit. Für einen reinen Prozess der EVP Erstellung, d. h. ohne Kreativkonzept und Umsetzung können die Preise zwischen 10.000 und 200.000 EUR liegen.

Kommunikationskosten

Wenn die EVP inhaltlich erarbeitet wurde, sollte diese mithilfe eines Kreativkonzepts natürlich noch zielgruppengerecht kommuniziert werden und Wirkung entfalten. Auch hier sind die Kosten immer vom eigenen Anspruch/Umfang und den internen Ressourcen abhängig. Es gilt bspw. die Arbeitgeberwebsite zu überarbeiten, zielgruppengerechte Inhalte, wie bspw. Videos, Blogbeiträge, Social Media Kampagnen zu erstellen und wirksam zu kommunizieren. Nach oben sind den Kosten dabei keine Grenzen gesetzt. Überlegen Sie daher genau, was Sie wirklich brauchen um mit Ihrer späteren Kampagne intern und extern zu starten und von Ihrer Zielgruppe wahrgenommen zu werden. Wenn Sie nur lokal Wirkung erzielen möchten, ist das meistens günstiger, als wenn Sie für ein Unternehmen global aktiv werden müssen. Eine professionelle und vertrauenswürdige Agentur

KAPAZITÄTSEINSATZ DER INTERNEN STAKEHOLDER

bei einem *nationalen* Employer Branding Prozess

	Phase 1 Analyse und Strategie Binnen- und Umfeldanalyse sowie Entwicklung der Positionierungsstrategie und Definition der Arbeitgeberpositionierung ca. 6 Monate	Phase 2 Implementierung Implementierung der Arbeitgeberpositionierung in den externen Auftritt, die Recruitingprozesse sowie die internen HR-Prozesse (Talent Management, Kompetenzmanagement, Personalentwicklung, Führung usw.) ca. 12 Monate	Phase 3 Employer Brand Management Kontinuierliches Management und Controlling sowie Justierung der für Employer Branding relevanten Prozesse fortlaufend
Gesamt Projektleiter/in	25 - 50 %	40 - 60 %	20 - 40 %
Projektassistent/in	15 - 25 %	20 - 40 %	10 - 20 %
Mitglieder des Steuerungsausschusses	5 % (1 Tag / Monat)	3 - 6 %	1 - 2 %
Mitglieder des Soundingboards	2 - 4 %	2 - 4 %	< 1 %

© DEBA GmbH, 2016

Abb. 2.2: Kapazitätseinsatz der internen Stakeholder (© DEBA GmbH, 2016).

sollte Ihnen hier ein auf Ihr Unternehmen und Ihre Ansprüche zugeschnittenes Gesamtpaket anbieten können.

Tauschen Sie sich mit Unternehmen aus der gleichen Branche und mit ähnlicher Größe über deren Kostensituation für Employer Branding aus um intern eine ungefähre Hausnummer als Antwort auf die Kostenfrage bieten zu können.

Nutzen Sie bei der Beantwortung der Frage nach den Kosten für Employer Branding aber auch die Gelegenheit, um über Kosteneinsparungen einer erfolgreichen Arbeitgebermarke sprechen zu können und zwar unter anderem aufgrund folgender Wirkungsmechanismen, die sich in den Bereichen, Recruiting, Mitarbeiterbindung, Unternehmenskultur und Leistung bemerkbar machen.

Attraktivität für relevante, externe Zielgruppen

Erfolgreiches Employer Branding erhöht die Attraktivität Ihres Unternehmens bei Ihrer relevanten Zielgruppe in Bezug auf die Arbeitgeberwahl. Dies führt langfristig zu Einsparungen im Recruiting (Cost per hire) aufgrund einer geringeren Time to hire, welche sich bspw. durch niedrigere Fehlbesetzungsquoten und höhere Bewerberpassung beobachten lässt.

Höhere Identifikation mit dem Unternehmen

Wer Employer Branding konsequent intern umsetzt, spürt das auch positiv bei den Kosten. Eine gesteigerte Identifikation der Mitarbeiter mit Ihrem Unternehmen sorgt bspw. für eine höhere Betriebszugehörigkeit von Experten/Spezialisten, eine höhere Mitarbeiterzufriedenheit, einem veringerten Krankenstand und einer generellen Senkung der unterwünschten Fluktuation (Kriegler 2012, S. 356 ff.). Allein die Senkung der Fluktuation bei Ihren Leistungsträgern um wenige Fälle pro Jahr, macht sich kostenseitig bemerkbar. Fluktuationsmodelle beziffern die Kosten einer Fluktuation für ein Unternehmen auf das bis zu zweieinhalbfache des Jahresgehalts der ausgeschiedenen Person (Nink 2014, S. 38). Hierbei sind neben den direkten Kosten auch Opportunitätskosten sowie Kosten, die aufgrund der geringeren Leistung in den letzten Monaten des alten Mitarbeiters oder die zu Beginn des neuen Mitarbeiters durch Einarbeitung entstehen, enthalten.

Natürlich kostet die Entwicklung, Etablierung und Pflege einer Arbeitgebermarke Geld. Und leider sehen viele HR Verantwortliche beim Employer Branding im Vergleich zum Produktmarketing nicht auf den ersten Blick den langfristigen Nutzen, der sich auch monetär niederschlägt. Umso wichtiger ist es, dass Sie die genannten Einsparungspotenziale in Ihren internen Diskussionen berücksichtigen.

> **Merkzettel für Gesamtstrategie:**
>
> 1. Erstellen Sie eine grobe Kostenrechnung für Ihr Employer Branding.
> 2. Überlegen Sie, ob es für Sie sinnvoll ist, eine professionelle Agentur zur Begleitung des Prozesses zu engagieren.
> 3. Zeigen Sie Einsparpotenziale einer erfolgreichen Arbeitgebermarke auf.

2.3 Fazit

Employer Branding ist nichts, was man mal eben nebenbei betreibt und ist nicht mit dem Ausrollen einer Kreativkampagne und einer neuen Arbeitgeberwebsite erledigt. Wer die wirklichen Potenziale nutzen möchte, die einem diese Disziplin zur Verfügung stellt, braucht die richtigen Mitarbeiter, die dieses Thema mit angemessenen Zeit- und Geldressourcen umsetzen können. Zusätzlich benötigt Employer Branding die interne Rückendeckung der Unternehmensführung um Veränderungsbedarfe, die in der Analysephase der EVP Entwicklung auftauchen, spätern auch aktiv angehen zu können. Nur wer sich zu Beginn um grundlegende, strategische Fragen kümmert, die im Laufe der Etablierung des Employer Branding im eigenen Unternehmen zu beantworten sind, wird seine Arbeitgebermarke nachhaltig intern und extern erlebbar machen. Natürlich kostet die Entwicklung und Pflege einer Arbeitgebermarke Zeit und Geld – leiten Sie die internen Diskussionen über die Kosten aber in Richtung der Einsparpotenziale eines erfolgreichen Employer Branding sowie der finanziellen Risiken, die entstehen können, wenn Sie in den nächsten Jahren nicht mehr die besten Profile für Ihre wichtigsten Stellen bekommen. Letztlich haben Sie bereits heute ein Arbeitgeberimage, auch wenn Sie evtl. noch keine offizielle Abteilung haben, die sich darum kümmert. Sie werden täglich von Mitarbeitern und Bewerbern direkt und indirekt bewertet – Sie haben es nun in der Hand, wie diese Bewertungen ausfallen und ob sich aus dem Arbeitgeberimage eine Arbeitgebermarke entwickelt, bei der Sie den Inhalt bestimmen.

Ich hoffe, Sie konnten in diesem Beitrag wertvolle Informationen und Denkanstöße für sich mitnehmen, mit denen Sie Employer Branding in Ihrem Unternehmen strategisch gut starten können. Für Ihren Weg wünsche ich Ihnen alles Gute.

Literatur

Brandmeyer, K. et al. (2008): Marken stark machen. Techniken der Markenführung. Weinheim: Wiley-VCH.

Deutsche Employer Branding Akademie (2008): DEBA. [Online] 05. August 2008. [Zitat vom: 09. September 2012.] (http://www.employerbranding.org/downloads/publikationen/DEBA_EB_Definition_Praeambel.pdf, Zugriff am 14.08.2019).

FAZ (2015): Krankmeldungen – Zwei Millionen machen blau. (http://www.faz.net/aktuell/berufchance/recht-und-gehalt/zwei-millionen-deutsche-machen-blau-13413615.html, Zugriff am 14.08.2019).

Kriegler, W-R. (2012): Praxishandbuch Employer Branding – Mit starker Marke zum attraktiven Arbeitgeber werden. Freiburg: Haufe-Lexware GmbH.

Nink, M. (2014): Engagement Index – Die neuesten Daten und Erkenntnisse aus 13 Jahren Gallup-Studie. München: Redline Verlag.

Stotz, W., Wedel, A. (2009): Employer Branding – Mit Strategie zum bevorzugten Arbeitgeber. München: Oldenbourg Wissenschaftsverlag.

Trost, A. (2009): Employer Branding. Employer Branding – Arbeitgeber positionieren und präsentieren. Köln: Wolters Kluwer Deutschland GmbH, Bd. Personalwirtschaft.

3 Wie viel Employer Branding steckt im deutschen Gesundheitswesen?

Simon Zicholl, Annika Bollen

3.1 Einleitung: »Ein bisschen Employer Branding, bitte!«

Hand aufs Herz: Könnten Sie Employer Branding, Personalmarketing und Recruiting trennscharf voneinander abgrenzen? Falls nicht, keine Sorge. Das fällt so manchem HRler und HR-Dienstleister auch nicht leicht. Denn der zu den Begrifflichkeiten aktuell weit gewählte Interpretationsspielraum ist beeindruckend.

Auf einmal ist alles Employer Branding und auf einmal macht jeder Employer Branding. Und doch verpufft das Employer Branding vieler Unternehmen schnell zu einer Wolke rein werblicher Botschaften inklusive Versprechungen, die sich wiederkehrend bei Arbeitgebern diverser Branchen lesen lassen. Synonym gebraucht wird Employer Branding hier zugleich zum Personalmarketing und dient – sofern es nicht gar selbst per Definition dazu wird – dem Recruiting. Das Chaos wirkt perfekt. Aber ist das wirklich so? Wie stellt sich die Situation tatsächlich dar? Und inwiefern ist Employer Branding bei Unternehmen aus dem deutschen Gesundheitswesen angekommen?

»Ein bisschen Employer Branding, bitte – um die Außenwirkung zu polieren. Wir müssen dringend Fach- und Führungskräfte auf uns aufmerksam machen.« Natürlich ist diese Bitte deutlich überspitzt formuliert und glücklicherweise in der Realität in dieser Art nicht geäußert worden. Dennoch kommen hier (in stark komprimierter Form) einige bekannte Denkweisen zum Ausdruck, was Employer Branding ist und zu leisten vermag.

> Verfehlt: »Ein bisschen Employer Branding, bitte – um die Außenwirkung zu polieren. Wir müssen dringend Fach- und Führungskräfte auf uns aufmerksam machen.«

In den letzten Jahren haben wir einige Definitionen und Interpretationsansätze kennenlernen und diskutieren dürfen. Vielfach liegt die Wahrheit – wenn es denn die eine überhaupt gibt – irgendwo dazwischen. Ein klarer Konsens darüber, was Employer Branding ist, existiert offenbar noch immer nicht.

Dass es wichtig ist, da ist man sich allerdings einig. Und so entsteht ein breites Angebot, um Arbeitgeber attraktiv in Szene zu setzen: Von Employer Branding-Profilen auf Bewertungs- und Businessplattformen über Arbeitgebervideos bis hin zu »Employer Branding-Kampagnen«. Rein begrifflich ist Employer Branding damit schon mal vielerorts anzutreffen. Aber wie viel steckt wirklich drin? Sind es bunte Bildchen und Benefits, die Unternehmen aus der Gesundheitsbranche einen klaren Wiedererkennungswert geben und damit echte Mehrwerte für Mitarbeiter bieten?

3.1.1 Employer Branding: Worüber sprechen wir hier eigentlich?

Als langjähriger Mitarbeiter einer Agentur für Personalmarketing liegt es in der Natur der Sache, die ganze Debatte aus Dienstleistersicht beleuchten zu können. Eine Position, die erkenntnis- und lehrreich zugleich ist. Weil man sich in Projekten mit Kunden austauscht, ihre Perspektiven und Bedürfnisse kennen und verstehen lernt.

Deswegen sind es aus unserer Sicht die folgenden Fragestellungen, die zum grundlegenden Ausgangspunkt eines Beratungsgespräches werden: *Was verstehen Sie unter Employer Branding? Welche Erwartungen und Ziele verknüpfen Sie damit?* Wer Employer Branding als Maßnahmenumsetzung zur Steigerung der wahrgenommenen Arbeitgeberattraktivität betrachtet, sollte zunächst richtig abgeholt werden. Nicht mit erhobenem Zeigefinger, sondern wegweisend.

> Employer Branding bedeutet, eine Arbeitgebermarke zu entwickeln und zu implementieren. Das Ziel ist, durch eine Marke ein Identifikationsangebot auf Basis eines definierten Wertefundaments für bestehende sowie potenzielle Mitarbeiter zu schaffen und sich auf diese Weise auf dem Arbeitsmarkt zu positionieren und zu differenzieren.

Ja, es ist richtig, Employer Branding im Personalmarketing zu verorten – aus marketingtheoretischer Sicht. Aber als Teil der Strategie und nicht als temporäre Kampagne oder sogar einzelne Maßnahme, wie es heute noch vielfach praktiziert wird. Employer Branding bedeutet, eine Arbeitgebermarke zu entwickeln und zu implementieren. Das Ziel ist, durch eine Marke ein Identifikationsangebot auf Basis eines definierten Wertefundaments für bestehende, potenzielle und ehemalige Mitarbeiter zu schaffen. Dabei soll sie sich durch Differenzierung klar von anderen Arbeitgebermarken absetzen und auf dem Markt als solche identitätsbasiert positionieren lassen.

Die Herausforderung im Vorfeld der Zusammenarbeit lautet demgemäß, ein übereinstimmendes Verständnis zu schaffen und im Sinne der Zielerreichung die notwendigen Schritte abzugleichen. Erst so entsteht eine gute Basis für ein partnerschaftliches Miteinander zwischen Unternehmen und Dienstleistern, das sich über mehrere Monate unweigerlich intensivieren wird.

Zeit ist übrigens ein nicht unwesentlicher Faktor im Employer Branding und ein weiteres Differenzierungsmerkmal, um das, was sich hinter dem Begriff verbirgt, greifbar zu machen. Employer Branding funktioniert langfristig. Die Entwicklung einer Arbeitgebermarke dauert durchaus mehrere Monate, bevor überhaupt mit der Implementierung gestartet wird. Bis die Arbeitgebermarke sodann im Relevant Set der Zielgruppe verankert ist, braucht es noch mal einiges an Zeit.

> Nichts für Kurzentschlossene. Bis die Arbeitgebermarke im Relevant Set der Zielgruppe(n) verankert ist, braucht es durchaus mehrere Jahre an Zeit.

3.1.2 Wer verantwortet das Thema im Unternehmen?

Employer Branding ist keine Rocket Science. Es geht hier um Markenbildung und Markenmanagement. Zur Rocket Science wird es bisweilen, wenn es um die Frage der Zuständigkeit im Unternehmen geht. Wer ist nun eigentlich verantwortlich für die Entwicklung der Arbeitgebermarke und wer gehört darüber hinaus mit ins Boot: das Marketing, das Corporate Branding, die Unternehmenskommunikation, HR oder ist das Ganze vielleicht sogar Chefsache?

Die Arbeitgebermarke ist Teil der Unternehmensmarke. Damit fällt sie eigentlich in das Ressort derer, die die Markenpolitik betreiben. Ob das nun im Marketing, Corporate Branding oder in der Unternehmenskommunikation angesiedelt ist, bleibt abhängig von der betrieblichen Struktur. Doch wer lebt und kommuniziert das Dasein als Arbeitgeber? Das ist und bleibt primär der Bereich HR.

Idealerweise arbeiten die jeweiligen Fachabteilungen Hand in Hand. Ja, in der Tat ist das oftmals leichter gesagt, als getan. So manche Arbeitgebermarke ist schon aus diversen Gründen gescheitert:

- Beim Marketing oder der Unternehmenskommunikation, weil sie nach Einschätzung der Verantwortlichen nicht in die Gesamtstrategie passte oder ausreichend werblich war.
- Beim Vorstand oder bei der Geschäftsführung, weil sie neben den Stärken auch Schwächen offenbarte.
- Bei HR und den Mitarbeitern, weil sie zwar werbetauglich, aber nicht authentisch war.

Verstehen wir uns hier bitte nicht falsch: Es geht an dieser Stelle nicht darum, Unternehmen, Fachbereiche oder Employer Branding-Beauftragte zu kritisieren. Es soll vielmehr gezeigt werden, was es bedeutet, eine Arbeitgebermarke zu entwickeln: Zu entdecken, was wirklich im Unternehmen als Arbeitgeber steckt; sich mit Stärken und mit Schwächen auseinanderzusetzen; die Relevanz der Mitarbeiter zu erkennen; Zielgruppen zu begeistern. In gewisser Weise ein Blick hinter die Kulissen, in dem der Entwicklungsprozess etwas näher beleuchtet wird – teilweise ergänzt durch anonymisierte Erfahrungsberichte aus der Praxis. Schritt für Schritt: Beginnend bei der Analyse, über die Strategie bis hin zur Implementierung und Evaluation wird der Weg zu einer konsistenten Arbeitgebermarke nachgezeichnet.

Übrigens, die Antwort zur Ausgangsfrage »Wie viel Employer Branding steckt im deutschen Gesundheitswesen?« erschließt sich vermutlich nach und nach von ganz allein.

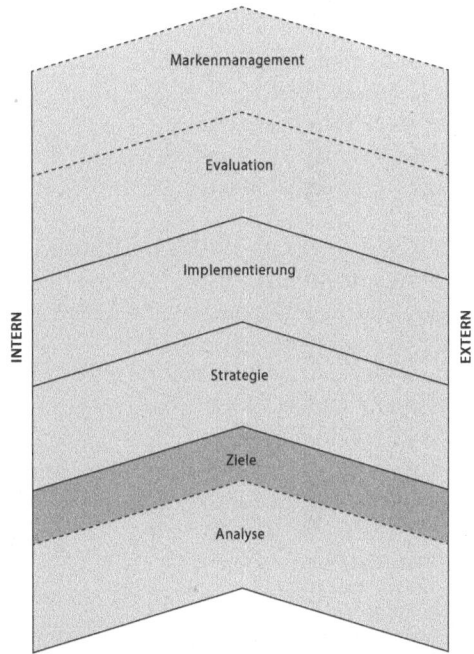

Abb. 3.1: Idealtypische Entwicklung einer Arbeitgebermarke

3.2 Schritt für Schritt zur Arbeitgebermarke

3.2.1 Die Analyse: Ein sehr erkenntnisreicher Blick ins Unternehmen

Der Weg zur Arbeitgebermarke startet mit einer ausführlichen Analyse. Letztlich stehen vor allem die folgenden Fragen im Raum, die es zu konkretisieren und nachvollziehbar zu kommunizieren gilt:

- Was kennzeichnet das Unternehmen als Arbeitgeber?
- Was macht es einzigartig?
- Für welche Werte steht es ein?
- Warum sollte eine Person (aus den zu definierenden Zielgruppen) ausgerechnet bei diesem Unternehmen arbeiten wollen?

Das Gute vorab: Das Wissen darüber ist immer vorhanden. Man muss es nur sicht- und nutzbar machen. Dafür gibt es verschiedene Zugangsmöglichkeiten.

Eine Sekundäranalyse kann bereits einen wichtigen Grundstock an Informationen liefern: über Mitarbeiterbroschüren, vorhandene Fort- und Weiterbildungsangebote, bestehende Wettbewerbsanalysen, Ergebnisberichte, die im Zuge von Zertifizierungen angefertigt wurden usw. Besonders aufschlussreich sind indes Primärdaten, weil sie ein aktuelles Bild des Unternehmens zeichnen. Dazu gehören etwa Wettbewerbs-, Standort- und Zielgruppen-Analysen sowie Mitarbeiter- und/oder Fokusgruppeninterviews (qualitativ wie quantitativ).

Vornehmlich letztgenannte Erhebungsmethode gewährt authentische und damit wertvolle Einblicke. Hier zeigen sich noch immer nicht wenige Unternehmen recht skeptisch und zurückhaltend: Wie umfassend muss denn überhaupt eine solche Befragung sein? Was darf nach außen getragen werden und wie viel sollte eine Agentur mitbekommen?

Können wir diese Kosten nicht besser einsparen oder durch einen geringeren Umfang reduzieren? Unser Tipp: Bitte nicht am falschen Ende sparen. Das geht zulasten einer authentischen Arbeitgebermarke. Im Zweifelsfall fehlen wichtige Erkenntnisse, die nur ein generisches Bild zulassen.

Die Arbeitgebermarke ist kein Wunschbild der Führungsebene

Die Praxis zeigt jedoch genau das. Sehr häufig bleiben Mitarbeiter- und/oder Fokusgruppeninterviews auf der Strecke: zu zeitintensiv, zu teuer, zu unbequem. Unbequem? Ja, ganz richtig. Denn die Wahrheit über den Arbeitsalltag entspricht bisweilen nicht immer dem Wortlaut, wie sich Vorstände oder Geschäftsführungen das wünschen. Eine ausführliche Analyse fördert auch unangenehme Dinge zutage und offenbart Schwächen. Das ist auch gut so bzw. sogar absolut notwendig. Denn die Analyse ist im Idealfall eine detaillierte Zusammenfassung der Stärken und Schwächen sowie Chancen und Risiken. Vier entscheidende Komponenten, die die Basis für eine Arbeitgeberpositionierung bzw. -differenzierung und fortführend für das Markenmanagement bilden.

Manche Arbeitgeber entwickeln ganz eigene Herangehensweisen, um zumindest die Schwächen möglichst auszuklammern. Vielfach dominiert die Vorstellung, dass diese Aspekte mit einer starken Arbeitgebermarke nicht kompatibel seien. Kurzum wird ein Großteil der möglichen kritischen Stimmen von den Gesprächsrunden ausgeschlossen. Die Fokusgruppeninterviews sollen sich sodann primär auf die Führungsebene und die Personalabteilung konzentrieren, in der Annahme, dass diese zumeist am besten über die Situation im Hause Bescheid wüssten und qualifiziert Auskunft gäben. Es versteht sich von selbst, dass es den Antworten auf Fragen beispielsweise zum Führungskräfteverhalten oder zur internen Kommunikation aller Voraussicht nach an Objektivität mangeln könnte.

> Es geht im Employer Branding explizit nicht darum, ein unkritisches Bild zu produzieren. Vielmehr geht es um ein ganzheitliches Identifikationsangebot, das einen Arbeitgeber glaubwürdig und nachvollziehbar nach innen und außen repräsentiert.

Fakt ist, dass es eine mehrperspektivische Betrachtung braucht. Andernfalls gehen wichtige Stimmen aus dem Unternehmen verloren. Das führt sogar dazu, dass bisweilen sehr positive Differenzierungsmerkmale unentdeckt bleiben. Insbesondere die sog. weichen Faktoren, die für einen Großteil der Mitarbeiter sehr wichtig sind, laufen vielerorts unter dem Radar. Dass in den Pflegeteams ein sehr freundschaftliches Verhältnis besteht, das das Teamgefüge nachhaltig stärkt, ist der Personalleitung unter Umständen gar nicht bekannt.

Ebenso kann eine besonders emotionale Verbundenheit zum Standort der Einrichtung ausschlaggebend sein. Gerade in medizinischen Berufen zählen Sinnhaftigkeit und Selbstwirksamkeit zu den wichtigsten Motivationsgründen. Ein großer Mehrwert kann daraus resultieren, sich durch den Beruf für die Region engagieren und starkmachen zu können

Das letzte Beispiel zeigt übrigens ganz schön, wie aus einer vermeintlichen Schwäche eine große Stärke werden kann. Für ein kleines, ländlich gelegenes Krankenhaus galt es seinerzeit eine Arbeitgeberpositionierung zu erarbeiten. Größte Herausforderung: Im Umkreis von 50 Kilometern gab es große Unikliniken, die auf den ersten Blick ein deutlich attraktiveres Arbeitgeberangebot bereithielten. Die Interviews mit Mitarbeitern offenbarten jedoch eine besonders starke emotionale Verbundenheit mit dem ländlichen Standort des Krankenhauses. Zudem sprachen sich viele für die besonders ausgeprägte familiäre Arbeitsatmosphäre aus. Damit wurden den weichen Faktoren eine höhere Relevanz beigemessen als den rein formalen Aspekten, die für die Arbeit in den umliegenden Unikliniken gesprochen hätten.

Die Qualität der Erhebung entscheidet über die Aussagekraft der Arbeitgebermarke

Eine idealtypische Befragung bildet immer den Querschnitt ab; bezieht also Mitarbeiter aus allen Unternehmensbereichen ein. Durch ein Top-down-Verfahren wird es der Arbeitgeberpositionierung gegebenenfalls an interner Akzeptanz mangeln. Schließlich soll diese ein konsistentes Bild der Werte und Bedürfnisse aller Zielgruppen transportieren. Gewiss lässt sich dies im Folgenden durch Zielgruppenbotschaften ausdifferenzieren – dazu in Kapitel 3.2.3 mehr. Wer jedoch gleich zu Anfang die Werte und Bedürfnisse wichtiger Bezugsgruppen nicht erkennt und abbilden kann, hat sie unlängst verloren.

Eine von extern beratende Instanz kann in der Erarbeitungsphase der Arbeitgebermarke äußerst hilfreich sein. Objektiv bereitet diese die Interviews und Workshops vor, führt diese durch mit einer anschließenden Auswertung. Ohne Vorbehalte, ohne Wunschergebnis.

> Eine idealtypische Befragung bildet immer den Querschnitt ab, bezieht also ausreichend Mitarbeiter aller Unternehmensbereiche ein. Durch ein Top-down-Verfahren wird es der Arbeitgeberpositionierung gegebenenfalls sogar an interner Akzeptanz mangeln.

Apropos Ergebnisse: Die Qualität der Antworten wird durch die Art und die Durchführung der Interviews begünstigt. Im ersten Schritt bietet sich zumeist eine offene Gesprächsform an. Diese ist zu diesem Zeitpunkt deutlich erkenntnisreicher als ein Katalog voller Fragestellungen. Unmittelbar können Themen vertieft werden, Rückfragen gestellt und aus dem Gespräch resultierende Anknüpfungspunkte beleuchtet werden. Die Sorge, nicht genügend aufgeschlossene Interviewpartner finden zu können, ist übrigens unbegründet. In der Regel gibt es immer ausreichend Mitarbeiter, die sich mitteilen bzw. ihr Wissen teilen möchten – sofern ihre Anonymität gewährleistet ist.

Das Wertefundament: Die Basis für die Arbeitgeberpositionierung

Aus der Analyse lässt sich ein erstes Wertefundament entwickeln, das die typischen Wesensmerkmale eines Unternehmens herausstellt und verdichtet. Wichtig ist, dass bei dieser Extraktion keine Zielgruppe auf der Strecke bleibt. Alle externen und internen Zielgruppen sollten sich hier wiederfinden können. Das impliziert (potenzielle) Bewerber, Mitarbeiter und Führungskräfte. Manchmal ist genau das ein kleiner Drahtseilakt: Es muss ausreichend spezifisch sein, um sich von anderen Arbeitgebern zu differenzieren. Zugleich für Bewerber nachvollziehbar, um Anknüpfungspunkte zu finden. Und durch Mitarbeiter akzeptiert und getragen werden.

> Das Wertefundament ist die inhaltliche Grundlage für die Arbeitgeberpositionierung, auf dessen Basis die zielgruppenspezifischen Botschaften und die individuelle Umsetzung erfolgt.

Gerne mogeln sich hier oder spätestens in der Arbeitgeberpositionierung Werte hinzu, mit denen man den Zielgruppen gefallen bzw. den Zielgruppenpräferenzen entgegenkommen möchte. Doch Vorsicht: Die Arbeitgebermarke steht nicht für das, was die Zielgruppen von einem Unternehmen erwarten können. Auf dem Weg zur Arbeitgeberpositionierung wird dies gerne aufgeweicht, um eine erhöhte Akzeptanz und Attraktivität zu erzielen. Diese zumeist gut gemeinte Absicht ist aber absolut verfehlt. Denn dadurch distanziert man sich – zwar unabsichtlich – vom eigentlichen Kern der Arbeitgebermarke oder verfälscht diesen.

> Die Arbeitgebermarke steht nicht für das, was die Zielgruppen von einem Unternehmen erwarten. Durch die Arbeitgebermarke zeigt sich, was die Zielgruppen von einem Unternehmen erwarten können.

Die Validierung des Wertefundaments seitens der Mitarbeiter müsste genau dies zutage fördern, z. B. durch fragende Gesichter, Stirnrunzeln und kritische Rückfragen. Das passiert zumindest, wenn es optimal läuft. In der Realität sieht das leider nicht immer so aus. Die Gründe sind unterschiedlich:

- Validierungen entfallen in Gänze aus Zeit- und Kostengründen.
- Validierungen werden nur von der Geschäftsführung/vom Vorstand gegebenenfalls zusammen mit der Personalabteilung durchgeführt.
- Validierungen sind unzureichend, da keiner wagt, offen zu kritisieren.

Dadurch erhöht sich allerdings das Risiko, dass unwahrheitsgemäße Aussagen nicht rechtzeitig erkannt und sondiert werden. Bei der Entwicklung der Arbeitgebermarke sollte klar geregelt sein, dass Validierungen ein Muss sind. Konstruktive Kritik hilft und ist ausdrücklich erwünscht.

3.2.2 Zieldefinitionen: Auf Kurs bleiben

Mittlerweile sollte ein sehr gutes Datenfundament für die Erarbeitung der Arbeitgebermarken-Strategie zur Verfügung stehen. Wenn nicht, muss zwangsläufig hinterfragt werden, warum dies nicht der Fall ist. Offenbart sich bereits zu diesem Zeitpunkt, dass die Ergebnisse nicht über standardisierte Antworten hinausreichen, war die vorherige Analyse unzureichend. Auf keinen Fall sollte man sich damit begnügen, denn so wird die Basis für eine verwässerte Arbeitgebermarke geschaffen.

> Standard-Erhebungen sind die Ausgangsbasis für Standard-Ergebnisse, die wiederum austauschbare Arbeitgebermarken begünstigen.

Bevor aber nun der strategische Part beginnt, erfolgt ein wichtiger grundlegender Zwischenschritt: die Definition der Ziele. Am besten ist es, an die Ausgangsbasis zu denken. Warum ist Employer Branding ein Thema für unser Unternehmen? Was soll gestärkt werden? Welche Defizite können gegebenenfalls reduziert werden? Als Hilfestellung für die Formulierung konkreter Ziele kann die SMART-Formel dienen: SMART bedeutet spezifisch, messbar, akzeptabel, realistisch und terminiert. Diese Kriterien sollten in den Zielen möglichst enthalten sein:

- Was soll durch das Employer Branding erreicht werden? Und zwar ganz konkret?
- Sind die Zielsetzungen realistisch? (Mit Zielen sollte man nicht gefallen wollen. Es gilt, die Ziele realistisch erreichen zu können.)
- In welchem Zeitraum können und sollen die (Teil-)Ziele erreicht werden? (Zur Erinnerung: Employer Branding wirkt langfristig.)
- In welchem Umfang sollen die Ziele erreicht werden? Welche Kennzahlen können demgemäß als Grundlage zur Erfolgsmessung herangezogen werden?

Im Nachgang können dadurch Ergebnisse und Resultate stichhaltig überprüft werden. Ebenso helfen die Zielformulierungen im Entwicklungsprozess. Der Kurs bleibt klar oder kann je Meilenstein rechtzeitig korrigiert werden.

Schnell wird deutlich, dass es beispielsweise unzureichend ist, durch kurzfristig initiierte Maßnahmen (klischeehaft: Firmenfeier, Kickertisch, Obstkorb etc.) das Stimmungsbarometer im Unternehmen nach oben korrigieren zu wollen. Zwar mögen die Bemühungen prinzipiell dankenswert sein, Employer Branding ist das aber nicht. Das wird spätestens in Abgleich mit den im Vorfeld definierten Zielen ersichtlich.

Kontraproduktiv sind ebenso Zielsetzungen, die dem Vorstand bzw. der Geschäftsführung gefallen sollen, aber vom Grundsatz her utopisch sind. Die darauf basierenden Erwartungen und folgenden Enttäuschungen werden zu hoch ausfallen. Im Zweifelsfall wird »das Projekt Employer Branding« durch unzureichende Resultate sogar eingestampft. Ausreichend Vertrauen in die gelebten Werte und vorhandenen Stärken sind die beste Grundlage, um realistische Ziele abzuleiten. Employer Branding lebt durch Authentizität – auch im Entwicklungsprozess.

Zugegebenermaßen ist es im ersten Anlauf nicht einfach, konkrete Ziele zu formulieren. Das geht vielen so – auch den Kollegen aus anderen Unternehmensbereichen. Hier kommt im Speziellen noch die Herausforderung hinzu, Ziele basierend auf weichen Faktoren (Images, Stimmungen oder Verhaltensmuster) zu definieren. Die nachstehenden Beispiele zeigen, wie dies dennoch gelingt.

> **Exemplarische Zieldefinition 1**
>
> Durch eine gesteigerte Identifikation der Mitarbeiter mit dem Arbeitgeber möchten wir die Zahl der Bewerbungen aufgrund von Weiterempfehlung innerhalb des nächsten Jahres um 3 % steigern.
>
> **Ergänzende Erklärung**
>
> Die Arbeitgebermarke ist ein Identifikationsangebot. Finden sich die Mitarbeiter persönlich und fachlich darin wieder, steigt die Chance, dass sie den eigenen Arbeitgeber empfehlen. Damit werden die Identifikation und die Zufriedenheit mit dem Unternehmen (bspw. durch eine anonyme Mitarbeiterbefragung) messbar und durch die Anzahl der Bewerbungen aufgrund von Weiterempfehlung belegbar.
>
> **Exemplarische Zieldefinition 2**
>
> Wir möchten die Recruitingkosten um 150.000 Euro innerhalb der nächsten zwei Jahre durch eine geringere Fluktuation reduzieren.
>
> **Ergänzende Erklärung**
>
> Durch einen klar definierten Führungsstil, eine gemeinsame Vision, Empathie und Sympathie können Mitarbeiter begeistert und gehalten werden. Die Folge: Die Fluktuation sinkt und sorgt für Einsparungen im Bereich Recruiting. Zugleich bleiben das Know-how und die Kompetenz von Leistungsträgern für das Unternehmen auf Dauer gesichert.

3.2.3 Die Strategie: Arbeitgeberpositionierung und Zielgruppenbotschaften erarbeiten

Vor dem Einstieg in die Strategiephase ist schon eine Menge geleistet worden. Aus diversen Quellen (Primär- und Sekundärdaten) hat sich ein Gesamtbild zusammengefügt. In diesem offenbaren sich Stärken und Schwächen, Chancen und Risiken. Dabei sind die formalen Faktoren (z. B. betriebliche Gesundheitsvorsorge, vielschichtige Aus- und Fortbildungsangebote, flexible Arbeitszeiten, Standortwahl, Karrierechancen etc.) das eine.

Im Hinblick auf die Entwicklung der Arbeitgeberpositionierung gewinnen insbesondere die weichen Faktoren (etwa Anerkennung, Wertschätzung, Mitarbeiterzufriedenheit usw.) – die sog. Kulturmerkmale – an Relevanz. Warum? Zumeist sind es diese Merkmale, die einen Arbeitgeber tatsächlich einzigartig machen. Bei vielen formalen Faktoren handelt es sich schlicht um Hygienefaktoren, die (potenzielle) Mitarbeiter sowieso als selbstverständlich erachten. Damit stellen sie keine unmittelbare Bereicherung der Arbeitgebermarke dar, obgleich diese natürlich auch stimmen müssen.

Im Wertefundament sind diese Aspekte unter Berücksichtigung der Zielgruppen herausgearbeitet worden – als Grundlagenarbeit für die Definition der Arbeitgeberpositionierung und den daran anknüpfenden Zielgruppenbotschaften.

Ohne klare Arbeitgeberpositionierung keine Arbeitgebermarke

Nun sind wir an einem Schlüsselmoment der Arbeitgebermarkenbildung angelangt: bei der Arbeitgeberpositionierung. Komprimiert auf wenige Worte, ohne Geschwafel, ohne austauschbare Worthülsen sollten sich durch diese die Antworten auf folgende Fragen erschließen:

- Was kennzeichnet das Unternehmen als Arbeitgeber?
- Was macht es einzigartig?
- Für welche Werte steht es ein?
- Warum sollte eine Person (aus den definierten Zielgruppen) ausgerechnet bei diesem Unternehmen arbeiten wollen?

Im Idealfall enthält die Arbeitgeberpositionierung sogar eine perspektivische Komponente: Wie lautet das gemeinsame Ziel?

Die Positionierung ist also die Essenz und damit die logische Schlussfolgerung der bis zu diesem Zeitpunkt durchgeführten Schritte. So die Theorie. Die Praxis sieht nichtsdestotrotz etwas anders aus, wie die Erfahrung beweist. Als Agentur gehört das Formulieren einer Arbeitgeberpositionierung im Zuge der Arbeitgebermarkenbildung selbstverständlich dazu. Ein Kunde bat seinerzeit um diverse Vorschläge für die Positionierung inklusive ausformulierter Zielgruppenbotschaften. Berater und Texter steckten die Köpfe zusammen, um entsprechend Varianten zu entwickeln. Klarer Fokus: Die Positionierung solle zur Identifikation, zur Differenzierung und zur Orientierung dienen.

Nach Auswahl des Favoriten folgten auf Wunsch des Kunden mehrere Korrekturschleifen. Die Projektleitung, hier der Personalleiter, hatte den Anspruch, einen perfekten, ansprechenden Wortlaut zu finden. Das Problem: Die Bewertung erfolgte rein subjektiv. Die Modifikationen führten mehr und mehr zur Verwässerung des Markenkerns. Eine klare Identifikation, Differenzierung und Orientierung war kaum mehr möglich.

Ein Blick auf bestehende Arbeitgebermarken diverser Branchen zeigt zudem, dass offenbar relativ häufig Positionierungen auf Basis ähnlicher Faktoren gewählt werden. Nicht selten beruhen diese vor allem auf typischen Floskeln (»Fortschritt«, »Innovation«, »Mensch im Fokus«). Eine Wettbewerbsanalyse im Vorfeld sollte das zu vermeiden wissen. Übrigens genauso wie die Erkenntnis, dass eine Arbeitgebermarke, die primär auf Hygienefaktoren und Werten wie »innovativ«, »dynamisch«, »menschlich« basiert, ein unzureichendes Identifikationsangebot bereithält.

> Zu häufig sind Arbeitgeberpositionierungen eine Aneinanderreihung von stereotypen Floskeln. Eine Identifikation sowie Orientierung und vor allem eine Differenzierung sind so nicht wirklich möglich. Das Resultat sind belanglose, austauschbare Arbeitgebermarken.

Kleiner Tipp: Validieren, validieren, validieren. Es klingt müßig und ohne Zweifel ist es aufwendig. Eine konsequente Validierung der Zwischenschritte beugt allerdings Folgefehlern vor. Wer hier die Zeit und Kosten scheut, muss gegebenenfalls beides deutlich intensiver bei einer möglichen Nachjustierung investieren.

Ausgangspunkt für die Kommunikation: Zielgruppenbotschaften formulieren

Wann wird denn nun endlich die Arbeitgebermarke kommuniziert? Ein bisschen Geduld und Mühe ist an diesem Punkt noch erforderlich. Vor der Frage »Wann wird kommuniziert?« kommt noch die Frage »Was wird an wen kommuniziert?«.

In gewisser Weise wird dies bereits durch die Arbeitgeberpositionierung beantwortet. Die Positionierung ist allerdings nicht das »Endprodukt« für die Kommunikation. Für Mitarbeiter, manches Mal sogar Projektbeteiligte ist das schwer nachzuvollziehen. Schließlich ist bis zu diesem Schritt schon viel investiert worden: »Was machen die da eigentlich so lange?« Um Vorbehalte oder sogar eine gewisse Ablehnung zu vermeiden, die sich negativ auf die interne Implementierung der Arbeitgebermarke auswirken könnten, sind eine kontinuierliche Informationsweitergabe und die Validierungsrunden unter Einbezug diverser Mitarbeiter Gold wert.

Verständlich sollte sein, dass eine gute Arbeitgeberkommunikation, also auch die Kommunikation der Arbeitgeberpositionierung, immer eine hohe Zielgruppenrelevanz hat. Deswegen wird die Arbeitgeberpositionierung durch jeweils ausdifferenzierte Zielgruppenbotschaften transportiert. Die Zielgruppen sollten ja durch die Analysephase hinlänglich bekannt und definiert sein – idealerweise wurden hier bereits Employee und Candidate Personas festgehalten, anhand derer sich die Botschaften und gegebenenfalls Claims ableiten lassen.

Textlich wie visuell können nun die zielgruppenspezifischen Besonderheiten herausgearbeitet werden. Jede Zielgruppe hat bestimmte Werte und Fokusthemen, die sie als besonders wichtig erachtet. Das haben die Befragungen und Gespräche gezeigt und genau dies wurde im Wertefundament fixiert. Hier zeigt sich nochmals sehr gut, warum die Basisarbeit für eine starke Arbeitgebermarke so wichtig ist. Alles andere wäre eine Kommunikation, die sich allenfalls an Zielgruppenwünschen, Trends oder etwaigen Richtlinien orientiert. Das hat aber in der Form nichts mit Employer Branding zu tun.

Funktionieren die Zielgruppenbotschaften? Fühlen sich die Zielgruppen durch die Botschaften, Claims und Bildwelten angesprochen und aktiviert? Die Antwort liefern entsprechende Validierungen.

3.2.4 Die Implementierung: Arbeitgebermarken in der Organisation und im Markt zum Leben erwecken

Die Arbeitgebermarke wirkt nach innen und nach außen – und zwar überall dort, wo die Zielgruppen ein Unternehmen als Arbeitgeber wahrnehmen bzw. wo das Unternehmen mit den Zielgruppen als Arbeitgeber in Kontakt kommt und als solches kommuniziert: im Personalmanagement, in der Personalentwicklung, im Recruiting, in allen Personalmarketingmaßnahmen, in Vorstellungsgesprächen, beim Onboarding, beim Outboarding usw. Die Liste ist lang.

Interne Implementierung: Mitarbeiter abholen und als Botschafter gewinnen

Eine Arbeitgebermarke entfaltet sich von innen nach außen. Sie ist zugleich Grundhaltung und Handlungsempfehlung, Bekenntnis und Versprechen. Das muss transparent kommuniziert und gelebt werden. Die Arbeitgebermarke kommt überall zum Ausdruck: in allen Prozessen, in der Arbeitsorganisation, in der internen Kommunikation oder im Führungskräfteverhalten. Selbstverständlich ist dies noch nicht. Denn vielfach wird Employer Branding primär als Stärkung der wahrgenommenen Arbeitgeberattraktivität außerhalb der Organisation betrachtet und eingesetzt. Das führt dazu, dass in der Praxis die interne Implementierung zum Teil schwer vernachlässigt wird oder nur rudimentär erfolgt. Plakate aufzuhängen, Flyer oder Giveaways auszuteilen, sind unterstützende, aber für sich allein keine ausreichenden Maßnahmen.

Gerade in der Implementierungsphase zeigt sich, wie der bislang sehr theoretische Part der Arbeitgebermarkenentwicklung zum Leben erweckt wird. Markenverantwortliche sollten Lust darauf haben, Kollegen an der

Marke teilhaben zu lassen sowie Sinn, Zweck und Inhalt der Arbeitgebermarke zu erklären. Denn Kollegen, die bislang noch keine Berührungspunkte mit dem Thema hatten, müssen dafür sensibilisiert werden. Es genügt nicht, die Belegschaft mit dem Thema zu konfrontieren und zu schauen, was daraus resultiert. Kollegen sollten es verstehen und nachvollziehen können. Ansonsten gehen die wichtigsten Fürsprecher der Marke verloren. Und so kann diese auf Dauer keinen Bestand haben.

> Kollegen, die bislang noch keine Berührungspunkte mit dem Thema Arbeitgebermarke hatten, müssen im Zuge der internen Implementierung sensibilisiert werden. Es genügt nicht, die Belegschaft mit der Arbeitgeberpositionierung zu konfrontieren und infolgedessen auf Zuspruch zu hoffen. Kollegen sollten die Möglichkeit haben, deren Funktion und Notwendigkeit zu verstehen, die Positionierung inhaltlich nachvollziehen und diese erleben wie auch leben zu können.

Im schlimmsten Fall erfolgt die interne Implementierung sogar widersprüchlich zu denen im Fundament und in der Arbeitgeberpositionierung definierten Werten. Wer sich beispielsweise ein nachhaltiges und transparentes Handeln auf die Fahnen schreibt, kann sich in der Implementierungsphase nicht im Intranet mit einem kurzen Abriss zur neuen Arbeitgebermarke aus der Affäre ziehen. Wer etwa das Vertrauen in die Mitarbeiter in den Fokus rückt, sollte dementsprechend Kontrollinstanzen und -instrumente reduzieren, Entscheidungsfreiheiten lassen und Gestaltungsspielräume schaffen. Andernfalls wirkt die Arbeitgeberpositionierung als Scheinbild und verliert durch fehlende Akzeptanz an Substanz.

Externe Implementierung: Mit Werten überzeugen

Agenturen sind vor allem mit der externen Implementierung betraut. Das bedeutet übrigens nicht, dass die interne Implementierung weniger wichtig ist oder prinzipiell nicht zu den Aufgaben einer Agentur gehört. Im Wesentlichen geht es dabei um die Entwicklung einer Leitidee mit einem entsprechenden Kreativkonzept und die Umsetzung einer daraus abgeleiteten Kampagne, die die neu entwickelten visuellen und textlichen Botschaften nach außen trägt. Sofern also Agenturen nicht schon zuvor beratend eingebunden waren, kommen sie hier ins Boot.

> Als Agentur vermeiden wir es, von »Employer Branding-Kampagnen« zu sprechen. Zu häufig wird dadurch Employer Branding mit der (einmaligen) Ausspielung von Marketingmaßnahmen gleichgesetzt, statt eine ganzheitliche Implementierung zu fokussieren.

Im Grunde ist der Arbeitsauftrag klar: Die Entwicklung von Maßnahmen inklusive Texten und Motiven, die in der externen Öffentlichkeit ein konsistentes Vorstellungsbild von einem Unternehmen als attraktiver Arbeitgeber auf Basis der Arbeitgeberpositionierung schaffen. Wichtiger Tipp: Der Wunsch nach möglichst viel Aufmerksamkeit darf nicht die Authentizität überlagern. Denn auch hier lauert die Gefahr, sich zu weit von der Strategie zu entfernen zugunsten bunter, aber im Grunde bedeutungsloser Bilder und inhaltsleerer Claims. Dann ist die zuvor investierte Mühe nämlich nur halb so viel wert. Wäre doch schade darum, oder nicht?

Die Arbeitgebermarke ist das in der externen Kommunikation Präferenz schaffende Element. Als solches sollte es auch deutlich zum Vorschein kommen und sich in ein harmonisches Gesamtbild einfügen. Das heißt, austauschbare Elemente wie etwa Material aus Bilddatenbanken und langweilige Standardtexte, die seit Jahren aus Mangel an Alternativen verwendet werden, sind deplatziert. Hier sollte zwingend die Mühe investiert werden, einen ganzheitlich überzeugenden, persönlichen Arbeitgeberauftritt in Form einer integrativen Kommunikation zu realisieren.

Authentisch zu bleiben, durch Alleinstellungsmerkmale und gelebte Werte herauszustechen, Gesicht zu zeigen – das ist die wahre Kunst. Hinzukommt die Herausforderung, die entsprechenden Inhalte jeweils optimal für die ausgewählten Medien aufzubereiten. Im Idealfall greifen die Maßnahmen Hand in Hand, sodass ein Kandidat an allen Touchpoints (Stellenanzeigen, Karriereseite, Bewerbungsgespräch etc.) optimal mit den jeweils für ihn relevanten Informationen abgeholt wird. Grundvoraussetzung dafür ist natürlich, dass Talente im Vorfeld zielsicherer angesprochen werden. Eine gut durchdachte Mediaplanung mit sinnvoller Budgetausstattung trägt dafür Sorge – auch kleine Budgets können wirkungsträchtig eingesetzt werden. Denn was bringt ein visuell und textlich starker Auftritt, der potenzielle Kollegen nie erreichen wird.

> Je präsenter die Arbeitgebermarke für die Zielgruppen ist, desto schneller wird sie sich in den Köpfen verankern.

Bei der externen Implementierung geht es aber um weit mehr, als nur über Werbemittel die Arbeitgebermarke zu positionieren. Es braucht Markenbotschafter, die die Marke nach außen leben und vertreten. Das beschränkt sich nicht nur auf »offizielle Organe«, zum Beispiel die Geschäftsführung oder die Unternehmenskommunikation, die selbstverständlich von nun auch die Arbeitgebermarke als ein wichtiges Fokusthema nach außen tragen sollten – und zwar nicht nur dann, wenn es gerade besonders publikumswirksam ist.

Markenbotschafter können Mitarbeiter aus unterschiedlichen Fachbereichen, Stationen oder Abteilungen sein, die für die Werte einstehen. Sie agieren quasi als Testimonials, die sich aus Überzeugung für eine Marke starkmachen, und sind die besten Multiplikatoren, die sich ein Unternehmen wünschen kann.

> Mitarbeiter sind die wichtigsten Multiplikatoren für eine Arbeitgebermarke. Durch sie wird die Marke lebendig.

Wie erfolgreich funktioniert die externe Implementierung? Kommen die Botschaften an und werden sie verstanden? Natürlich ist die Anzahl von passenden Kandidaten ein wichtiges Indiz. Letztlich stellt aber auch jedes Bewerbungsgespräch oder jedes Onboarding die Chance dar, den Erfolg der Kommunikation zu prüfen: »Wie haben Sie uns als Arbeitgeber wahrgenommen?«, »Mit welchen Werten verbinden Sie uns und wodurch fühlen Sie sich besonders angesprochen?« Derart lässt sich das extern wahrgenommene Arbeitgeberimage kontinuierlich prüfen und zeigt, wo das Markenmanagement wieder aktiv werden muss.

3.2.5 Die Evaluation und das Markenmanagement: Wie wirkungsvoll und nachhaltig ist denn nun die Arbeitgebermarke?

Tja, eine nicht ganz unwesentliche Frage. Vor allem nicht, wenn das Management fragt, inwiefern die Employer Branding-Aktivitäten Früchte tragen. Schließlich hat das Projekt Zeit, Geld und Personaleinsatz erfordert. Im besten Fall haben Arbeitgebermarkenverantwortliche gleich die richtigen Zahlen zur Hand und können die Erfolge nachweisen. Und zwar durch Kennzahlen, die sowohl das interne als auch das externe Bild widerspiegeln. Eine isolierte Betrachtung ist wenig zielführend, da die Arbeitgebermarke immer das Resultat einer permanenten Wechselwirkung ist. Ein Beispiel: Werden die in der Arbeitgeberpositionierung festgelegten Werte nicht in der Organisation durch Mitarbeiter, Recruiter, Führungskräfte etc. gelebt, wird das bei neuen Kollegen früher oder später zu Irritationen mit weitreichenden Folgen führen.

Welche Kennzahlen sind eigentlich relevant?

- Anzahl der passenden Bewerbungen
- Kosten je Einstellung
- Dauer bis zur Stellenbesetzung
- Anzahl der Übernahmeverträge nach Probezeiten
- Durchschnittliche Betriebszugehörigkeit von Führungskräften
- Anzahl der zufriedenen Mitarbeiter
- Bekanntheit der Arbeitgebermarke in der relevanten Zielgruppe

Diese exemplarischen Kennzahlen können, aber müssen nicht zwangsläufig eine hohe Relevanz haben. Letztlich kommt es darauf an, welche Ziele und Absichten ein Unternehmen mit Employer Branding verknüpft hat. Daraus resultieren wiederum die Kennzahlen, die erhoben werden sollten.

> Welche Kennzahlen wichtig sind, hängt von den zuvor erhobenen Zieldefinitionen ab.

In Anknüpfung an die zuvor exemplarisch formulierten Zieldefinitionen wären das beispielsweise die Quote der Einstellungen auf Basis von Mitarbeiterempfehlungen und die Einsparungen im Bereich Recruiting durch die geringere Fluktuation.

Exemplarische Zieldefinition 1

Durch eine gesteigerte Identifikation der Mitarbeiter mit dem Arbeitgeber möchten wir die Zahl der Bewerbungen aufgrund von Weiterempfehlung innerhalb des nächsten Jahres um 3 % steigern.

Kennzahl

Einstellungsquote auf Basis von Mitarbeiterempfehlungen

Exemplarische Zieldefinition 2

Wir möchten die Recruitingkosten um 150.000 Euro innerhalb der nächsten zwei Jahre durch eine geringere Fluktuation reduzieren.

Kennzahl

Einsparung der Recruitingkosten durch eine geringere Fluktuation

Wichtig ist die kontinuierliche Erhebung der Kennzahlen, um eine Entwicklung nachzeichnen und die Wirkung der Arbeitgebermarke auch auf Dauer beurteilen zu können. Leider wird dies bisweilen noch unterschätzt, sodass Erfolgsevaluationen entfallen.

Die Implementierung ist nie der letzte Schritt einer Arbeitgebermarkenentwicklung. Wenn man überhaupt von einem Prozess sprechen möchte, könnte man die Entwicklungsphase mit einer ersten Evaluation abrunden. Was sich jedoch daran anschließt, ist das Arbeitgebermarkenmanagement – also die kontinuierliche Pflege und Weiterentwicklung der Arbeitgebermarke. Denn zum einen ist es ein langer Weg, bis sich eine Arbeitgebermarke im Relevant Set der Zielgruppen verankert hat. Zum anderen verändern sich Unternehmen über die Jahre, sodass fortführende Analysen, Validierungen und Anpassungen notwendig sind.

> Obgleich die Erhebung und Interpretation von Kennzahlen wichtig sind, sollte man nicht auf das ehrliche Feedback von Mitarbeitern verzichten. Sie sind die wichtigsten Indikatoren für die identitätsstiftende Wirkung und positive Einflussnahme einer Arbeitgebermarke.

3.3 Fazit: Wie viel Employer Branding steckt im deutschen Gesundheitswesen?

Wie lässt sich nun die Ausgangsfrage am besten beantworten? Die gute Nachricht zuerst: Ein gewisser Teil Employer Branding steckt sicher schon in vielen Unternehmen aus dem Gesundheitswesen. Manche haben die Entwicklung einer Arbeitgebermarke schon mit Bravour absolviert, mehrere haben den Startschuss oder zumindest das Thema ganz oben auf die Agenda gesetzt. Employer Branding ist angekommen. Zu hinterfragen bleibt aber noch in welcher Form und mit welcher Nachhaltigkeit.

Und nun mag man uns die sehr kritische Betrachtung nachsehen. Es gibt viele Employer Branding-Ansätze, die primär auf eine attraktive Wahrnehmung als Arbeitgeber und entsprechende Maßnahmen ausgerichtet sind. Jene, die Arbeitgeber nach außen hin glänzen lassen sollen. Durch schöne Bilder, aufmerksamkeitsstarke Claims und Versprechungen, die Herzen höherschlagen lassen sollen. Aber dieses Vorgehen greift im Rahmen von Employer Branding zu kurz. Was noch immer vielen Arbeitgebermarken fehlt, ist Substanz und Weitblick.

Das ist jedoch kein typisches Phänomen, das dem Gesundheitswesen zuzuschreiben ist. Das Problem lässt sich bei Unternehmen diverser Branchen entdecken – vom Mittelständler bis zum Großkonzern. Die Entwicklung einer Arbeitgebermarke muss ganzheitlich erfolgen. Oder pathetisch gesprochen: Eine Arbeitgebermarke spiegelt das Wesen eines Unternehmens wider mitsamt der Werte und Überzeugungen, für die Führungskräfte und Mitarbeiter gemeinsam einstehen möchten – oder eben auch nicht. Sie wirkt von innen nach außen, entwickelt sich mit und durch die interne wie externe Wahrnehmung, schafft ein klares Profil.

Doch insbesondere Unternehmen aus dem Gesundheitswesen sollten um die Relevanz und die nachhaltige Wirkung von Employer Branding wissen. Im Bereich HR geht es nicht um Variablen – sprich um irgendwelche Jobs und irgendwelche Personen, die diese ausüben müssen, um die Leistungsfähigkeit und Wirtschaftlichkeit eines Unternehmens irgendwie zu erhalten. Damit wird das System nämlich in Gänze austauschbar. Es geht um Menschen, die ein Unternehmen zu dem werden lassen, was es ist. Die es mitgestalten, Entscheidungen und Veränderungen mittragen und verbessern möchten. Dafür schafft Employer Branding die Basis und muss im Unternehmen und in den Köpfen verankert werden – auf Dauer.

Hinweise für die Entwicklung einer Arbeitgebermarke
(mit Substanz und Weitblick)

Analyse
- ✓ Erheben Sie Primärdaten (z. B. Wettbewerbsanalysen, Mitarbeiter- und/oder Fokusgruppeninterviews) kontinuierlich, um eine gute Ausgangsbasis zu schaffen und Veränderungen zu identifizieren.
- Gewinnen Sie ein genaues Bild von den Zielgruppen:
  Die Erstellung von Candidate Personas wird auch folgend sehr hilfreich sein.
- Haben Sie Vertrauen in das Wertefundament. Vermeiden Sie es, ein Bild auf Basis von Sollwerten aus Zielgruppenpräferenzanalysen kreieren zu wollen.
- Validieren Sie stetig (auch mithilfe der Mitarbeiter), damit Sie auf Kurs bleiben.

Zieldefinitionen
- Bestimmen Sie die Ziele systematisch und möglichst präzise:
  - Was soll durch das Employer Branding ganz konkret erreicht werden?
  - Sind die Zielsetzungen realistisch?
  - In welchem Zeitraum können und sollen die (Teil-)Ziele erreicht werden?
  - In welchem Umfang sollen die Ziele erreicht werden?

Strategie
- Bedenken Sie: Die Arbeitgebermarke ist Teil der Unternehmensmarke. Damit richtet sich die Arbeitgebermarkenstrategie an der Unternehmensstrategie aus.
- Die Arbeitgeberpositionierung ist kein konstruiertes Wunschbild. Erarbeiten Sie diese auf Basis des Wertefundaments.
- Wie authentisch ist die Positionierung? Wie kommen die Zielgruppenbotschaften an?
  Die Antworten erhalten Sie durch entsprechende Validierungen.

Implementierung
- Intern
  - Erklären Sie die Arbeitgebermarkenpositionierung, deren Sinn, Zweck und Inhalt.
    Kollegen sollten diese verstehen und sich darin wiederfinden können. Dadurch gewinnen Sie Fürsprecher und Multiplikatoren.
  - Handeln Sie stets im Sinne der im Fundament und Positionierung definierten Werte – alle andere wäre ein Widerspruch in sich.
- Extern
  - Setzen Sie die Positionierung der Arbeitgebermarke als Präferenz schaffendes Element ein.
  - Bauen Sie eine integrierte Kommunikation auf: strategisch vernetzt und zielgerichtet.

Evaluation
- Wählen Sie Kennzahlen auf Basis der Zielsetzungen aus und erheben Sie diese kontinuierlich.
- Nutzen Sie die Erkenntnisse für Optimierungen und Anpassungen im Unternehmen.
- Kennzahlen sind wichtig – verzichten Sie dennoch nicht auf das direkte Feedback der Mitarbeiter und Führungskräfte.

Markenmanagement
- Nehmen Sie Veränderungen wahr und prüfen deren Auswirkungen auf die Arbeitgebermarke.
- Machen Sie sich bewusst: Eine gute und stabile Arbeitgebermarke erfordert eine kontinuierliche Pflege und Weiterentwicklung.

Hinweis: Die Checkliste ist keine vollständige Übersicht der durchzuführenden Schritte!
Hier werden einige wichtige Merkmale hervorgehoben, die eine Arbeitgebermarke stärken.

Abb. 3.2: Hinweise für die Entwicklung einer Arbeitgebermarke (mit Substanz und Weitblick)

Weiterführende Literatur

Beck, C. (Hrsg.) (2012): Personalmarketing 2.0: Vom Employer Branding zum Recruiting. München: Hermann Luchterhand Verlag.

Böttger, E. (2012): Employer Branding. Verhaltenstheoretische Analysen als Grundlage für die identitätsorientierte Führung von Arbeitgebermarken. Wiesbaden: Gabler Verlag.

Burmann, C.; Halaszovich, T.; Schade, M.; Piehler, R. (2018): Identitätsbasierte Markenführung. Grundlagen – Strategie – Umsetzung – Controlling. Wiesbaden: Springer Gabler.

Kanning, U. (2016): Personalmarketing, Employer Branding und Mitarbeiterbindung: Forschungsbefunde und Praxistipps aus der Personalpsychologie. Wiesbaden: Springer.

Petkovic, M. (2008): Employer Branding: Ein markenpolitischer Ansatz zur Schaffung von Präferenzen bei der Arbeitgeberwahl. Augsburg: Rainer Hampp Verlag.

Runia, P; Wahl, F.; Geyer, O.; Thewißen, C. (2019): Marketing: Prozess- und praxisorientierte Grundlagen. Berlin: De Gruyter Oldenbourg.

4 Wer hat's erfunden?
Gutes Personalmarketing ist kein Käse

Jörg Buckmann

4.1 Vorspiel

Vorspiel? Müsste das nicht Vorwort heißen, so wie in allen anderen Büchern, zumindest den seriösen wie diesem?
Warum eigentlich? Wer behauptet das?
Sind Schweizer (auch) im Personalmarketing erfinderischer? Ja haben sie gute Personalwerbung gar erfunden?
Ja sicher! Oder doch nicht? Wer weiß es schon.
Gute Personalwerbung ist wie ein Vorspiel, sie macht Lust auf mehr. Auf eine Anstellung bei Ihrem Unternehmen zum Beispiel.

Viele Kliniken, Rehazentren und Heime sind bereit, Lust auf mehr zu bieten. Mehr gute Anstellungsbedingungen. Mehr gute Personalwerbung. Ich habe den Eindruck, dass gerade in der »Weißkittelbranche« das Werben um neue Mitarbeiterinnen und Mitarbeiter spielerischer, persönlicher und erfinderischer geworden ist. Die meisten Arbeitgeber wurden dazu regelrecht gezwungen, seit die Talente nicht mehr bei ihnen vorspielen, sondern umgekehrt.

Lassen Sie mich noch kurz beim Vorspiel und seiner charmanten Doppeldeutigkeit bleiben – und damit bereits einer ersten Anregung für Ihre Personalwerbung. Ist es nicht faszinierend, welches Kopfkino wir mit Worten auslösen können? Ein Wort, und schon sind wir miteinander im Dialog, wenn auch »nur« über Papier und Gedanken. Allein mit der Sprache. Wir entscheiden, was wir damit auslösen wollen. Wir können mit einer klaren, präzisen und unzweideutigen Sprache Missverständnisse abwenden. Wenn wir wollen, können wir auch genau das Gegenteil auslösen: Raum für Fantasie lassen. Anregen. Aufregen.

In den zauberschönen Best Cases des Kinderspitals Zürich, von aarReha und dem Sanatorium Kilchberg begegnen wir einem immer wieder: Dem Frechmut. Frechmut heißt, mutig zu sein, etwas Neues auszuprobieren und mit einer charmanten Prise »Frechheit« aus der grauen Masse herauszustechen. Frechmut heißt auch, Personalwerbung mit Leidenschaft zu tun – schließlich ist doch das Anwerben neuer Talente so etwas wie die großartigste Aufgabe im HR, nicht wahr? Und letztlich heißt Frechmut auch *tun*. Die drei Unternehmen haben genau das getan, sie haben gezaubert statt gezaudert. Haben gehandelt statt Konzeptpapiere abzufüllen. Etwas ausprobiert und damit Erfolg gehabt, sie haben ihre Rekrutierungsziele erreicht und so ganz nebenbei mehrere HR Excellence Awards abgestaubt.

Darüber erzähle ich Ihnen gleich mehr. Und wenn Sie bis am Schluss durchhalten, belohne ich Sie mit dem, was Sie gerne haben – oder wenigstens wovon ich meine, dass Sie es lieben: Einer Liste mit zehn Tipps; kurzen, knackigen Tipps für Ihr Personalmarketingkonzept. Die wären dann quasi beim Nachspiel zum Vorspiel.

4.2 Sanatorium Kilchberg: Die mit dem Slampoeten.

»*Aus der Vogelperspektive, scheint dein Leben nochmals neu. Hier siehst du Prinzipien, denen du so lange treu bist. Du fragst: Ist diese Weise, wie ich meine Tage lebte, wirklich diese eine, die als Kind ich auch bestrebte? Wie führe ich mein Leben und wo führt es mich nur hin? Gibt es keine Ziele, die mir sinnvoller noch sind?*«

Reichlich ungewöhnliche Töne, die den potenziellen Bewerberinnen und Bewerbern des Sanatoriums Kilchberg im Arbeitgeber-Imagefilm der Privatklinik für Psychiatrie und Psychotherapie entgegenkommen. Was steckt dahinter?

Das Sanatorium Kilchberg ist wunderschön gelegen und liegt direkt am Zürichsee, nur wenige Minuten vor den Toren der Stadt Zürich. 400 Mitarbeitende engagieren sich hier für Menschen mit psychischen Erkrankungen. 2017 reagierte das Unternehmen mit 150-jähriger Tradition mit einem frischen, überraschenden und rundum frechmutigen Arbeitgeberauftritt auf die riesige Konkurrenz auf dem Arbeitsmarkt. Die komplett neu gestaltete Karriere-Webseite bildet dabei das Herzstück. Darin spielen Bilder, Videos und viele konkrete Informationen die Hauptrolle – und ein Slam Poet.

Kunstvolle Personalwerbung mit Frechmut-Charme: Poetry Slam

Ein Poetry Slam, sagt Wikipedia, ist ein literarischer Vortragswettbewerb, bei dem selbstgeschriebene Texte innerhalb einer bestimmten Zeit einem Publikum vorgetragen werden. Die Zuhörer küren anschließend den Sieger. Ausschlaggebend ist dabei, dass der Textvortrag durch performative Elemente und die bewusste Selbstinszenierung des Vortragenden ergänzt wird. Die Veranstaltungsform entstand Mitte der 80er Jahre in Chicago. Dort wurden literarische Wettkämpfe in einem Boxring ausgetragen. 1985 formierte sich dann das »Chicago Poetry Ensemble«, dem Schriftsteller, Poeten, Performance-Poeten und Schauspieler angehörten. Daraus entstand eine Bewegung, die auch in den deutschen Sprachraum überschwappte.

»*Bereits seit meiner frühesten Kindheit hantiere ich mit Schreibstift und Papier. Später erlernte ich gar die Schreibkunst. Schrieb ich erst vormeist Kurzgeschichten, entdeckte ich 2007 mit dem Poetry Slam die Lebendigkeit der Sprache in Verbindung mit Performance für mich. Seither reise ich mit meinen Texten über Stock und Stein und fülle Bühnen im ganzen deutschsprachigen Raum mit meinen Wortsalven.*« So beschreibt der Schweizer Slam Poet Valerio Moser sich und seine Liebe zur deutschen Sprache.

Valerio Moser ist mehrfacher Schweizermeister im PowerPoint-Karaoke. Erfinder des Langenthaler Slammobils. Kabarettist. Und Slam Poet. Der Gewinner mehrerer Meisterschaften ist ein wahrer Tausendsassa. Dieser aufmerksame Beobachter, scharfzüngige Wortakrobat und leichtfüßige Sprachschmetterling wurde aus Anlass des 150-jährigen Bestehens vom Sanatorium Kilchberg eingeladen, die traditionsreiche Privatklinik für Psychiatrie und Psychotherapie zu erkunden und aus seinen Eindrücken ein Textstück zu entwickeln. Dabei wurde er von einem Filmteam begleitet. Das Ergebnis war ein Film, der als Chronik für das Jubiläumsjahr genutzt wurde. Einzelne Filetstücke des Films wurden für das Personalmarketing genutzt und sind als Herzstück des Arbeitgeberauftritts des Sanatoriums Kilchberg zu bestaunen.

Nur: Darf man einen für sein (mit Verlaub: loses) Mundwerk ausgezeichneten Künstler für einen Arbeitgeber-Imagefilm einer Psychiatrischen Klinik engagieren? Ist das nicht etwas gar viel des Frechmuts? »Nein«, sagt Peter Hösly, Direktor des Sanatoriums. »Das Sanatorium ist fester Teil unserer Gesellschaft. Wir helfen psychisch erkrankten Menschen, ihr Leben zu meistern. Das ist nichts, wovor man den Vorhang zuziehen oder wofür man sich gar schämen müsste.« Das Sanatorium ist bekannt für seine Offenheit. Peter Hösly: »Wir sind eine sehr aufgeschlossene Klinik, sind offen für Neues, und das schon seit 150 Jahren. Kunst spielt bei uns eine wichtige Rolle. Sie wird zum Beispiel in der Therapie eingesetzt. Auch die Besitzerfamilien waren und sind über alle Generationen hinweg der Kunst zugewandt. Gerade auch die Offenheit für moderne, ja bisweilen avantgardistische Kunstformen hat bei uns Tradition. So steckt zum Beispiel in der DNA des Dadaismus viel vom Sanatorium Kilchberg drin und wir beobachten junge Kunstformen wie Poetry Slam mit Neugierde.«

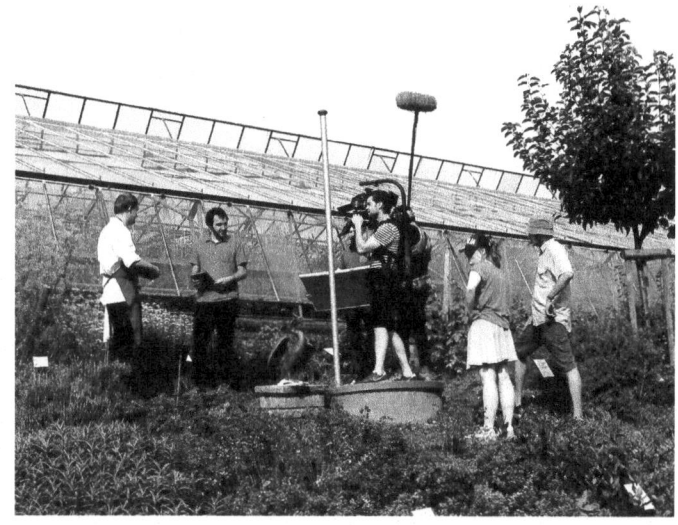

Abb. 4.1:
Slampoet Valerio Moser auf Entdeckungsreise im Sanatorium Kilchberg. (Quelle: Sanatorium Kilchberg, Jacqueline Baumann).

Der frische Wind, der von Valerio Moser und den von ihm besuchten Mitarbeitenden des Sanatoriums ausgeht, zieht sich auch wie ein roter Faden durch die Inserate. Die Online-Inserate wurden von Ballast befreit und überzeugen mit ihrer übersichtlichen Darstellung. Auffällig: Gleich nach dem Stellentitel werden den Interessierten als Erstes zuerst schon einmal fünf Vorteile eines möglichen Engagements am Sanatorium Kilchberg aufgezählt. Erst dann kommen Job- und Anforderungsprofil. Ansätze aus dem Konsumgütermarketing – die prominente Platzierung der Produktvorteile – hält Einzug in die Personalwerbung. Aus dem Stelleninserat wird endlich ein Werbeinserat für Stellen. Selbstverständlich ist das Inserat mit dem integrierten Video voll mobiletauglich und lässt sich per Mausklick sekundenschnell auf den einzelnen Jobbörsen ausspielen.

Marketing und Wirtschaftlichkeit – diese beiden Prämissen standen auch bei der Entwicklung der neuen Printinserate im Vordergrund. Die veralteten, großen Stelleninserate wurden abgeschafft. »Zu teuer, zu wenig Wirkung«, tönt es aus dem Sanatorium. Neu setzt das Unternehmen aus Kilchberg auf frische, auffällige »Teaserinserate«, wenn Print wie z. B. in Ärztezeitungen noch immer unumgänglich ist. Mit den neuen Inseraten schlägt das Sanatorium Kilchberg gleich mehrere Fliegen mit einer Klappe. Durch ihre reduzierte Größe sind sie über 30 % günstiger, dank der roten Farbe fallen sie trotz geringeren Massen stärker auf und mit den Aussagen werden gleich auch Kernbotschaften aus der neu entwickelten Employer Value Proposition (EVP) wie z. B. die einmalige Lage, der ausgezeichnete Teamspirit oder die flache Hierarchie ausgespielt.

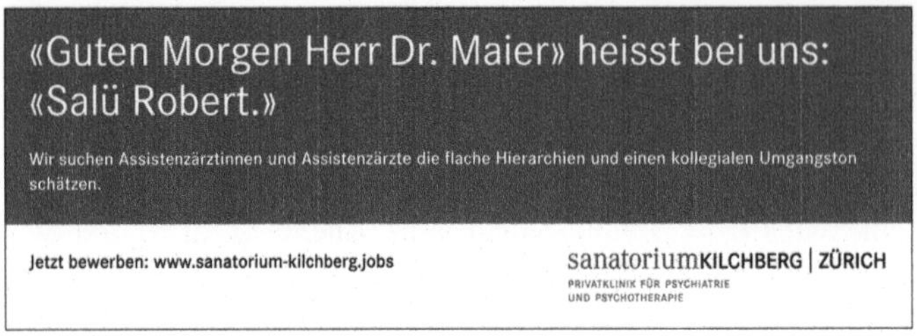

> «Guten Morgen Herr Dr. Maier» heisst bei uns:
> «Salü Robert.»
>
> Wir suchen Assistenzärztinnen und Assistenzärzte die flache Hierarchien und einen kollegialen Umgangston schätzen.
>
> Jetzt bewerben: www.sanatorium-kilchberg.jobs   sanatoriumKILCHBERG | ZÜRICH
> PRIVATKLINIK FÜR PSYCHIATRIE UND PSYCHOTHERAPIE

Abb. 4.2:
Inserate-Teaser mal anders. (Quelle: Sanatorium Kilchberg).

Mit dem Aspekt der flachen Hierarchie und dem kollegialen Umgangston möchte das Sanatorium gerade auch in Deutschland punkten. »Die Hierarchien und manchmal damit verbunden auch der Umgangston sind in Deutschland schon noch immer etwas anders als hier in der Schweiz«, sagt Robert Maier, Chefarzt am Sanatorium Kilchberg. »In den Anstellungsgesprächen und vor allem später dann, wird mir das gerade von Assistenzärztinnen und Assistenzärzten immer wieder zurückgemeldet. Die Atmosphäre hier am Sanatorium, der Umgang untereinander, ist halt schon ein glasklarer Pluspunkt, der für uns spricht«. Robert Maier steht gewissermaßen als Botschafter für die Unternehmenskultur am Sanatorium. In einem der neuen Teaserinserate steht denn auch: »Guten Morgen, Herr Dr. Maier«, heißt bei uns: »Salü Robert«.

Geschmeidige Markenführung.

Mit dem frechmutigen Vorgehen zeigt die Privatklinik einmal mehr Pioniergeist. Damit folgt sie der Tradition des Hauses. »Unser neuer Auftritt ist für mich typisch Sanatorium, ein wenig anders, vielleicht sogar fast ein wenig frech und auf jeden Fall aber sehr authentisch«, fasst Direktor Peter Hösly zusammen. Die Karriere-Webseite entspricht aber nicht nur vom »Look« her dem Spirit, sondern auch vom »Feel«: 20 Mitarbeitende stehen mit Bild und einem Kurzstatement als Botschafterinnen und Botschafter für unseren ausgezeichneten Teamgeist. Fünf Videos bringen viel Leben und Authentizität in den Arbeitgeberauftritt. Und dazu werden umfassende Informationen über die Leistungen geboten. Informationen und Emotionen, darum geht's. Ein besonders interessantes Detail: Die Teaserinserate im auffälligen Rot fallen aus dem bisherigen Corporate Design – Rahmen des Unternehmens, welches auf die in der Gesundheitsbranche verbreiteten gedeckten Farben weiß-blau und schwarz setzt. Für Direktor Hösly ein bewusster Entscheid: »Marke ist für mich nie Selbstzweck, sondern dient der Erreichung der Unternehmensziele. Kontinuität ist mir in der Markenführung wichtig – das aber darf nicht mit Sturheit verwechselt werden. Wir machen das jetzt einfach mal.«

4.3   aarReha: Die, die über sich selber lachen können

Wer sich auf dem Arbeitsmarkt Gehör verschaffen will, sollte Seriosität nicht mit Langeweile verwechseln. Das dachte sich auch eine Klinik im aargauischen Schinznach und macht mit ganz viel Humor auf sich aufmerksam.

Humor? Lassen Sie uns hier ganz kurz eine Klammer aufmachen: Hat Humor überhaupt etwas im Business verloren? Und ob! Denn eine starke Unternehmenskultur ist ein Magnet für das Employer Branding. Und Humor und Lachen sind das Herzstück einer jeden guten Kultur. Seit jeher wissen wir, dass Lachen gesund ist. Nur im Business traut man dem Braten nicht so recht. Dabei trägt Lachen zur Konfliktlösung bei und erhöht die geistige Flexibilität, es schafft gar neue Denkdimensionen. Sage nicht ich, sondern Daniel Goleman in seinem Klassiker über emotionale Intelligenz. Ja der Humor im Business hat sogar göttlichen Beistand. »Papst Franziskus schalt schon einmal seine Kardinäle und mahnte sie in seiner als ›die 15 Krankheiten der Kurie‹ bekannten Kritikliste dazu an, nicht immer so eine Trauermiene aufzusetzen. Wie schön, würden das auch die Unternehmensleiter weltlicher Konzerne von ihrem Management und den Mitarbeitenden einfordern. Und noch viel wichtiger, dies auch selber vorleben.« (Buckmann 2018, S. 49).

Darum: Thematisieren Sie das Lachen in den Stelleninseraten, den Vorstellungsgesprächen und in den Mitarbeitergesprächen. Befördern Sie nur Talente, die Humor haben und das gerne zeigen. Beauftragen Sie das BGM oder OE mit einer Lachstrategie. Und bringen Sie Humor auch in der Personalwerbung zum Ausdruck, vielleicht sogar mit einem Augenzwinkern.

Und damit nun zurück zur Rehaklinik mitten im Schweizer Kanton Aargau.

50 neue Mitarbeiterinnen und Mitarbeiter. Dieses kleine Jobwunder mitten in der – mit Verlaub – Provinz im Schweizer Kanton Aargau vollbrachte 2018 die Rehabilitationsklinik aarReha. Ein Teil dieser Jobs wurde für die Erhöhung der Bettenkapazität im Stammhaus in Schinznach benötigt, der größere Teil davon für den neuen Standort in Zofingen, ebenfalls im Kanton Aargau.

Ebendieser Kanton Aargau und seine Menschen werden in der Schweiz vor allem von den »großen« Nachbarn in Zürich gerne als etwas zurückgeblieben belächelt. »Rüeblikanton«, also so etwas wie »Karottenbundesland«, nennt man ihn wegen seiner landwirtschaftlichen Stärke gerne. Das Kürzel »AG« auf den Autoschildern wird als »Achtung Gefahr« interpretiert und den Menschen, die im Kanton Aargau leben, unterstellt man gerne boshaft-liebevoll, sie würden doch tatsächlich noch immer weiße Socken tragen.

Pflege-Berufe.ch listet in der Schweiz im Herbst 2018 über 5.000 freie Stellen in der Pflege auf. Vor diesem Hintergrund wird die Suche nach den neuen Pflegeprofis, Ärztinnen und Therapeuten zu einer veritablen Mammutaufgabe für das Unternehmen mit 250 Mitarbeitenden. Erschwerend kommt dazu, dass die Klinik zwar bei den Patientinnen und den zuweisenden Ärzten eine Erfolgsgeschichte, auf dem Arbeitsmarkt hingegen eher noch ein Geheimtipp ist. Um das zu ändern, hat aarReha an zwei »Baustellen« gearbeitet.

Die Pflicht: Die neue Karriere-Website

Zuerst wurden die Hausaufgaben gemacht. »Damit meine ich in erster Linie unsere neue Karriere-Website«, erklärt Projektleiterin Stefanie Hitz von aarReha. »Uns war wichtig, dass sich Interessierte rasch einen Überblick über die für sie relevanten Informationen verschaffen können. Und das sind nicht wenige. Darum lassen sich die Informationen auf unserer neuen Seite mit einem Mausklick sortieren. So erhalten die einzelnen Berufsgruppen immer genau die Informationen ausgespielt, die sie interessieren.« Was ich darüber hinaus richtig cool finde: Stefanie Hitz interviewt die künftigen Chefinnen und Chefs der Pflegefachleute, Therapeutinnen und Ärzte gleich selber und lädt sie per Video zu einem »Vorstellungsgespräch« ein. Dort gibt zum Beispiel Volker Tempelmann, der künftige Vorgesetzte interessierter Pflegeprofis, einen Einblick in seinen Werdegang und darüber, wie er so tickt und was ihm wichtig ist. Der Arbeitsmarkt als Arbeitnehmermarkt wörtlich genommen. Daumen hoch.

Die Kür: Eine Kampagne mit Augenzwinkern

Noch immer verwechseln viele Arbeitgeber in der Personalwerbung Seriosität mit Langeweile und wundern sich, dass man sie nicht oder wenn doch als verstaubt wahrnimmt. Nicht so das aarReha-Team, dessen unkomplizierter, lockerer Umgang untereinander einer der Trümpfe als Arbeitgeber ist. »Wir lachen gerne, auch über uns selbst«, schmunzelt Stefanie Hitz. »Und weil wir mit unseren beiden Standorten ein 100 %-iges Aargauer Unternehmen sind, lag die Idee mit den weißen Socken ja fast schon auf der Hand.« Oder am Fuß, um es genau zu nehmen.

Zuvor arbeitete das Unternehmen an seiner »Arbeitgeber-DNA«. Dabei kristallisierten sich vier Vorzüge heraus. Und genau diese Qualitäten lassen sich hervorragend auf die Sockenidee adaptieren. Der dehnbare Bund passt zum Beispiel ausgezeichnet zu den überdurchschnittlich flexiblen Arbeitszeitmodellen. Der Umstand, dass in der Rehaklinik mehr Zeit für die Behandlung der Patienten als zum Beispiel in Akutspitälern zur Verfügung steht, passt wunderbar zum Freiraum an der Sockenspitze. Und bei den ausgezeichneten Sozialleistungen liegt der Bezug zur verstärkten Ferse ebenso nahe wie das gute Arbeitsklima, das Platz zum Atmen lässt.

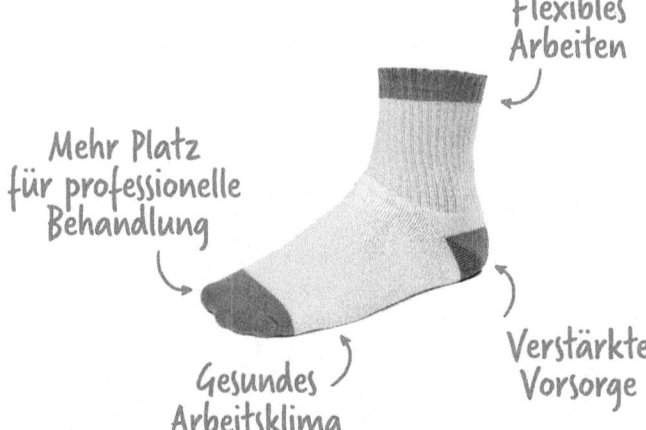

Abb. 4.3: Einmalig: Die Elemente der EVP in Sockenform. (Quelle: aarReha).

Die Socken werben nun als Blickfang für die Jobs bei aarReha. Sie flimmerten im Frühjahr 2018 von Kinoleinwänden und Bildschirmen in Bussen und Postautos. Und mit Facebook-Ads wandelte das Unternehmen auf neuen Pfaden. Selbst einzelne Jobinserate wurden angepasst, und zwar sowohl online als auch für den Einsatz in regionalen Printmedien. In diesen Inseraten wird dann auch humorvoll erklärt, dass auch Pflegeprofis, Therapeuten und Ärztinnen willkommen sind, die auf andere Sockenfarben stehen. »Kein Problem«, steht da, »viel wichtiger sind uns Ihr Humor, Ihre Fachkompetenz und Ihr Interesse für Neues.« Das ist herrlich unverkrampft und souverän.

Weiße Socken als Stars der Personalwerbung

Das Beste dabei ist: Die weißen Socken gibt es wirklich. Tausend Stück hat Projektleiterin Stefanie Hitz bestellt. Auf der Banderole sind die Arbeitgebervorteile aufgedruckt. Sie kommen bei Jobmessen zum Einsatz und sind dort augenzwinkernde Türöffner für Fachgespräche. Sie wären durchaus auch als Teil einer Guerillamarketingaktion denkbar, zum Beispiel im Rahmen einer Verteilaktion vor großen Spitälern in Zürich. »Soweit wollten wir dann aber doch nicht gehen«, sagt Stefanie Hitz. »Wir zählten darauf, dass Interessierte auch so von unseren spannenden Jobs erfahren.«

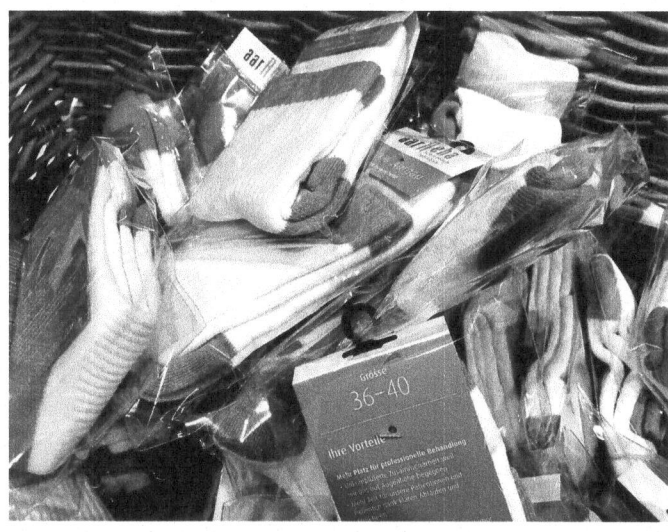

Abb. 4.4:
Hand- bzw. fußfestes Personalmarketing mit Guerilla-Potenzial: Die Original aarReha-Personalmarketingsocken. (Quelle: Jörg Buckmann).

Und es hat in der Tat funktioniert. Die zusätzlichen Stellen konnten 2018 wie geplant besetzt werden. »Ein Selbstläufer war es zwar nicht, aber das haben wir auch nicht erwartet«, sagt Stefanie Hitz von aarReha. »Aber unser Plan ist aufgegangen, wir haben mit unseren bescheidenen Mitteln größtmögliche Aufmerksamkeit erzielt. Humor sei Dank.«

Ein wichtiger Mosaikstein in dieser Erfolgsgeschichte waren die bestehenden Mitarbeitenden. Diese sind die vermutlich wichtigsten Werbeträger jeder guten Kampagne. Sie wurden daher als Erste eingeweiht. Im Rahmen eines gediegenen Apéros wurde die neue Website live geschaltet und gewissermaßen die Socke aus dem Sack gelassen. Alle Mitarbeitenden erhielten ihr persönliches Exemplar der sympathischen aarReha Werbeträger. Intern vor extern: Auch das ist richtig stark gemacht.

Von wegen etwas rückständig: Echt coole Socken, diese Aargauer.

4.4 Kinderspital Zürich: Die mit dem Kartent(r)ick

Das Kinderspital Zürich ist für mich der Inbegriff an Kunden- bzw. Bewerberorientierung. Welche Innovation das Team um Matthias Bisang auch anpackt: Es orientiert sich konsequent an den Bedürfnissen der bestehenden und der künftigen Mitarbeitenden. Aus dem Potpourri an Ideen, die ich an dieser Stelle als Beleg aufführen könnte, picke ich einfach mal vier heraus:

Lohntransparenz in den Stellenanzeigen

Gutes Personalmarketing befriedigt die (Informations-)Bedürfnisse der Zielgruppen. So einfach ist es aus meiner Sicht. Einverstanden? Wunderbar. Darum werden Sie vermutlich ja auch versuchen, auf Ihrer Karriere-Website zu zeigen, dass Sie einen guten Teamgeist haben. Dass Ihnen Weiterbildung wichtig ist und sie diese entsprechend fördern. Dass Sie interessante Arbeit anbieten können und zu flexiblen Arbeitsformen Hand bieten. Und sicher werden Sie Ihre Benefits erwähnen und dass man in Ihrer Kantine gut, gesund und günstig essen kann. Ausgezeichnet. Trotzdem verschweigen Sie damit das vermutlich wichtigste Bewerberbedürfnis: Diese wollen wissen, wie viel sie verdienen.

Auch hier übernahm das Kinderspital Zürich eine Vorreiterrolle. Aus dem Lohn nicht mehr länger ein Geheimnis zu machen, war für Matthias Bisang, den Leiter des HRM, die logische Folge einer generellen Entwicklung auf dem Arbeitsmarkt. Bisang: »Gerade die jüngeren Generationen haben einen unverkrampfteren Umgang mit dem Lohn. Er ist ein ganz normales Element im Anstellungspaket und Teil des Deals ›Arbeit gegen Geld‹. Nicht mehr, nicht weniger. Warum also dieses Versteckspiel?«. Mit dieser progressiven Haltung gehört Matthias Bisang in der Schweiz zu den Vorreitern. Erst wenige Unternehmen fassen Ehrlichkeit und Transparenz in der Bewerberkommunikation so breit auf wie er. Dabei ist der Ruf der Kunden, sprich Bewerber, unüberhörbar.

»Auch im Kinderspital war diese Maßnahme zu Beginn nicht unumstritten. Doch Matthias Bisang und sein Team bewiesen Mut und setzten sich mit viel Leidenschaft (einer ganz wichtigen Frechmut-Essenz übrigens) schließlich intern durch. Zumindest teilweise – noch sind nicht in ganz allen Inseraten die Löhne publik. Dass noch nicht alle Linienvorgesetzten damit einverstanden sind, ficht Bisang nicht an. Er weiß, dass es bisweilen auch Geduld braucht.« (Buckmann 2016, S. 77–78).

Die 15 Sekunden Bewerbung

Hand aufs Herz: Sie haben sich entschieden, etwas Neues zu kaufen, sagen wir ein Elektrofahrrad. Sie haben evaluiert und abgewogen und sich dann zu einem Entscheid durchgerungen. Jetzt muss es schnell gehen, jede Warterei nervt. Stellen Sie sich vor, der Händler würde nun von Ihnen auf seiner Website zuerst einmal Ihre Personalien verlangen. Ein Foto dazu. Dann müssten Sie weiter begründen, warum Sie genau dieses Rad haben wollen. Mit einem Auszug aus dem Betrebungsregister haben Sie schon mal unter Beweis zu stellen, dass Sie später in der Lage sind, pünktlich zu bezahlen. Das ist undenkbar – außer, wenn es darum geht, statt eines neuen Fahrrads einen neuen Job zu »erstehen«. Dort läufts noch immer anders und die Bewerber bekommen zu spüren, dass komplizierte Online-Bewerbungsformulare noch immer weitverbreitet Recruiters Lieblinge sind.

Anders im Kinderspital im Jahr 2016. Für eine Kampagne zur Anwerbung mehrerer Dutzend neuer Pflegefachkräfte machte das Kinderspital das Bewerben radikal einfach.

»Ziel war es, mit einem unglaublich einfachen Bewerbungsprozess und einer kurzen Reaktionszeit die bestmögliche Digital Candidate Experience zu kreieren. Tatsächlich erfragt das Kinderspital Zürich für die Bewerbung nur den Namen, die Mail-Adresse und die Handynummer. Der Wunscheinsatzbereich kann, muss aber nicht, angegeben werden. Und wer will, kann auch ein Foto hochladen und wird dann nach dem Abschicken der Bewerbung mit einem speziellen Feedback belohnt. Dies jedoch eher im Sinne einer »Spielerei«, für den Bewerbungsprozess an sich nicht relevant. Alles also einfach und selbsterklärend, Zeitaufwand 15 bis 20 Sekunden. Mit der Mircosite wurde der Bewerbungsprozess grundsätzlich neu gedacht. Nach Eingang der Kurz-Bewerbung, ach was, der Kürzest-Bewerbung, folgt ein Telefonat mit der Kandidatin. Diese »Neutralität« im ersten Bewerbungsschritt – die Unterlagen, die Herkunft und andere Faktoren spielen noch überhaupt keine Rolle – fand beispielsweise auch Jessica, meine Interviewpartnerin, motivierend. So würden sich die verantwortlichen Personen unvoreingenommen jedem Bewerber auf dieselbe faire Weise annehmen. Sonja Auf der Maur, treibende Kraft hinter diesem Vorgehen und Bereichspersonalleiterin beim Kinderspital Zürich, erklärt: »Das erste Telefonat dient dazu, einen allerersten Eindruck von unseren Bewerberinnen und Bewerber zu erhalten und umgekehrt sie natürlich von uns. Wenn man unbedingt ein Pendant zum Motivationsschreiben in unserem Prozess definieren will, kommt dem wohl dieses Telefongespräch am nächsten.« Der Lebenslauf wird erst im Anschluss an das Telefonat eingeschickt oder gleich an den Schnuppertag mitgebracht, dem nächsten Schritt im Auswahlverfahren. Dort geht es darum, sich gegenseitig kennenzulernen. Das Kinderspital Zürich zeigt, was es zu bieten hat. Das ist natürlich eine viel sympathischere und authentischere Form des Kennenlernens als die geregelten Job-Gespräche in kahlen Sitzungszimmern. Erst ganz am Ende des Einblicktags gibt's dann noch ein »normales« Gespräch.

Innerhalb von vier Monaten wurde die Seite Kispi-Spirit.ch mehr als 20.000 Mal angesehen und das Kinderspital Zürich konnte sich über 334 Bewerbungen freuen. Das sind sehr viele mehr, als in den Monaten davor verbucht wurden.« (Buckmann 2017)

Der Kispi-Bus

Gut unterwegs war das Kinderspital Zürich auch mit dem kleinsten Jobcenter der Schweiz. Wobei man das mit dem »gut unterwegs« nicht allzu wörtlich nehmen sollte. Vor drei Jahren schafften die Personalverantwortlichen einen VW Bully an. Ein Auto mit Vergangenheit. Mit Charisma, ja und mit ein paar Macken. Der Bully war als rollender Messestand ein Blickfang jenseits der langweiligen Standard-Messestände. Er war Begegnungsort für HR und Interessierte. Das Job-Center mit »jöh-Effekt« war aber ein bisweilen launischer Begleiter. Sonja Auf der Maur und Désirée Nater, beide Bereichspersonalverantwortliche am Kinderspital, erinnern sich an abenteuerliche Ausfahrten. Wie zum Beispiel nach Davos an einen Pflegekongress, wo die Autohilfe gleich zwei Mal zum Einsatz kam. Oder als mitten im Zürcher Feierabendverkehr plötzlich der zweite Gang kaputt ging und das mobile Jobcenter mitten auf einer Kreuzung für ungewollte Aufmerksamkeit sorgte.

Die Einsätze vor Ort bei den potenziellen Bewerberinnen und Bewerbern brachten also immer auch spannende Begegnungen in örtlichen Autogaragen mit sich. »Nicht auszurechnen, wenn wir im größeren Stil Automechaniker rekrutieren müssten – wir hätten vermutlich heute eine ellenlange Warteliste«, lacht Sonja Auf der Maur.

Das fahrende Jobcenter hat so einiges erlebt. Im Sommer diente es vor der Ausbildungsstätte der Studierenden der Pflege als mobile Eisdiele. Es stand in Hallen und eroberte mit

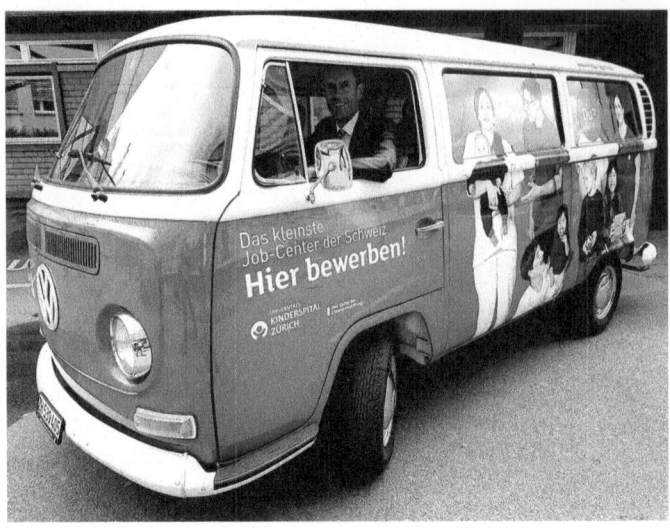

Abb. 4.5:
Der Kispi-Bus vor großer Fahrt.
(Quelle: Kinderspital Zürich).

seinen fahrzeugtypischen Kulleraugen schnell die Herzen der Talente. Es half so unzählige Male, schnell mit Interessierten ins Gespräch zu kommen. Und ganz nebenbei war das »Büssli«, wie der VW liebevoll genannt wurde, auch unter den Mitarbeitenden im Kispi zum Liebling geworden. Schon mehr als einmal wurde eine langjährige Mitarbeiterin am letzten Arbeitstag vor der Pensionierung damit vom HR-Leiter persönlich zu Hause abgeholt und ins Kinderspital chauffiert.

Sonja Auf der Maur zieht eine positive Bilanz nicht ohne Wehmut: »Unser VW-Bus hat uns an vielen Messen deutlich mehr Besucher beschert als den Nachbarständen. Er war aber nicht nur in Hallen, sondern vor allem auch auf der Straße ein Blickfang, wodurch sich auch immer wieder schönes Bildmaterial ergab, das wir in den Sozialen Medien weiterverwerten konnten. Jede Reise zu auswärtigen Messen war ein kleines Abenteuer.« Und warum ein Fazit mit Wehmut? »Weil wir unser »Büssli« weggeben haben. Es hat seinen Zweck ganz einfach erfüllt und wie alle Ideen hat auch diese eine Art Halbwertszeit. Der Überraschungseffekt ist etwas verpufft. Und die vielen Pannen sind uns auch ein wenig verleidet. Trotzdem: Es hat sich absolut gelohnt, wir hatten viel Spaß und dank dem rollenden Job-Center sind wir zu zahlreichen guten Bewerbungen gekommen«, sagt Sonja Auf der Maur.

Falls Sie nun denken, naja, die Schweizer haben halt das nötige Kleingeld – hätte ich diese Möglichkeiten auch, würde ich so etwas auch tun, muss ich Sie enttäuschen. Nach über zwei Jahren im Einsatz konnte das Kinderspital Zürich den VW Bully ohne Verlust weiterverkaufen.

Die Mitarbeiterbeurteilung

Oh du Fröhliche: Die Vorweihnachtszeit ist in vielen Firmen Mitarbeitergesprächszeit. Dann kommt so richtig Hektik auf. Mitten im Jahresendspurt müssen noch schnell die Mitarbeitergespräche abgearbeitet werden. Ein Ritual seit Jahren. Da werden dann landauf, landab wieder Noten verteilt was das Zeug hält und die einzelnen Fähigkeiten der Mitarbeitenden fein säuberlich mit Buchstaben von A bis E oder Zahlen von 1 bis 5 bewertet. Wie früher in der Grundschule.

Damit diese Gespräche auch richtig ablaufen, gibt es für die Chefinnen und Chefs

Stützrädli in Form eines Leitfadens mit vielen Hintergrundinformationen, Tipps und Ausfüllhinweisen. Ätzend langweilige Dokumente, jenes der Stadt Zürich ist zum Beispiel fast 50 Seiten lang (ja, fünfzig, kein Schreibfehler).

- Das ist eine Bevormundung erwachsener Menschen.
- Das ist eine Geringschätzung der Führungspersonen.
- Das ist total verrückt.

Noch immer halten viele Firmen an diesem zweifelhaften Ritual fest und alle erdulden es: Vorgesetzte, Mitarbeitende, die Personalabteilung. Damit die Mitarbeitenden präzise vermessen und die Erkenntnisse auch schön ausgewertet werden können, werden die Gespräche nun sogar digital erfasst, schließlich will man mit der Zeit gehen. Kurven, Diagramme, Verhältniszahlen, Skillsdatenbanken. Da fliegt sofort auf, wer in seiner Abteilung die Gauss'sche Sollverteilung verfehlt. Wehe!

Das an sich ja wichtige Jahresgespräch wurde es regelrecht kaputtinstrumentalisiert. Aus dem Gespräch zwischen zwei Menschen wurde eine eierlegende Wollmilchsau, verantwortlich für:

1. Messung von Leistung und Verhalten
2. Vereinbaren neuer Ziele, möglichst nach der SMART-Methodik
3. Feedback und Wertschätzung
4. Führungsfeedback
5. Entwicklung und entsprechende on- und off-the-job Fördermaßnahmen
6. Lohnsteuerung und Bonus
7. Datenbasis für Skills und die strategische Personalentwicklungsplanung
8. Grundlagen für das Erstellen der Arbeitszeugnisse

Ein administratives Monster wurde geboren mit Formularen, Handbüchern, Trainings und IT-Systemen. Dabei wäre doch gerade in Zeiten der Digitalisierung Agilität gefragt. Die klassische Systematik der Mitarbeiterbeurteilung kommt mit dem Tempo der heutigen Arbeitswelt nicht mehr mit. Das Vereinbaren und Messen von Zielen im 12 Monats-Rhythmus wird von der Realität überholt.

Ganz so schlimm war die alte Mitarbeiterbeurteilung im Kinderspital nicht. Und doch waren die Verantwortlichen unzufrieden und sie kehrten zurück zu den Ursprüngen dieses Gesprächs. Wie sie das taten, war mal wieder typisch Kispi.

Im Kinderspital Zürich sind die Schulnoten für Mitarbeitende passé – aber natürlich nicht die Gespräche. Im Gegenteil, die sind wichtiger denn je. Verantwortlich für die neue, fast schon spielerische Form, Mitarbeitergespräche vorzubereiten und zu führen, ist Désirée Nater. »Schranken und Vorgaben abschaffen und trotzdem eine Hilfestellung für das Jahresgespräch geben«, so beschreibt die innovative Bereichspersonalleiterin eine der Knacknüsse, die sie zu lösen hatte. Sie fand einen kreativen Ansatz mit viel Raum für individuelle und persönliche Gespräche.

Die alte, klassische Mitarbeiterbeurteilung mit Zielvereinbarung und einer Benotung von A bis D wurde abgeschafft. An ihre Stelle trat das »Standortgespräch«. Mit ihm ist die Notengebung ebenso Geschichte wie das (krampfhafte) Suchen nach (vermeintlich) smarten Zielen.

Jetzt unterstützen Themenkarten die Gesprächsführung. Aus einem Set an 25 Gesprächsthemen suchen sich die Führungskräfte jene aus, welche individuell auf das anstehende Gespräch mit der Mitarbeiterin passen. Also zum Beispiel *Vorbild*, *Beziehungen* oder *Feedback*. Auf der Rückseite der Karten helfen Beschreibungen (Indikatoren), das Thema noch besser zu verstehen. Vorgaben darüber, welche und wie viele Gesprächskarten verwendet werden sollen, gibt es keine. So werden die Standortgespräche höchst individuell.

Aus den Zielen wurden im Kinderspital ganz einfach Themenschwerpunkte. Sie werden gemeinsam für das Folgejahr vereinbart. Welche das sind, hängt von den Stärken oder Schwächen des Mitarbeiters ab, von anstehenden Projekten in den jeweiligen Abteilungen und von den Zielen der Geschäftsleitung, die jährlich einen Themenschwerpunkt vorgibt.

Das neue System wurde in einem Pilotversuch getestet. Es kam ausgezeichnet an und wird ab 2019 breit ausgerollt.

> **Die Packungsbeilage**
>
> Bitte beachten Sie diese zehn Inhaltsstoffe für großartige Nebenwirkungen:
>
> 1. Bei allem, was man tut, an die anvisierten Talente denken. Nicht an sich, seine Prozesse oder was auch immer.
> 2. Lachen ist wichtig. Menschen, die viel und auch über sich selber lachen können, sind erfolgreicher als andere. Suchen Sie solche Talente – und werben Sie fröhlich und mit Humor um sie.
> 3. Machen Sie Mitarbeiterbeurteilungen wieder zu dem, was sie eigentlich sind: Ein Gespräch zwischen zwei erwachsenen Menschen. Schaffen Sie den Formularhorror ab, lachen Sie auf »SMART« gebürsteten Zielen ins Gesicht und hören Sie auf, Noten zu geben. Und dann am Schluss: Werben Sie damit.
> 4. Gutes Personalmarketing befriedigt die (Informations-)Bedürfnisse der Zielgruppen. Dazu gehört völlig logisch und ohne jegliche Krampferscheinungen auch die Frage nach dem Lohn.
> 5. Frechmut beweisen: Etwas tun, dass sich von der Konkurrenz abhebt und für Aufmerksamkeit sorgt.
> 6. Gesunden Menschenverstand walten lassen – dann kommt's gut. Meistens.
> 7. Mehr Technologie heißt nicht zwangsläufig eine bessere Candidate Experience.
> 8. Wenn die Bewerber nicht zu Ihnen kommen, dann fahren Sie halt zu ihnen.
> 9. Microsites helfen, schnell zu einem guten Auftritt zu kommen und flexibel zu bleiben.
> 10. Das Bewerben unendlich einfach machen.

Literatur

Buckmann, J. (2016): Personalmarketing to go. Wiesbaden: Springer Gabler.

Buckmann, J. (Hrsg.) (2017): Einstellungssache: Personalgewinnung mit Frechmut und Können. 2. Aufl. Wiesbaden: Springer.

Buckmann, J. (2018): Personalmarketing mit gesundem Menschenverstand. Zürich: Verlag SKV.

5 Recrutainment in Personalmarketing und Recruiting – alles nur Spielerei?

Joachim Diercks, Thiemo Coors

5.1 Einführung

5.1.1 Mediale Präsenz und Praktische Relevanz

Mit Überschriften wie »Zocken für den Wunschberuf« (Wirtschaftswoche 2012), »Daddeln fürs Vorstellungsgespräch« (Karriere Spiegel 2012) oder »Spielend zum Erfolg« (Personalwirtschaft 2018) wird durch die Medien auf einen immer bedeutsamer werdenden Trend in der Personalauswahl aufmerksam gemacht: Recrutainment. Dabei ist Recrutainment eigentlich gar nicht so neu: Schon im Jahr 2000, zu Zeiten der sog. »New Economy« startete das »Erfolg-Reich-Spiel«, ein Online-Assessment-Center mit spielerischem Charakter und Gewinnspiel, an dem namhaften Unternehmen wie McKinsey, Bosch oder BMW beteiligt waren. Heute, beinahe 20 Jahre später ist Recrutainment kein so exotisches Thema mehr, sondern in vielen großen Unternehmen ein fester und bedeutsamer Bestandteil der Personalgewinnung.

Die Personalsuche und -auswahl gestaltet sich für Unternehmen zunehmend schwierig. Einerseits wird der Fachkräftemangel beklagt, sodass viele Unternehmen in bestimmten Branchen schlicht nicht genügend Bewerbungen auf ihre ausgeschriebenen Stellen erhalten (FAZ 2018, »Fachkräftemangel immer größer«). Andererseits stellt sich anderen Unternehmen die Schwierigkeit, aus der Vielzahl an Bewerbungen die wirklich passenden Personen auszuwählen.

Die somit aufgeworfenen Problemstellungen, mit denen Unternehmen im Rahmen von Personalprozessen konfrontiert werden, lassen sich im Kern auf zwei wichtige Prozesse zurückführen. Erstens sollten durch angemessene Personalmarketingstrategien nicht nur eine hohe Anzahl an Bewerberinnen und Bewerbern im Allgemeinen, sondern vor allem ein hoher Anteil insgesamt geeigneter und passender Personen angezogen werden. Zweitens sollte ein effizienter Personalauswahlprozess definiert und durchgeführt werden, um die richtige Auswahlentscheidung, insbesondere bei hohen Bewerbungszahlen, zu treffen.

Es geht also um das Zusammenspiel aus funktionierender »Selbstselektion«, also der Auswahlentscheidung auf Kandidatenseite, sich überhaupt für ein Unternehmen bzw. eine Stelle zu bewerben, und treffsicherer »Fremdselektion«, also der Auswahl, die das rekrutierende Unternehmen unter den eingehenden Bewerbungen vornimmt.

Die Anwendung von digitalen Lösungen ist für solche Fragen nicht mehr wegzudenken, angefangen bei der Karriere-Website von Unternehmen und deren Aktivität in Social-Media-Kanälen bis hin zur digitalen Bewerbung und dem Einsatz von Online-Tools im Auswahlprozess. Auch hier zeigen ganz aktuelle Beiträge die Relevanz digitaler Lösungen im Recruiting-Kontext (Haufe 2018 »Eignungsdiagnostik: Prognosen und Warnungen aus der Wissenschaft« und »Der Markt für digitale Diagnostik-Tools boomt«). Die Verbreitung entsprechender digitaler Lösungen in der HR-Praxis wird daher im folgenden Abschnitt näher betrachtet.

5.1.2 Einsatz in der HR-Praxis

In der Praxis findet sich eine Bandbreite an onlinegestützten Verfahren für Personalauswahl und berufliche Orientierung, darunter auch Verfahren mit unterschiedlich hoher Ausprägung an Recrutainment. Die Bewertung dessen fällt je nach Verfahren und seinen Charakteristika und letztlich auch seinem Kontext aus. Beispielsweise berichtet eine hohe Zahl Schüler und Studierender in einer Befragung ihr Interesse an persönlichkeitsbasierten Selbsttests auf einer Karriere-Website, um die Passung zu dem jeweiligen Unternehmen zu überprüfen (Diercks und Kupka 2013, S. 3). Diese Aussage bestätigte eine Befragung von 350 Personen, die sich im Bewerbungsprozess befanden, der Unternehmen CYQUEST und Softgarden im Frühjahr 2018: Rund 60 % der Befragten gab an, dass sie sog. »Matching-Tools«, bei denen man als Interessent anonym einige wenige Fragen beantwortet und eine Rückmeldung dazu erhält, welche Aufgabe im Unternehmen die richtige für einen sein könnte, für hilfreich halten (CYQUEST & Softgarden, 2018). Ähnliche Befunde finden sich auf Unternehmensseite. Eine Befragung von Unternehmen zeigte, dass schon im Jahr 2008 der Wunsch nach einer stärkeren IT-Unterstützung vorhanden war. Die Mehrheit der Befragten geben an, bei Eignungstests (52,0 %) und Psychometrischen Tests (55,6 %) eine Digitalisierung anzustreben (Eckhardt et al. 2013, S. 23). Es überrascht daher wenig, dass das von der Firma cut-e herausgegebene »Deutsche Assessment Barometer 2016« mit 36 % einen im Vergleich zu 2010 doppelt so hohen Verbreitungsgrad sog. »Online-Assessments«, also psychometrischer Messverfahren zur Bewerbertestung, dokumentierte. Neben Kosteneinsparungen und Geschwindigkeitsgewinnen versprechen sich Unternehmen hiervon vor allem höhere Zuverlässigkeit, reduziertes Risiko und bessere Begründbarkeit ihrer Personalentscheidungen (cut-e 2016).

Ein entscheidender Vorteil der Onlinegestützten Verfahren ist der deutlich geringere Aufwand auf Bewerberseite. Bei Vor-Ort durchgeführten Testungen werden zeitliche und finanzielle Ressourcen von Bewerbern zu einem frühen Zeitpunkt im Bewerbungsprozess beansprucht. Eine Vergleichsstudie zwischen Online-Testung von zu Hause aus und Offline-Testung im Unternehmen vor Ort mit jeweils über 500 Auszubildenden zeigt, dass die Absprungquote durch Nicht-Erscheinen oder Abbruch während der Testung bei einem online-gestütztem Verfahren erheblich geringer ausfällt als bei einem offline durchgeführten Vor-Ort-Termin (Kupka 2013, S. 59).

Der vorliegende Beitrag soll einen Überblick über den aktuellen Stand des Einsatzes von Recrutainment und die verschiedenen Möglichkeiten der Ausgestaltung geben. Hierfür wird der Begriff Recrutainment definiert und wichtige Einsatzgebiete umrissen. Darüber hinaus sollen Gütekriterien, angelehnt an die DIN 33430, insbesondere für den Einsatzbereich Online-Assessment-Verfahren diskutiert werden, weshalb nachfolgend die relevanten Gütekriterien kurz erläutert werden.

5.1.3 Gütekriterien

Gütekriterien sind eine wichtige Grundlage zur qualitativen Beurteilung psychologischer Testverfahren. Im Kontext der Personalpsychologie wurde die DIN 33430 zur Qualitätssicherung von Messinstrumenten entwickelt, die im Rahmen der Personalauswahl eingesetzt werden (Kersting und Püttner 2018, S. 6). Die wichtigsten Gütekriterien Objektivität, Reliabilität und Validität werden im Folgenden kurz erläutert. Zudem betrachten wir zwei weitere Aspekte der Güte, die in den Rekrutierungsprozessen von Unternehmen im Sinne des Employer Brandings eine wichtige Rolle spielen und vornehmlich aus der Perspektive der (potenziellen) Bewerberinnen und Bewerber zu beurteilen sind. Dies ist zum einen der Anforderungsbezug, der in der DIN 33430 bereits in den Grundsätzen der Qualitätskriterien verankert ist und zum anderen die Akzeptanz, da sich diese sowohl auf die Abbruchquote als auch das anschließende Meinungsbild über das Unternehmen auswirken kann.

Theorie (Verfahrenshinweise). Ein Testverfahren im Rahmen von Selektionsentscheidungen sollte auf einer empirischen Grundlage beruhen, die in der DIN 33430 unter dem Stichwort »Verfahrenshinweise« gefordert wird. Hierzu gehört neben der theoretischen Grundlage und zugehörigen empirischen Untersuchungen auch die Dokumentation des Anwendungsbereiches, Konstruktionsprozesses und der Gütekriterien. Es muss möglich sein, das Testverfahren auf Basis dieser Informationen kritisch zu hinterfragen.

Kalibrierung (Normierung). Besonders im Falle von Selektionsentscheidungen erfolgt die Interpretation der Testergebnisse im Falle von Leistungstests oder Persönlichkeitstest auf Grundlage von Normwerten, anhand derer die Testpersonen mit einer Referenzgruppe verglichen werden. Die Referenzgruppe muss die Kandidaten angemessen repräsentieren und die Normwerte sind auf Aktualität zu prüfen, da sich entsprechende Leistungen oder Eigenschaften im Zeitverlauf verändern können.

Objektivität. Hinsichtlich der Objektivität werden verschiedene Aspekte berücksichtigt. Sowohl die Durchführung, Auswertung als auch die Interpretation der Testverfahren sollten frei von individuellen Einflüssen oder subjektiven Einschätzungen sein. Auch die Kandidaten selbst sollen möglichst keine Verfälschung ihrer Testergebnisse verursachen können.

Reliabilität. Die Reliabilität oder auch Zuverlässigkeit des Verfahrens bezeichnet das Ausmaß der Genauigkeit, mit der das entsprechende Merkmal gemessen wird. Beispielsweise sollte bei wiederholter Testung das Ergebnis bei Berücksichtigung natürlicher Schwankungen möglichst repliziert werden können.

Validität. Die Validität oder auch Gültigkeit bezieht sich auf die Frage, ob das zu messende Merkmal durch das Testverfahren auch tatsächlich gemessen wird. Dies kann z. B. durch die Übereinstimmung des Testverfahrens mit Außenkriterien geprüft werden (Kriteriumsvalidität). Bei Verfahren, die im Rahmen des Recruitings eingesetzt werden, ist bspw. die sog. »Prognostische Validität« oft sehr wichtig, also die Fähigkeit des Messverfahrens ein Kriterium – bspw. den späteren Berufserfolg – vorhersagen zu können (Bühner et al. 2018, S 172–182).

Anforderungsbezug. Die DIN 33430 verlangt, dass für eine Eignungsbeurteilung im beruflichen Kontext nur Verfahren eingesetzt werden dürfen, die *nachweislich* einen Bezug zu den Anforderungen aufweisen. Hierfür sollte eine Arbeits- und Anforderungsanalyse durchgeführt werden, durch die die relevanten Merkmale der jeweiligen Tätigkeit bestimmt werden (Kersting und Püttner 2018, S. 22).

Akzeptanz (Angemessenheit). Die Akzeptanz entspricht dem Kriterium der Angemessenheit, welches in der DIN 33430 als Voraussetzung für die Durchführung von Untersuchungssituationen genannt wird. Die Angemessenheit ist auf Seiten des Unternehmens das Ergebnis der Kosten-Nutzen-Relation, die zwischen dem Aufwand und Nutzen des Verfahrens abwägt. Zu den Aufwänden zählt neben organisatorischen und finanziellen Kosten auch die Belastung des Bewerbers. Der Nutzen ist sowohl ein wirtschaftlicher Faktor, im Sinne der zeitlichen und finanziellen Ersparnis durch Anwendung des Verfahrens als auch informativ, im Sinne eines wertvollen Erkenntnisgewinns für die richtige Personalentscheidung (Höft et al. 2018, S. 122).

Wie sich weiter unten zeigen wird, sind es insbesondere Anforderungsbezug und Akzeptanz, die eine maßgebliche Rolle für die Bedeutung von Recrutainment spielen.

5.2 Definition (Recrutainment)

Das Wort Recrutainment setzt sich aus den Worten »Recruiting« und »Entertainment« zusammen. Somit bezeichnet Recrutainment solche Prozesse und Verfahren im Rahmen des Recruitings, Personalmarketings oder der Berufsorientierung, in denen Elemente mit Unterhaltungs- und/oder Informationscharakter integriert sind. Diese können sowohl spielerisch, simulativ und interaktiv sein und zeichnen sich vor allem durch ihre Benutzerorientierung aus (Korn et al. 2017).

Auf diese Weise ist Recrutainment ein Teilbereich von Gamification. Unter Gamification wird laut Deterding et al. (2011, S. 4) die Einbindung von spielerischen Merkmalen in einen nicht spielerischen Kontext verstanden. Dementsprechend konkretisiert Recrutainment den Aspekt der Gamification durch die Verbindung mit dem Kontext Recruiting, der zunächst keine spielerischen Merkmale aufweist.

Ziel von Recrutainment ist die gezielte Verbesserung von Rekrutierungsprozessen. Dies umfasst einerseits die initiale Phase der Berufsorientierung, in der sich potenzielle Kandidaten noch nicht für eine bestimmte Richtung entschieden haben. Darüber hinaus kann Recrutainment auch eingesetzt werden, um die eigentliche Entscheidung für einen bestimmten Beruf oder das passende Unternehmen zu unterstützen. Auf Unternehmensseite wiederum können Teile des Auswahlprozesses durch Recrutainment angereichert und so die Selektionsentscheidung des Unternehmens unterstützt werden (Diercks und Kupka 2013).

Hier wird der benutzerorientierte Charakter von Recrutainment deutlich, da die spielerischen Elemente auf angenehme Art und Weise bei der beruflichen Orientierung sowie im Entscheidungsprozess von Arbeitssuchenden unterstützen sollen. Für Unternehmen entsteht der Nutzen besonders durch die Ausgestaltung der Arbeitgebermarke im Sinne des Employer Brandings und die Steigerung des Bekanntheitsgrades durch damit einhergehende Personalmarketing-Aktivitäten. Nicht zuletzt kann die Selektionsentscheidung durch ein Online-Assessment mit Recrutainment effizient erleichtert werden.

5.3 Recrutainment als Mittel der Rekrutierung

5.3.1 Online-Assessments

Beschreibung/Beispiel

Immer mehr Unternehmen greifen für ihre Personalauswahlprozesse auf Online-Assessments zurück (Kupka 2013). Online-Assessments sind vereinfacht gesagt online durchführbare Testverfahren, auf deren Ergebnisse das Unternehmen zugreifen kann, um daraus Informationen für die Auswahlentscheidung zu ziehen. Hierbei geht es meistens darum, die Vorauswahl der eingehenden Bewerbungen vorzunehmen und auf Grundlage der Testergebnisse gezielt Kandidaten auszuwählen, die die Mindestanforderungen für die ausgeschriebene Stelle erfüllen. Diese werden dann zu weiteren, zeit- und kostenintensiveren (Mensch-Mensch-)Auswahlschritten wie z. B. Vorstellungsgesprächen eingeladen.

Die in Online-Assessments eingesetzten Testverfahren sind beispielsweise kognitive Leistungstests, Wissenstest, Persönlichkeitstests, Interessentests oder auch Verfahren zur Überprüfung der unternehmenskulturellen Passung, situative Aufgaben, Simulationen und Arbeitsproben.

Recrutainment in Online-Assessments

In Online-Assessments tritt Recrutainment in Kombination mit eignungsdiagnostischen Testverfahren auf. Die Testverfahren selbst bleiben davon größtenteils unberührt, um die Prognosegüte nicht zu verfälschen. Dennoch können auch an dem Gesamtdesign inklusive der Aufgaben gestalterische Anpassungen vorgenommen werden, damit diese stärker dem Internetauftritt des Unternehmens entsprechen und nicht als Standardeignungstest wahrgenommen werden. Vor allem aber kann der Kontext der Testverfahren durch Recrutainment an die spezifischen Merkmale des Unternehmens angepasst werden.

Recrutainment im Sinne von spielerischen und interaktiven Elementen kann im Wechselspiel mit den Testverfahren eingesetzt werden. Hierbei gilt das Prinzip der 2-Wege-Kommunikation. Die Kandidaten sollen durch die Absolvierung Online-Assessments nicht nur Informationen über sich selbst dem Unternehmen preisgeben, sondern umgekehrt auch Informationen über das Unternehmen bereitgestellt bekommen. So eignet sich Recrutainment, um Zusatzinformationen beispielsweise über das Unternehmen, die Branche, den Arbeitsplatz, die Unternehmenskultur oder die Karrieremöglichkeiten im Interesse der Kandidaten anzubieten und diese ansprechend darzustellen.

Ein Beispiel für die Ausgestaltung von Recrutainment ist in Abbildung 5.1 dargestellt. Hier erhalten die Kandidaten zwischen den Testverfahren etwa Informationen zum Thema »Modernes Lernen« im Rahmen der Ausbildung bei der Allianz.

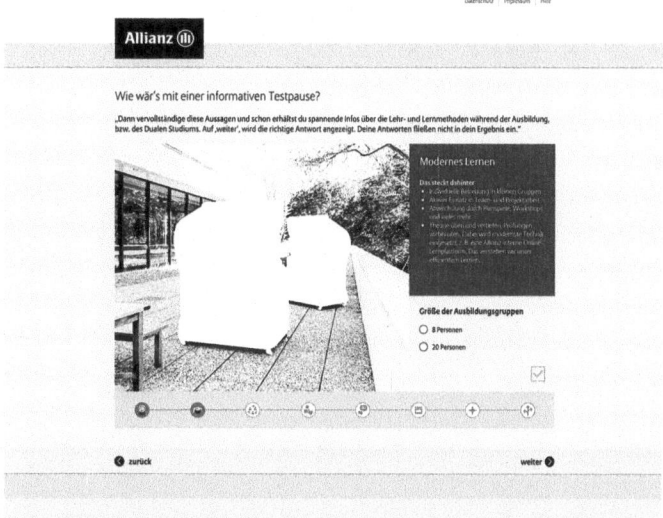

Abb. 5.1:
Recrutainment im Online-Assessment der Allianz (Bildrechte: CYQUEST GmbH)

Eine hierbei häufig verwendete Gamification-Methode ist das Storytelling. Hierbei wird über eine erzählte Geschichte das Online-Assessment in eine Rahmenhandlung eingebunden, innerhalb derer sowohl benutzerorientierte Informationen wie auch die eigentlichen Testverfahren des Online-Assessments platziert werden. Abbildung 5.2 zeigt das Beispiel für eine Rahmenhandlung der TARGOBANK Tour, das Online-Assessment mit Recrutainment der TARGOBANK.

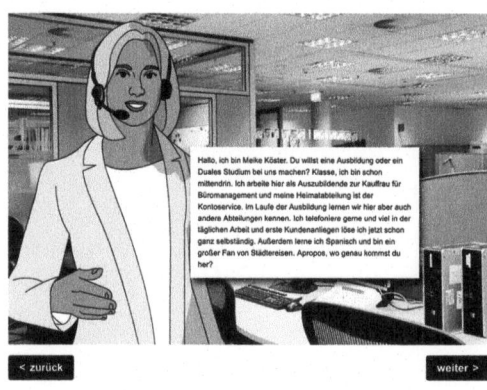

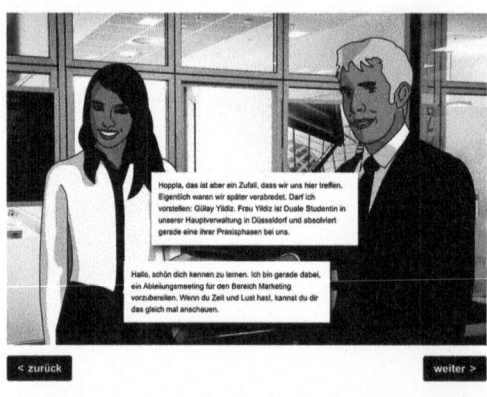

Abb. 5.2: Recrutainment-Elemente in der TARGOBANK Tour (Bildrechte: CYQUEST GmbH)

Bezugnahme zu Gütekriterien

Derartig »recrutainte« Online-Assessments umfassen also spielerisch-simulative und auch informativ-unterhaltsame Elemente. Das bedeutet aber keineswegs, dass hier ein Spiel zu einem Auswahltest gemacht wird. Oder anders: Dass aus etwaig gezeigtem Spielverhalten auf Fähigkeiten und Eigenschaften des Testkandidaten geschlossen würde. Auch für Online-Assessments mit Recrutainment gilt, dass die eingangs genannten Gütekriterien erfüllt sein müssen. Das heißt, sie müssen theoretisch fundiert und ihre Messgenauigkeit empirisch nachgewiesen sein, genauso wie die Verfahren zur Nachvollziehbarkeit dokumentiert sein müssen. Da die Testverfahren selbst in ihrem Kern (Aufbau, Funktionsweise, Schwierigkeitsgrad) unberührt bleiben, sind auch unter Einsatz von Recrutainment-Elementen die Hauptgütekriterien sowie die verfügbaren Normen gesichert. Was allerdings durch Recrutainment maßgeblich verbessert wird, sind der Anforderungsbezug sowie die Akzeptanz. Der Anforderungsbezug des Online-Assessments steigert sich durch den Einsatz von Recrutainment, da sowohl durch unternehmensspezifische Anpassungen als auch innerhalb einer Rahmenhandlung die Bedeutung der getesteten Anforderungen verdeutlicht werden kann. Die Akzeptanz steigt, weil das Online-Assessment aus der Perspektive des Testteilnehmers eben nicht nur ein Test ist, sondern auch eine Möglichkeit, das Unternehmen (und potenziellen zukünftigen Arbeitgeber) kennenzulernen. Wenn man so will, wird das Online-Assessment zu einem gegenseitigen Kennenlerntermin.

Misst man die Akzeptanzwerte von recrutainten Online-Assessments (etwa mithilfe des standardisierten Akzeptanzfragebogens Akzept!-L (Kersting 2008)), fallen diese im Vergleich mit anderen Tests, die ähnliches messen, aber keine Recrutainment-Elemente umfassen, höher aus (▶ Abb. 5.3). Besonders auf den Skalen *Augenscheinvalidität* und *Belastungsfreiheit* erreichen Online-Assessments mit Recrutainment positivere Werte als andere Testverfahren zur Messung der kognitiven Leistungsfähigkeit, wie beispielsweise die Intelligenzstrukturtests IST-2000R oder BIS-4 (Kupka 2013, S. 60).

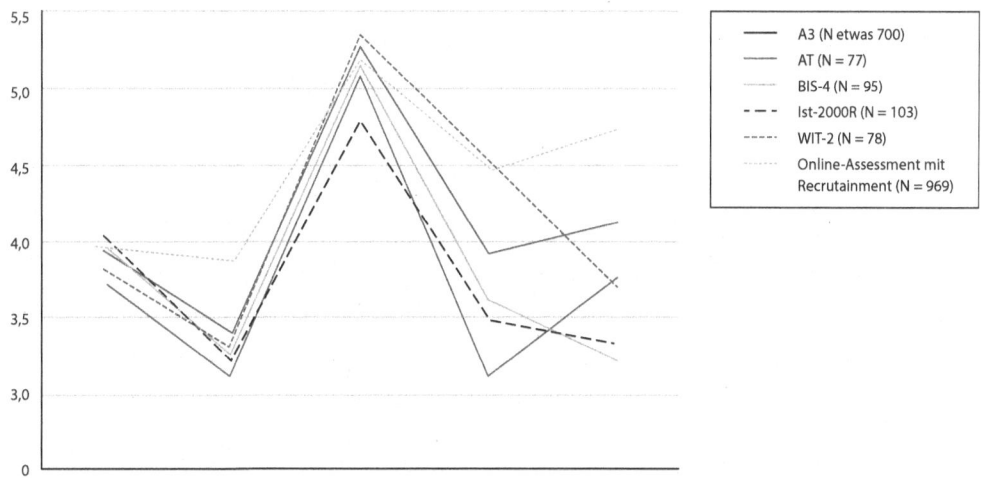

Abb. 5.3: Akzeptanzwerte nach dem Akzept!-L von Online-Assessments mit Recrutainment im Vergleich mit anderen Testverfahren zur Eignungsdiagnostik (Quelle: Kupka, 2013, S. 60)

	Messqualität	Augenschein-validität	Kontrol-lierbarkeit	Belastungs-freiheit	Gesamt-beurteilung
A3 (N etwa 700)	3,9	3,4	5,3	3,9	4,1
AT (N = 77)	3,7	3,1	5,1	3,1	3,8
BIS-4 (N = 95)	3,9	3,3	5,1	3,6	3,2
IST-2000R (N = 103)	4,0	3,3	4,8	3,5	3,3
WIT-2 (N = 78)	3,8	3,3	5,4	4,5	3,7
Online-Assements mit Recrui-tainment (N = 969)	4,8	3,9	5,2	4,5	4,7

Abb. 5.3: Akzeptanzwerte nach dem Akzept!-L von Online-Assessments mit Recrutainment im Vergleich mit anderen Testverfahren zur Eignungsdiagnostik (Quelle: Kupka, 2013, S. 60) – Forsetzung

Zur Entscheidung der Personalauswahl gehören immer beide Seiten, das Unternehmen sowie auch die Kandidaten. Während die Hauptfunktion eines Online-Assessments darin liegt, die Entscheidung auf Seiten des Unternehmens in einem meist langwierigen Auswahlprozess voranzubringen, findet auch aus Sicht der Kandidaten eine Auswahlentscheidung statt bzw. je nach Kontext wahrscheinlich sogar mehrfache Entscheidungen zu unterschiedlichen Zeitpunkten. Das Besondere aus dieser Perspektive ist, dass die Auswahl der Kandidaten, also die Entscheidung, für welches Unternehmen sie sich bewerben, schon vor deren eigentlichem Auswahlprozess stattfindet. Hier sollten potenzielle Kandidaten also schon frühzeitig angesprochen werden und dabei folgende Zielsetzung beachtet werden. Zunächst muss der Arbeitgeber für die richtige Zielgruppe durch passende Personalmarketing-Aktionen sichtbar sein und dabei attraktiv erscheinen, um bei potenziellen Kandidaten Aufmerksamkeit und Interesse zu wecken und als Arbeitgeber in Betracht gezogen zu werden. Ist dieser Schritt getan, kann durch Matching-Tools oder Berufsorientierungsspiele die Selbstauswahl der Zielgruppe unterstützt werden. Dies führt letztendlich dazu, den Anteil passender Bewerberinnen und Bewerber an der gesamten Bewerberschaft zu erhöhen. Dies steigert nicht nur die Trefferquote im späteren Selektionsprozess, sondern verringert auch die Ausfallquote von Kandidaten, die sich erst während des Bewerbungsprozesses dazu entscheiden, aus diesem auszusteigen. In den folgenden beiden Abschnitten werden diese beiden Recrutainment-Ansätze beschrieben und ihre Wirksamkeit diskutiert.

5.3.2 Matching-Tools

Beschreibung/Beispiel

Ein Matching-Tool basiert auf der Idee, dem User eine Orientierung darüber zu geben, wie hoch die Passung ist zwischen einem Beruf, einer Stelle oder einem Unternehmen insgesamt und den eigenen Fähigkeiten, Interessen und Wünschen. Dies basiert auf einer Selbsteinschätzung der User, indem diese verschiedenen Aussagen beispielsweise über einen Beruf, auf einer Rating-Skala oder durch das Prinzip der Zustimmung und Ablehnung beurteilen. In Abbildung 5.4 sind zwei Beispiele für Items von Matching-Tools dargestellt. Auf der linken Seite ist der Ausbildungsmatcher der Berliner Verkehrsbetriebe BVG mit einem Item zum Interesse an Fahrzeugen und Mechanik zu sehen, die rechte

Seite zeigt ein Item mit einer Rating-Skala aus dem Jobmatcher von der EDEKA-Zentrale, der auf verschiedene Trainee-Programme matcht.

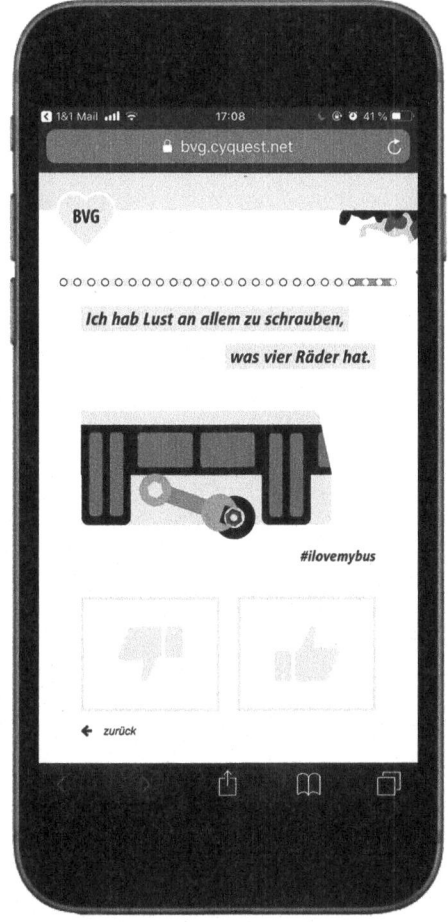 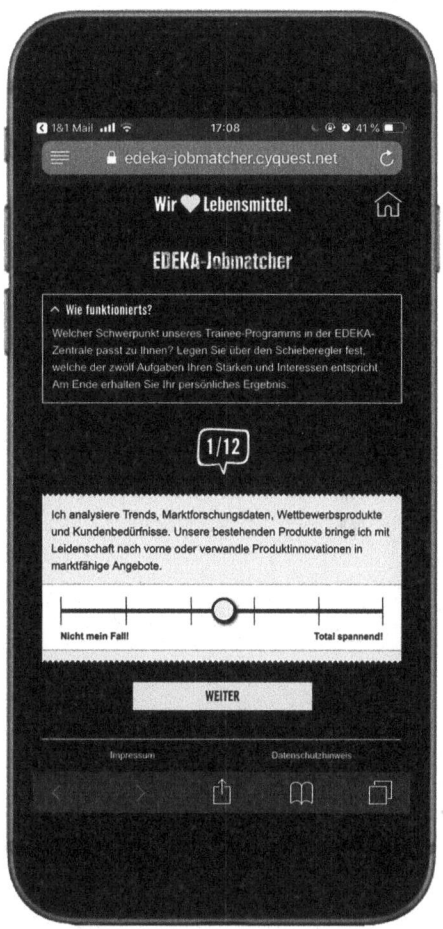

Abb. 5.4: Items der Matching-Tools der BVG und EDEKA-Zentrale (Bildrechte: CYQUEST GmbH)

Das Ergebnis wird dem User nach Beantwortung der Items angegeben. Aus den Antworten können die entsprechenden Berufe eines Unternehmens in eine Rangreihe gebracht werden, die der prozentualen Passung zwischen den Merkmalen der Berufe und der eigenen Einschätzung des Nutzers hinsichtlich dieser Merkmalsausprägungen beruht. Das Matching-Tool liefert also eine Orientierungs*hilfe*, die endgültige Entscheidung bleibt aber bei natürlich dem User vorbehalten.

Recrutainment in Matching-Tools

Aspekte von Recrutainment finden sich auf unterschiedliche Weise in Matching-Tools wieder. Ähnlich wie beim Online-Assessment erscheinen auch Matching-Tools im unternehmensspezifischen Design, sodass der konkrete Bezug und die Zugehörigkeit zum Unternehmen eindeutig hervorgehen. Die Benutzerorientierung ist ein zentrales Merkmal, da durch die unmittelbare Ergebnisrückmeldung für den User interessante Informationen bereitgestellt werden. Aus den Beispielen in Abbildung 5.4 ist auch die Interaktivität und der spielerische Charakter ersichtlich, den Matching-Tools annehmen können. Der BVG-Ausbildungsmatcher ist auf eine junge Zielgruppe zugeschnitten und beinhaltet daher umgangssprachliche Formulierungen, Hashtags und animierte Grafiken. Der EDEKA-Jobmatcher ist im Vergleich weniger spielerisch gestaltet und setzt stärker auf textbasierte Items, woran sich die Bandbreite der Ausgestaltungsmöglichkeiten zeigt.

Bezugnahme zu Gütekriterien

Wie sind Matching-Tools im Hinblick auf die Gütekriterien zu beurteilen? Zunächst einmal muss im Vergleich zum Online-Assessment die Zielsetzung differenziert werden. Auch wenn Matching-Tools einen diagnostischen Charakter aufweisen, da auf Grundlage von Selbsteinschätzungen des Users eine Datenverarbeitung stattfindet, die dann zu einer Passungsrückmeldung an den Usern führt, handelt es sich hierbei nicht um *Tests* im eignungsdiagnostischen Wortsinn. Hierbei zählt aber keine Falsch-Richtig-Logik, etwa wie bei einem Leistungstest, sondern die Passung zu den Merkmalen des Berufs. Das Matching-Tool soll die berufliche Orientierung von potenziellen Kandidaten ergänzen und Anregung zur weiteren Beschäftigung mit bestimmten Berufsbildern geben, ist aber kein Auswahltest. Die Beurteilung der Gütekriterien kann demnach milder ausfallen.

Gleichwohl sind eine theoretische Grundlage und eine saubere Anforderungsanalyse wichtig für die Bestimmung von Aussagen, die zwischen Berufsbildern differenzieren. Hierfür sollten sowohl unter Hinzunahme von Expertenwissen als auch mit psychologischen Hintergrundwissen passende Items formuliert werden. Ebenfalls von Experten aus dem jeweiligen Feld kann eine Einschätzung vorgenommen werden, welchen Stellenwert das Item für das jeweilige Berufsfeld hat, woraus ein Scoring für das Matching-Tool entwickelt wird, welches dann wiederum auf seine Plausibilität getestet wird. Da es keine richtigen und falschen Antworten gibt und auch keine dementsprechende Rückmeldung an den User erfolgt, ist keine Normierung zur Einordnung des Matching-Ergebnisses notwendig.

Die Objektivität der Durchführung kann analog zum Online-Assessment bei online durchgeführten Matching-Tools durch den hohen Grad der Standardisierung als gegeben betrachtet werden.

Die Reliabilität und Validität ist im Falle von Matching-Tools schwerer zu bestimmen, da hierfür umfangreiche Daten gesammelt und ausgewertet werden müssen. Zumindest die Augenscheinvalidität kann jedoch oft schon durch die Expertenurteile bestimmt werden. Auch können im Zeitverlauf Erkenntnisse etwa zur prognostischen Validität abgeleitet werden, wenn bspw. das Recruiting des Unternehmens feststellt, dass der Anteil passender Bewerber nach Einführung eines Matching-Tools steigt.

Der Anforderungsbezug kann durch die Formulierung geeigneter Items, die sich im Kontext der jeweiligen Berufsbilder bewegen, mitbestimmt werden. Da Matching-Tools kurze Bearbeitungszeiten aufweisen und die Gesamtgestaltung sowie einzelne Items mit Recrutainment-Elementen angereichert werden können und die Bearbeitung für den User ohnehin freiwillig ist, weisen diese Recrutainment-Instrumente allgemein eine hohe Akzeptanz auf.

5.3.3 Berufsorientierungsspiele

Beschreibung/Beispiel

Ebenso wie recrutainte Online-Assessments sind aber auch Matching-Tools per se keine

Spiele, sondern spielerisch angereicherte Empfehlungsinstrumente. Es gibt aber auch Recrutainment-Formate, bei denen es sich tatsächlich um Spiele handelt, wenngleich um Spiele, die nicht primär einem Unterhaltungs-, Vergnügungs- oder Zerstreuungszweck dienen, sondern dem ernsthaften Anliegen der beruflichen Orientierung. Solche »Berufsorientierungsspiele« (oft auch »Recruiting Games« genannt) fallen also in die Gattung sog. »Serious Games«. Im Gegensatz zu Matching-Tools sind Berufsorientierungsspiele umfangreicher. Das Ziel ist, echte Einblicke in die Tätigkeiten und Aufgaben eines Berufsbildes zu geben. Eine Rahmenhandlung oder einzelne narrative Elemente bilden die Grundlage eines Berufsorientierungsspiels, in denen reale oder fiktive Charaktere durch das Online-Programm begleiten. Im Rahmen des Berufsorientierungsspiels werden dem Nutzer zwar im Vergleich zur Realität vereinfachte, aber gleichwohl berufsrealistische Aufgaben übertragen, die dieser dann bearbeiten soll. Zweck ist es also, dem Nutzer wie bei einem Praktikum die Möglichkeit zu geben, Inhalte des Berufs zu erleben und auszuprobieren. So wird der User dazu angeregt, sich mit den Themen des Berufes auseinanderzusetzen und kann die Frage für sich beantworten, ob dieser Beruf etwas für ihn sein könnte oder nicht. Eine Ergebnisrückmeldung zu den eingesetzten Spielen und Aufgaben ist sinnvoll, um dem User möglichst umfangreiche Informationen zu liefern und eine möglichst genaue Selbsteinschätzung möglich zu machen, aus der dann eine Entscheidung im Sinne einer Selbstauswahl getroffen wird. Allerdings ist es letztlich weniger entscheidend, »wie gut« jemand die Aufgaben löst, sondern vielmehr »dass« er sich damit auseinandersetzt. Die Spielinhalte dienen primär dazu, die Selbstreflexion anzuregen: »Bin ich das?, Kann ich das?, Will ich das?«. Man könnte es so umschreiben: »Matching-Tools liefern ein Ergebnis, Berufsorientierungsspiele vermitteln ein Erlebnis.«

Insofern sollte auch klar sein, dass solche Orientierungsspiele keine versteckten Auswahltests o. ä. sind (die Teilnahme ist in aller Regel anonym, die Unternehmen erhalten keinerlei Kenntnis von der individuellen Bearbeitungsqualität des Nutzers), sondern Orientierungshilfen für den User. Fühlt dieser sich durch das Serious Game von dem abgebildeten Berufsbild angezogen, wird dies die Wahrscheinlichkeit einer Bewerbung steigern, stellt er während der Bearbeitung jedoch fest, dass er die Inhalte nicht interessant findet oder die erforderlichen Fähigkeiten nicht mitbringt, wird er von einer Bewerbung eher absehen. Beides sind sinnvolle Konsequenzen: Das Unternehmen hat mehr passende und weniger unpassende Bewerber. Bewerber konzentrieren sich verstärkt auf passende Berufe, Stellen und Unternehmen.

Recrutainment in Berufsorientierungsspielen

Durch die umfangreichen Inhalte von Berufsorientierungsspielen bieten sich hier vielfältige Möglichkeiten für den Einsatz von Recrutainment an. Die Benutzerorientierung lässt sich aus der Zielsetzung ableiten, da, wie der Name schon sagt, die Berufsorientierung des Users im Vordergrund steht. Darüber hinaus bilden Simulationen von Arbeitsabläufen und -aufgaben den Kern von Berufsorientierungsspielen. Diese können entweder tatsächlichen Aufgabencharakter mit Bezug zur Tätigkeit haben, ähnlich wie bei einem Test oder spielerisch, in dem man typische Problemstellungen und Tätigkeiten im Rahmen einer Geschichte durchläuft und somit Informationen sammelt. Innerhalb einer Geschichte als Rahmenhandlung findet eine Verknüpfung von fiktivem Spiel mit der tatsächlichen arbeitsbezogenen Realität im Sinne einer realistischen Tätigkeitsvorschau (»Realistic Job Preview«) statt, wie sie im Kontext von Bewerbungsprozessen gefordert wird (Premack und Wanous 1985).

Nachfolgend sind verschiedene Beispiele für derartige Orientierungsspiele in Abbildung 5.5 gezeigt. Sowohl der Lidl Berufs-Check (Adler 2017) als auch der P&C Praxis-Check von Peek&Cloppenburg (Vogt 2016) bilden den Ausbildungsberuf »Kaufmann/-frau im Einzelhandel« ab. Gleichwohl sind die jeweils im Spiel gezeigten Inhalte und zu bearbeitenden Aufgaben sehr verschieden. Warum? Weil sich die Berufsrealitäten des Berufs stark unterscheiden, je nachdem ob man in einem Lebensmittel-Discounter oder einem Textilien-Fachgeschäft arbeitet. Im Lidl Berufs-Check gilt es bspw. Artikel über den Kassenscanner zu ziehen oder das Gewicht von Bananenkisten zu bestimmen, während es im P&C Praxis-Check z. B. um die Beratung von Kunden in Modefragen oder die ansprechende Platzierung von Textilware auf der Verkaufsfläche geht.

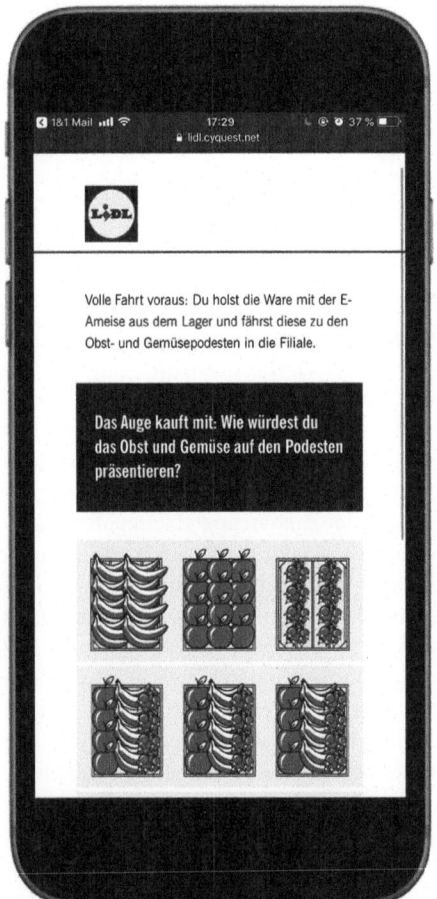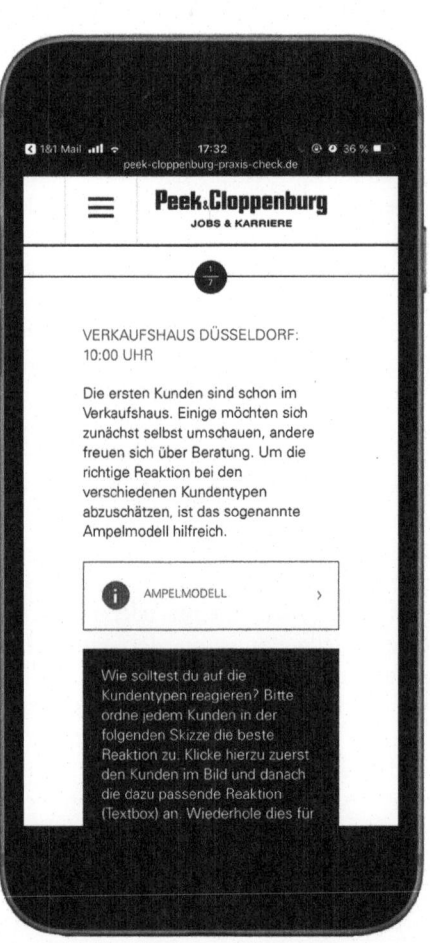

Abb. 5.5: Berufsorientierungsspiele von Lidl und Peek & Cloppenburg (Bildrechte: CYQUEST GmbH)

Die 2014 für den HR Excellence Award nominierte Applikation »… ich und meine Zukunft« der DAK Gesundheit (Mohr 2014) macht die Berufsbilder »Sozialversicherungsfachangestellte(r)« und »Kaufmann/-frau im Gesundheitswesen« erlebbar und trägt somit maßgeblich zur Klarheit der Erwartungen bei Ausbildungsinteressierten bei. Hier prüfen die Nutzer bspw. Krankenhausabrechnungen auf ihre Richtigkeit oder beraten Neukunden in Fragen des Versicherungsschutzes. Eine Beispielaufgabe ist in Abbildung 5.6 dargestellt.

Wichtig: Es handelt sich bei all diesen Aufgabeninhalten zwar um eine stark vereinfachte Realität, da man die Aufgaben ja per Definition lösen können soll, *ohne* bereits über das Detailfachwissen zu verfügen, aber es handelt sich nichtsdestoweniger um realistische Inhalte. Diese wurden in den genannten Fällen gemeinsam mit Ausbildern und Auszubildenden der jeweiligen Unternehmen erarbeitet.

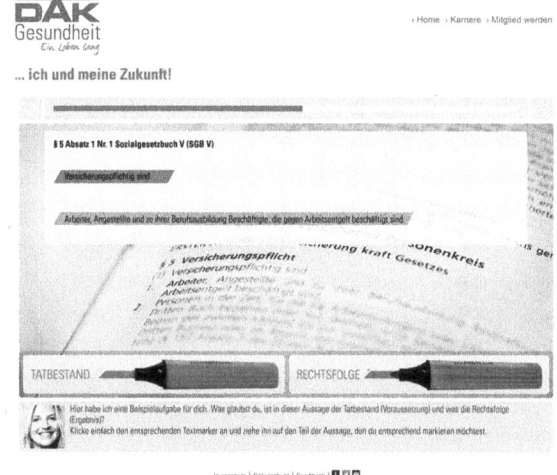

Abb. 5.6:
Beispielsaufgabe aus dem Berufsorientierungsspiel der DAK (Bildrechte: CYQUEST GmbH)

Bezugnahme zu Gütekriterien

Da auch bei Berufsorientierungsspielen keine diagnostische Entscheidung gefällt wird, können die klassischen Gütekriterien milder beurteilt werden als bei einem Online-Assessment. Da sie im Kontext einer konkreten Tätigkeit innerhalb eines Unternehmens platziert sind und sämtliche Informationen, Simulationen und Aufgaben auf diese Stelle zurückzuführen sind, ist der abzuleitende Anforderungsbezug unübersehbar und sehr hoch. Auch die Akzeptanz von Berufsorientierungsspielen profitiert durch die hohe Benutzerausrichtung und Einbindung von interaktiven, spielerischen Elementen im Sinne des Recrutainment.

Dass Berufsorientierungsspiele aber auch harte und zählbare Resultate liefern, konnte anhand einer Analyse des Formats »C!You – Start Learning @ Hamburg« nachgewiesen werden. Das Berufsorientierungsspiel macht Tätigkeiten und Inhalte einer Ausbildung in der Verwaltung der Freien und Hansestadt Hamburg erlebbar. Im untersuchten Bewerberjahrgang 2009, dem Jahr der Einführung von »C!You« konnte durch das Instrument die Zahl geeigneter Bewerber um 7 % gesteigert, die Zahl ungeeigneter Bewerber um 12 % reduziert werden (Diercks 2012).

5.4 Eignet sich ein Spiel als Auswahltest?

5.4.1 Beispiele (Pymetrics, Knack)

Mit zunehmendem Ausmaß der Gamifizierung in vielen Lebensbereichen entstehen auch hochgradig gamifizierte Personalauswahlverfahren. Bei diesen wird das Element Spiel nicht nur als Bestandteil innerhalb eines psychologischen Testverfahrens angewendet, sondern das Spiel selbst wird zum Testverfahren. Beispielsweise bietet die US-amerikanische Firma Pymetrics Inc. Testverfahren im Format eines Spieles an. Beispielsweise sollen hierbei virtuelle Ballons aufgepumpt werden, für die je nach Größe des Ballons ein Geldbetrag eingesammelt werden kann, den es zu maximieren gilt. Doch werden die Ballons zu sehr aufgepumpt, können sie platzen. Damit soll dann Risikoneigung gemessen werden. Für den Auswahlprozess durchlaufen Kandidaten mehrere solcher verhaltensbasierter Spiele, die deren kognitiven und persönlichkeitsbezogenen Merkmale messen. Im Ergebnis gibt es keine richtigen oder falschen Spielweisen, da jedes Ergebnis in unterschiedlich hohem Ausmaß auf bestimmte Berufe matcht. Dieser Beschreibung nach erscheint die Nutzung von Spielen erst einmal als Matching-Tool zur Bestimmung der Passung von persönlichen Fähigkeiten und Interessen auf verschiedene Berufe. Die Datengrundlage, die als Referenz für die Bewertung des Spiels zugrunde liegt, basiert auf den Spiel-Ergebnissen der eigenen Mitarbeiter des jeweiligen Kunden-Unternehmens. Die Entwickler behaupten, dass Kandidaten zu 98 % diese Art der Auswahlverfahren vollständig absolvieren und die Kundenunternehmen dadurch besonders positive Bewertungen von Kandidaten erhalten.

Auch die Knack.it Corporation bietet Spiele an, die für verschiedene Zwecke, wie beispielsweise Personalauswahl, Recruiting oder Teambuilding eingesetzt werden können. Diese können über eine App kostenlos heruntergeladen und gespielt werden. Werden die Spiele als Test im Rahmen von Personalauswahlverfahren von Bewerbern verwendet, kann über einen Code das Spielergebnis den Recruitern als Information veröffentlicht werden. Über die Spiele sollen Eigenschaften wie Beharrlichkeit, Problemlösefähigkeit oder Soziale Intelligenz gemessen werden. Die Spiele beinhalten das Bekämpfen von Feuer-Monstern mit Wasserbombe oder das Servieren passender Gerichte je nach emotionaler Stimmung der Gäste in einem virtuellen Restaurant.

5.4.2 Überprüfung der Gütekriterien

Inwiefern eignen sich solche Spiele, gemessen an den Gütekriterien der DIN 33430, nun für den Einsatz in der Personalauswahl? Zunächst muss einschränkend gesagt werden, dass die vorliegenden Erläuterungen zu den beschriebenen Spielen auf den öffentlich zugänglichen Informationen der Anbieter basieren. Hier werden keine Details über den zugrundeliegenden theoretischen Hintergrund oder die Erfüllung der klassischen Gütekriterien veröffentlicht. Allerdings besteht die Möglichkeit, weiterführende Informationen über die Bestellung von Whitepapers zu erhalten. Nach eigenen Aussagen findet eine Normierung der Ergebnisse auf Basis großer Datenmengen unter Nutzung von Algorithmen statt, sodass von einem wissenschaftlichen Anspruch bezüglich der Erfassung der Ergebnisse ausgegangen werden kann.

Auch die Objektivität dürfte als gegeben angesehen werden können, solange die Spiele einen hohen Grad an Standardisierung aufweisen. Inwiefern die Erfüllung der Reliabilität und Validität der erfassten Merkmale durch Spiele möglich ist, lässt sich durch Validierungsstudien nachweisen, in denen die

Ergebnisse der Spiele auf ihre Übereinstimmung mit den Ergebnissen anderer Verfahren verglichen werden. Fragwürdig ist allerdings, ob ein Spiel überhaupt in der Lage sein kann, im Arbeitskontext relevantes Verhalten zu erfassen. Das Verhalten einer Person in einem spielerischen Kontext kann sehr inkonsistent sein, gerade aufgrund seiner Beschaffenheit als Spiel im Gegensatz zum Beruf und von diesem beruflichen Verhalten abweichen, da sich hier ganz andere Anforderungen stellen.

Hier ist ein eindeutiger Anforderungsbezug als Kriterium ausschlaggebend, der von Ott et al. (2017, S. 235) ebenso gefordert wird wie hohe Objektivität, Reliabilität und Validität. Da im beruflichen Kontext das Spielen als Teil der Stellenbeschreibung in nur sehr wenigen speziellen Branchen auffindbar ist, bleibt dieses Kriterium unerfüllt. Auch wenn dahinter postulierte Konstrukte, wie die Risikoneigung beim Aufpumpen von Luftballons, für bestimmte Berufe relevant sind, ist die Übertragung der erfassten Eigenschaften auf das berufliche Verhalten kritisch zu hinterfragen. Schließlich geht das Platzen lassen von Ballons in einem Spiel mit keinerlei Konsequenzen für den User einher. Solche Randbedingungen stellen sich im beruflichen Alltag anders dar und beeinflussen somit das berufliche Verhalten von Personen. Hingegen weisen bspw. die in Kapitel 5.3.3 beschriebenen Berufsorientierungsspiele und die darin abgebildeten Aufgaben einen direkten Anforderungsbezug auf (es ist ja direkte, wenngleich vereinfachte Berufsrealität).

Auch die Akzeptanz von »Test-Spielen« seitens der User ist insofern fragwürdig, als dass die User Experience im Bewerbungsprozess durch Spiele zwar verständlicherweise positiv bewertet wird, sich allerdings die Frage stellt, ob Kandidaten in Hinblick auf eine Auswahlentscheidung des Unternehmens tatsächlich ein Spiel zur Beurteilung Ihrer Eignung vorziehen und sich fair behandelt und ernst genommen fühlen. Bei Spielen dürfte stark zweifelhaft sein, dass die Testkandidaten verstehen, was denn die zu bearbeitenden Aufgaben mit dem Beruf zu tun haben, für den sie sich bewerben und für den die »Tests« als Auswahlinstrument dienen.

5.5 Resümee

Der Einsatz von online-basierten und insbesondere auch von recrutainten Inhalten im Rahmen der HR-Praxis ist heutzutage Standard in vielen Unternehmen. Die Bedeutsamkeit für die personalwirtschaftliche Weiterentwicklung haben wir eingangs betrachtet und hervorgehoben, dass die Güte von Verfahren ein wichtiges Kriterium für deren Verwendung darstellt. Danach haben wir verschiedene Formen von Recrutainment vorgestellt und auf die Erfüllung der Gütekriterien in Anlehnung an die DIN 33430 Bezug genommen.

Zum einen lassen sich in klassischen Online-Assessments, die bei korrekter Testentwicklung und Validierung hohe Güte aufweisen, mit Recrutainment-Elementen zusätzliche Unternehmensinformationen platzieren. Darüber hinaus sind Self-Assessments und Matching-Tools sowie Berufsorientierungsspiele und Simulationen gut geeignet, mit angenehmer User-Experience den potenziellen Kandidaten Orientierungshilfe zu geben und gleichzeitig vom eigenen Unternehmen zu überzeugen.

Zuletzt haben wir gezeigt, dass hochgradig gamifizierte Tests, nämlich tatsächliche Spiele, die als Test zur Einschätzung von kognitiver Leistungsfähigkeit und Persönlichkeit in der Personalauswahl eingesetzt werden, im Gegensatz zu den anderen Recruiting-Tools vor allem am Anforderungsbezug scheitern.

Zukünftig wird die Notwendigkeit von Personalmarketingmaßnahmen voraussichtlich eher zunehmen als abnehmen. Daher werden neuartige Entwicklungen in diesem Bereich ebenso anzustreben sein wie die Verbreitung des Einsatzes. Hierzu können beispielsweise spezifischere und differenziertere Testverfahren, größere Itempools oder komplexere Analysemethoden zur Verknüpfung der Daten eine zukünftige Rolle spielen. Besonders bei Ausweitung und Neuentwicklung von Testverfahren kommt es darauf an, zwischen solchen mit hoher Güte und denen, die die entsprechenden Kriterien nicht erfüllen, zu unterscheiden. Denn nur durch eine hohe Qualität kann gewährleistet werden, dass die Verfahren richtig funktionieren und einen Mehrwert für Unternehmen und Kandidaten ermöglichen.

Literatur

Adler, L. (2017): Lidl lohnt sich! Ebenso ein Blick auf die neuen Berufs-Checks – Spielerisch Ausbildung und duales Bachelorstudium entdecken. (https://blog.recrutainment.de/2017/03/15/lidl-lohnt-sich-ebenso-ein-blick-auf-die-neuen-berufs-checks-spielerisch-ausbildung-und-duales-bachelorstudium-entdecken/. Zugriff am 17.10.2018).

Bühner, M., Ziegler, M., Kersting, M. (2018): Statistisch-methodische Grundlagen der Eignungsbeurteilung. In: Diagnostik- und Testkuratorium (Hrsg.) (2018): Personalauswahl kompetent gestalten. Berlin: Springer-Verlag.

cut-e (2016): Das deutsche Assessment Barometer 2016. S. 6.

CYQUEST & Softgarden (2018): Bewerber sehen Matching-Tools positiv! Ergebnisse einer aktuellen Befragung von Softgarden und CYQUEST. (https://blog.recrutainment.de/2018/08/27/bewerber-sehen-matching-tools-positiv-ergebnisse-einer-aktuellen-befragung-von-softgarden-und-cyquest/. Zugriff am 16.10.2018).

Deterding, S., Dixon, D., Khaled, R., Nacke, L. (2011): From Game Design Elements to Gamefulness: Defining »Gamification«. In: Proceedings of the 15th international academic MindTrek conference: Envisioning future media environments. ACM. S. 9–15.

Diercks, J. (2012): Die Bedeutung der Bewerberselbstauswahl für die Rekrutierung im öffentlichen Dienst. In: Helmke, T., Kühte, A. (Hrsg.) (2012): Engpass Personal im öffentlichen Dienst: Handlungsbedarf, Strategien und praxisorientierte Konzepte vor dem Hintergrund des demografischen Wandels. Berlin: Wissenschaftlicher Verlag. S. 130–146.

Diercks, J. (2013): Warum Personalauswahl ein beidseitiger Prozess ist: die Verbesserung der Selbstauswahl durch Self-Assessment Verfahren und Berufsorientierungsspiele. In: Diercks, J., Kupka, K. (Hrsg.) (2013): Recrutainment – Spielerische Ansätze in Personalmarketing und -auswahl. Wiesbaden: Springer Gabler. S. 67–84.

Diercks, J., Kupka, K. (2013): Recrutainment – Bedeutung, Einflussfaktoren und Begriffsbestimmung. In: Diercks, J., Kupka, K. (Hrsg.) (2013): Recrutainment – Spielerische Ansätze in Personalmarketing und -auswahl. Wiesbaden: Springer Gabler. S. 1–18.

Eckhardt, A., Laumer, S., Vornewald, K. (2013): Bewertung von Self- und E-Assessments durch Kandidaten und Unternehmen. In: Diercks, J., Kupka, K. (Hrsg.) (2013): Recrutainment – Spielerische Ansätze in Personalmarketing und -auswahl. Wiesbaden: Springer Gabler. S. 19–52.

Höft, S., Püttner, I., Kersting, M. (2018): Anforderungsanalyse, Verfahren der Eignungsbeurteilung sowie rechtliche Rahmenbedingungen. In: Diagnostik- und Testkuratorium (Hrsg.) (2018): Personalauswahl kompetent gestalten. Berlin: Springer-Verlag.

Kersting, M. (2008): Zur Akzeptanz von Intelligenz- und Leistungstests. Report Psychologie 33 (9) 420–433.

Kersting, M., Püttner, I. (2018): Einführung in die DIN 33430. In: Diagnostik- und Testkuratorium (Hrsg.) (2018): Personalauswahl kompetent gestalten. Berlin: Springer-Verlag.

Korn, O., Brenner, F., Börsig, J., Lalli, F., Mattmüller, M., Müller, A. (2017): Defining Recrutainment: A Model and a Survey on the Gamification of Recruiting and Human Resources. In: Freund, L. E., Cellary, W. (Hrsg.) (2017): Advances in the Humans Side of Service Engineering. S. 37–49.

Kupka, K. (2013): Online-Assessments im Recrutainment-Format: Wie gefällt das eigentlich den Bewerbern in der echten Auswahlsituation? In: Diercks, J., Kupka, K. (Hrsg.) (2013): Recrutainment – Spielerische Ansätze in Personalmarketing und -auswahl. Wiesbaden: Springer Gabler. S. 53–66.

Mohr, L. (2014): Traumberuf auf Rezept – das Berufsorientierungsspiel der DAK-Gesundheit. (https://blog.recrutainment.de/2014/05/08/traum

beruf-auf-rezept-das-berufsorientierungsspiel-der-dak-gesundheit/. Zugriff am 17.10.2018.

Ott, M., Ulfert, A., Kersting, M. (2017): »Online-Assessments« und »Self-Assessments« in der Eignungsdiagnostik. In: D.E. Krause (Hrsg.): Personalauswahl. Wiesbaden: Springer Fachmedien. S. 215–242.

Premack, S.L., Wanous, J.P. (1985): A meta-analysis of realistic job preview experiments. Journal of Applied Psychology 70(4): 706–719.

Vogt, K. (2016): Berufsorientierung maßgeschneidert – Ausbildungen und Duales Bachelorstudium in P&C-Praxis-Checks spielerisch-simulativ ausprobieren. (https://blog.recrutainment.de/2016/12/15/berufsorientierung-massgeschneidert-ausbildungen-und-duales-bachelorstudium-in-pc-praxis-checks-spielerisch-simulativ-ausprobieren/, Zugriff am 17.10.2018).

6 Die Bedeutung von Candidate Experience und Cultural Fit für erfolgreiche Arbeitgebermarken

Christoph Athanas

Am Bewerbermarkt erfolgreiche Arbeitgeber übersetzen ihren Employer Brand konsequent in ihr Handeln und ihre Kommunikation. Dieses Erlebbar machen der Marke dient neben der Glaubwürdigkeit vor den eigenen Mitarbeitern besonders der Ansprache und der Auswahl von Jobinteressenten bzw. Bewerbern. Das Employer Branding bekommt hier eine Orientierungs- und Filterfunktion für die Bewerber, wie für den Arbeitgeber. Zu diesem Zweck ist es zielführend Candidate Experience und Cultural Fit eines Arbeitgebers vom Employer Brand aus zu denken und entsprechende Angebote und Aktivitäten danach auszurichten. Dieser Beitrag zeigt, wie dies getan werden kann, um somit die Arbeitgebermarke im eigenen Recruiting passend und erfolgsversprechend auszuspielen.

6.1 Mit der Arbeitgebermarke von der Positionierung in die Praxis

Eine effektive Arbeitgebermarke ist im Kern glaubwürdig, attraktiv und unterscheidbar. Vor allem darf eine wirksame Arbeitgebermarke kein Werbekonstrukt, keine erfundene Geschichte sein. Im Gegenteil: Sie stellt real vorhandene Aspekte des Arbeitgebers dar u. a. für den Zweck der Talentgewinnung und Mitarbeiterbindung. Dabei ist die Positionierung der Arbeitgebermarke auf nachweisbar vorhandenen Punkten bzw. realistisch erreichbaren Zusagen aufgebaut. Ein kleiner Anteil (Soll-Positionierung) darf zudem auch ein Versprechen in die Zukunft sein, bspw. wenn die Vision des Arbeitgebers betont wird. Die Positionierung kann dabei einerseits auf sog. rationale Arbeitgeberangebote, andererseits auf sog. emotionale Arbeitgeberangebote zugreifen. Zu Ersten gehören gebotene Karrierechancen und Compensation and Benefits, d. h. alle Arbeitgeberleistungen wie z. B. Verdienstmöglichkeiten, Kantine, Dienstwagen oder Dienstfahrrad. Ebenso werden hierunter die Rahmenbedingungen der Arbeit subsummiert wie z. B. moderne Büros in zentraler Lage, eine Bring-your-own-device-Politik (jeder kann sein Smartphone, Tablet-PC etc. selber wählen) oder das Angebot von Sabbaticals. Die zweite Angebotsgruppe der emotionalen Arbeitgeberangebote umfasst Aspekte wie Kultur, Werte, Mission, Identität und Image des Arbeitgebers.

Arbeitgeber sollten Anteile beider Angebotsgruppen an seine Jobinteressenten kommunizieren. Allerdings bieten sich die emotionalen Angebote stärker für die Positionierung an. Über Werte, Kultur oder Identität lässt sich besser differenzieren und Begeisterung entfachen. Rationale Arbeitgeberangebote sind eher als »Hygiene-Faktoren« zu betrachten. Bei Nicht- Vorhandensein kann

Tab. 6.1: Rationale und emotionale Arbeitgeberangebote

Rationale Angebote des Arbeitgebers	Emotionale Angebote des Arbeitgebers
Karriereoptionen/Karrierechancen Compensation & Benefits (u. a. Gehalt) Arbeitsbedingungen	Kultur und Werte Mission/Vision Image
Wirkungen:	Wirkungen:
Vermeiden Unzufriedenheit Werden de facto erwartet (»Hygienefaktoren«)	Begeistern und differenzieren Mehr Leistungsbereitschaft Bessere Bewerberpassung

hierdurch das Engagement einer Person beim Arbeitgeber verhindern werden (z. B. bei zu geringem Gehaltsangebot). Gleichwohl sind rationale Arbeitgeberangebote durch andere Arbeitgeber leicht kopierbar und eignen sich schlechter zur Differenzierung. Diese Umstände wirken sich aus auf die Übersetzung der Marke in Candidate Experience und Cultural Fit, wie weiter unten gezeigt wird.

Wie eingangs gesagt ist eine effektive Arbeitgebermarke glaubwürdig, attraktiv und unterscheidbar. Dies soll eine Arbeitgebermarke jedoch nicht nur in ihrer Positionierung festschreiben, sondern es soll vor allem in dem daraus folgenden Handeln der Organisation, im Auftreten der Unternehmensvertreter und in ihrer Kommunikation verwirklicht werden. Eine derartig konsistente Überführung von konzeptionellen Positionierungsaspekten in wahrnehmbare Erlebbarkeit lässt die Arbeitgebermarke von der theoretischen Behauptung zum praktischen Beweis wertvoll werden für Jobsucher und Bewerber, wie für eigene Mitarbeiter.

Mit der Übersetzung von der Theorie in die Praxis sind Arbeitgeber aufgefordert entlang der genannten drei Kriterien die Ausgestaltung ihrer Marke in alltägliche Prozesse vorzunehmen. Dies gilt zwar nicht nur, aber natürlich in großem Maße für den Bereich der Mitarbeitergewinnung und -auswahl. In diesem Feld spielt insbesondere das Konzept der Candidate Experience eine gewichtige Rolle.

6.1.1 Candidate Experience: Die Bausteine der Kandidatenerfahrung und ihre Wirkkraft

Candidate Experience, auf Deutsch Kandidatenerfahrung, beschreibt das individuelle Erleben von Rekrutierungsprozessen bei einem potenziellen Arbeitgeber durch den jeweiligen Bewerber. Die Candidate Experience bildet sich aus der Summe der in diesem Kontext gesammelten Erfahrungen mit diesem Arbeitgeber und seinen Vertretern. Diese Erfahrungen des Bewerbers werden potenziell an allen Berührungspunkten mit dem Arbeitgeber (Touchpoints) geprägt und können in personaler und non-personaler Form erlebt werden (Athanas und Wald 2014).

Woraus Candidate Experience besteht

Die Kandidatenerfahrung bildet sich aus drei »Bausteinen«. Erstens: Der sachliche Aspekt der Klarheit und Integrität, insbesondere in der Kommunikation, z. B. bei den Anforderungen an Bewerber oder den Selbstbeschreibungen des Arbeitgebers. Zweitens: Dem emotionalen Aspekt der Wertschätzung, der sich besonders im persönlichen Umgang mit Bewerbern oder der Personalisierung der Kommunikation findet. Und drittens: Dem eher prozessualen Aspekt der Ergebnisorientierung, welcher sich in der Bearbeitungsgeschwindigkeit von Bewerbungen und einer glaubwürdigen Umsetzung des Arbeitgeberhandelns im Recruiting widerspiegelt. Alle drei Bausteine werden für das Erzeugen einer guten Candidate Experience benötigt. Wird nur ein »Baustein« durch Bewerber als unzureichend erlebt, wird die Bewerbungserfahrung in Summe als nicht exzellent wahrgenommen und Bewerbungsabbrüche drohen (Athanas und Wald 2014).

Wirkungen

Die Candidate Experience ist in starkem Maße für die Wahrnehmung und die Ausprägung des Arbeitgeberimages (mit)verantwortlich. Eine überdurchschnittlich positive Candidate Experience führt zu einem Imagezuwachs, negative Candidate Experience hingegen kann das Image eines Unternehmens bei Bewerbern schädigen. D.h. negative Bewerbererfahrungen schädigen die Arbeitgebermarke und konterkarieren unter Umständen Image- und Personalmarketingmaßnahmen der betreffenden Organisation. In der Folge kann es zu einer Reduzierung der Bewerberanzahl oder zum Sinken der Bewerberqualität kommen (Athanas und Wald 2014). Die positiven Auswirkungen liegen auf der Hand: Unternehmen, die ihren Kandidaten eine durchgängig gute Bewerbungserfahrung anbieten, profitieren. Es gibt weniger Bewerbungsabbrüche und das Arbeitgeberimage wird gestärkt. Das gilt interessanterweise im Durchschnitt sogar für diejenigen Bewerber, welche den angestrebten Job nicht bekommen. Doch statt dem Arbeitgeber zu grämen, würden sich 87 % jener Personen wieder bei dem Unternehmen bewerben, wo sie eine positive Kandidatenerfahrung gemacht haben. Umgekehrt würden nur 13 % derjenigen erneut eine Bewerbung beim selben Unternehmen in Betracht ziehen, wenn sie zuvor eine negative Kandidatenerfahrung hatten (Athanas und Wald 2014).

6.1.2 In der Kandidatenerfahrung die Arbeitgebermarke erlebbar machen

Arbeitgebermarken liefern vielfach ambitionierte Statements als Teil ihrer Aussagen. Damit werden entsprechende Erwartungen bei Bewerbern geweckt. Der erste Prüfpunkt für jene Erwartungen ist der Recruiting-Prozess. Wird beispielsweise in einer Arbeitgebermarke behauptet, der Arbeitgeber stehe für »Innovation«, ist es gleichfalls ein Versprechen für den Kontakt mit dieser Organisation. Geht dann jedoch bspw. beim Online-Bewerbungsverfahren eine alles andere als innovativ erlebte eRecruiting-Maske auf, in welcher eben mal diverse Pflichtinformationen abverlangt werden oder erst eine Anmeldung vorgenommen werden muss bevor eine Bewerbung eingereicht werden kann, ist bereits hier nichts mehr von »innovativ« zu bemerken. Gleiches gilt natürlich für allen anderen Bewerber-Touchpoints. Solche Inkonsistenzen zwischen Markenbehauptung und realem Erleben können nicht nur an virtuellen Touchpoints wie z. B. auf der Karriere-Webseite oder dem Online-Recruiting-Formular auftauchen, sondern auch besonders in Bewerberinterviews und in aller Kommunikation des Arbeitgebers mit seinen Bewerbern. Arbeitgeber müssen daher darauf achten, dass sie ihre Markenversprechen in entsprechendes Touchpoint-Design und Verhalten ihrer Unternehmensangehörigen übersetzen. Nur dann kann die Marke glaubwürdig in der Candidate Experience wirksam werden (Athanas 2015).

6.1.3 Arbeitgeberangebote in der Orientierungsphase der Jobsuche

Die Candidate Experience nimmt ihren Ausgangspunkt bereits in der Orientierungsphase der Bewerber während der Job- und Arbeitgeberrecherche. Arbeitgeber stellen für diese Orientierung idealerweise zahlreiche, allgemeine und zielgruppenbezogene Informationen bereit. Sowohl auf der eigenen Karriere-Webseite, als auch auf sozialen und Business Networks wie bspw. Facebook, XING oder LinkedIn, bieten sich virtuelle Räume für solche Contents. Eingeschränkter vom verfügbaren Platz für Text und Bild sind Plakatwerbungen und (Online-)Stellenanzeigen.

Gleichwohl sind besonders die Jobposts für die Orientierung potenzieller Bewerber wichtig. Je nach Medium können mehr oder weniger Anteile der Markenbotschaft angeboten werden. Von Bedeutung ist dabei eine konsistente Übersetzung von Markenversprechen in Inhalt, Form und Medium. Folgende Beispiele illustrieren, wie typische Elemente von Arbeitgebermarken in der Bewerberorientierung zum Tragen kommen können:

Tab. 6.2: Typische Elemente von Arbeitgebermarken in der Bewerberorientierung

Element des Markenversprechens	Beispiel für die konsistente Übersetzung
Offenheit/Transparenz	• Persönlicher Ansprechpartner auf der Karriere-Webseite und in Stellenanzeigen • Bilder von den Büros/Arbeitsplätzen, die entsprechend gestaltet sind • Einblicke in den Alltag der Tätigkeiten durch Bilder und Videos
Vielfalt	• Bilder zeigen sehr unterschiedliche Personen der Belegschaft (jung/alt, Frau/Mann usw.) • Über Bilder oder Mitarbeiter-Stories offenlegen, dass Menschen abseits der Norm Teil der Organisation sind (z. B. mit Tattoos, Migranten)
Teamwork/Hilfsbereitschaft	• Teammitglieder werden vorgestellt, z. B. auf Karriere-Webseiten • Bilder zeigen Teams bei typischen Arbeitssituationen • Jobinteressenten finden Hinweise zur Bewerbung und können unkompliziert Rückfragen stellen (z. B. via Live-Chat)
Kollegiale Atmosphäre/Gemeinschaft	• Gemeinsame Aktivitäten der Mitarbeiter zeigen (insbesondere in Bild und/oder Video) • Bilder/Videos zeigen Pausenräume/Personalküchen etc., die aktiv genutzt werden
Leistung	• Leistungsförderliche Arbeitsmittel zeigen • Erfolgsboni • Herausforderungen benennen, die zu meistern sind und was dabei erreicht werden kann • Wachstum, Markterfolg oder Zukunftsfähigkeit von Tätigkeit, Standort oder Branche betonen (hier auch z. B. über Zahlen, Daten, Infografiken)
Innovationsfreundlichkeit	• Nutzung innovativer Medien • Zeigen von modernen Betriebsmitteln • Mitarbeiter-Stories, woraus hervorgeht, wie Mitarbeiter neue Ideen einbringen und umsetzen können
Sicherheit	• Langjährige Mitarbeiter-Biografien in Text/Video • Betonung von Mutterkonzern als Rückendeckung • Kundenbestand oder finanzielle Erfolge nennen • Transparenz in der Gehaltsangabe

Tab. 6.2: Typische Elemente von Arbeitgebermarken in der Bewerberorientierung – Fortsetzung

Element des Markenversprechens	Beispiel für die konsistente Übersetzung
Karrierechancen/persönliche Entwicklung	• Mitarbeiter-Testimonials in Text oder Video, die Karrierewege von realen Organisations-angehörigen zeigen (z. B. vom Azubi zur Teamleiterin oder die Entwicklung vom Neueinsteiger zum Experten für ein Arbeitsfeld) • (geförderte) Weiterbildungsangebote
Work-Life-Balance/Mitarbeitergesundheit/Familienfreundlichkeit	• Möglichkeiten flexibler Arbeitszeitgestaltung oder Sabbaticals • Fitness- und Gesundheitsangebote • Angebote für Kinderbetreuung, Betriebskita

Ein schönes Beispiel für eine kandidatenorientierte Auslieferung von Arbeitgeber-Benefits gibt es bei der Bern-Lötschberg-Simplon-Bahn (BLS) aus der Schweiz. Bei der BLS gibt es einen so genannten Vorteils-Matcher auf der Karriere-Webseite: Dort kann der Bewerber zunächst angeben, was ihm wichtig ist und anschließend liefert das System automatisch jene passenden Benefits aus, die die BLS anbietet. Außerdem wird der Kontakt zu einem aktuellen Mitarbeiter hergestellt, dem die gleichen Vorteile wichtig sind. So wird die Behauptung zum Beweis (BLS 2019).

6.1.4 Candidate Experience und Arbeitgeberhandeln während des Bewerbungsverfahrens

Mit der Abgabe der Bewerbung tritt die Candidate Experience in eine neue Phase ein. Jetzt ist weniger die Kommunikation der Markeninhalte gefragt, sondern mehr das markenkonforme Handeln des Arbeitgebers und seiner Organisationsangehörigen. Jeder Bewerber-Touchpoint nach der Bewerbungsabgabe sollte dazu hinsichtlich der zentralen Aussagen der Arbeitgebermarke hinterfragt werden. Ist unser Handeln konform zu unseren Aussagen? Gibt es Widersprüche? Benefits spielen hier de facto kaum eine Rolle. Vielmehr geht es um die emotionalen Angebote aus der Positionierung, d. h. vor allem kulturprägende Verhaltensweisen oder gelebte Werte. Damit erhöht sich ab diesem Punkt der Candidate Journey nochmals die Bedeutung des Candidate Experience Bausteins Wertschätzung (vor allem durch die Handlungen der Unternehmensvertreter). Ebenso rückt nun die Ergebnisorientierung als dritter Candidate Experience Baustein stärker in den Fokus. Prozesse und Arbeitgeberhandlungen sollten stets so ausgelegt sein, dass Bewerbern möglichst wenig »Wartezeiten« entstehen.

Da Verhalten und Handlungen viel weniger im Detail zu planen und zu steuern sind als Kommunikation von diversen Inhalten, ist es ratsam, für die zur Marke passende Candidate Experience eine entsprechende Employer Behavior Leitlinie festzulegen. An dieser können sich alle internen Akteure orientieren. Eine solche Hilfestellung legt in einem sehr verkürzten Katalog wesentliche Verhaltensprinzipien für alle Recruitingbeteiligten aus Personal- und Fachbereichen fest. Zudem kann jeder Organisationsangehörige aus seiner Rolle (Interviewer, Mitarbeiter am Empfang etc.) überlegen, wie er oder sie dieses Prinzip bestmöglich mit Leben füllen kann. Ausgehend von diesen wenigen Punkten kann so organisationsweit die authentische Erlebbarkeit des Employer Brands unterstützt werden. Ankerpunkt für eine Employer Behavior Guideline sind die ein oder zwei (kulturellen)

Top-Aspekte aus der Arbeitgeberpositionierung. Also jene Kulturfacetten, für die dieser Arbeitgeber unbedingt steht. Hat der Arbeitgeber bspw. als wesentlichen Teil seiner Positionierung das Element »hohe Wertschätzung für den Einzelnen« festgeschrieben, könnte daraus abgeleitet werden, dass bei allen Bewerberkontakten nach Bewerbungseingang gilt:

- »Wir stellen sicher, dass sich unsere Bewerber in jeder Situation geachtet und wertgeschätzt fühlen!
- Wir tun dies bspw. über: Namentliche Ansprache, Blickkontakt, Lächeln, Dank, Verständnis, Ausdruck von Freude über den Kontakt, sich für den anderen Zeit nehmen, das Selbstverständnis als ein Gastgeber gegenüber dem Bewerber zu agieren usw.«

Um die Arbeitgebermarke zielsicher in entsprechendes Verhalten durch die Mitwirkung von den Mitarbeitern zu überführen, sind kurze Schulungen bzw. Vermittlungen der Sinnhaftigkeit dieser Initiative hilfreich. Hier muss miteinander gesprochen werden und ggf. müssen Fragen beantwortet werden. Wer als Arbeitgeber denkt ein solches Roll-out wäre per Rundmail zu leisten, dürfte wenig Erfolg haben.

Ein praktisches Beispiel für eine solche Übersetzung eines zentralen Arbeitgebermarkenwertes in Recruitinghandeln ist folgendes: Einem deutschen Mittelständler ist der Wert »auf Augenhöhe miteinander sein« wichtig. Folglich erstellten alle Recruiter von sich Kurzlebensläufe. Diese Dokumente wurden den Kandidaten einige Tage vor ihren jeweiligen Interviews zugesandt. So hatten nicht nur die Recruiter Informationen aus den Lebensläufen der Bewerber, sondern auch die Kandidaten hatten einige Informationen über die z. B. beruflichen Hintergründe der Recruiter, welche ihnen in Kürze begegnen. Damit war das Versprechen »auf Augenhöhe sein« eingelöst. Aus Behauptung eines Markenwertes wurde ein gelebter Beweis, zum Nutzen einer positiven Candidate Experience.

6.2 Cultural Fit: Die unternehmenskulturelle Passung als Teil der Arbeitgebermarke

Eine wesentliche Funktion der Arbeitgebermarke ist es, potenziellen Bewerbern die Auseinandersetzung mit dem Arbeitgeber jenseits fachlicher Anforderungen zu ermöglichen. Auch hier sind die bereits Eingangs eingeführten Kriterien von Glaubwürdigkeit, Attraktivität und Unterscheidbarkeit zentral. Gerade um den beiden letztgenannten Kriterien gerecht zu werden, benötigt es die Thematisierung der eigenen Kultur eines Unternehmens und deren Abgrenzung von Wettbewerbern auf dem Arbeitsmarkt. Das Thema Arbeitgebermarke findet seit Jahren viel Beachtung in Unternehmen. Man sollte also annehmen dürfen, dass entsprechend viele Unternehmen einen Zugang zum Aktionsfeld Unternehmenskultur im Hinblick auf ihre Talentgewinnungsstrategien gewonnen haben. Dem ist leider oft nicht so. Besonders Konzerne können zwar meist definierte Arbeitgebermarken vorweisen, diese aber sind eher wenig auf wirklich differenzierenden Kulturmerkmalen aufgebaut. Häufig treten Werte zugunsten von wohlklingenden, aber letztlich inhaltsleeren Begriffen wie »Leidenschaft« in den Hintergrund (Bröcker und Theisen 2015). Dabei ist eine wirklich auf der unternehmensindividuellen Kultur und ihren gelebten Werten basierende Arbeitgebermarke die Chance zur Differenzierung im Fachkräftewettbewerb. Besser noch: Nicht nur in der Personalgewinnung, sondern auch in der Mitarbeiterbindung, ist Kultur ein veritabler Talent-Klebstoff, der langfristig wirksamer ist als Compensation and Benefits-Angebote (Athanas und Wald 2017). Sofern Arbeitgebermarken Differenzierung wirklich ernst nehmen und ihre (kulturelle) Attraktivität für Kandidaten deutlich machen wollen, ist die aktive Nutzung des Cultural Fit die sinnvolle Ableitung aus der eigenen Arbeitgebermarkenpositionierung: Was zeichnet uns als Arbeitgeber aus, was ist uns wichtig? Was leben wir, wie verhalten wir uns (üblicherweise)? Wer passt zu uns jenseits fachlicher Kriterien?

6.2.1 Cultural Fit und Professional Fit

Die individuelle Passung eines Kandidaten zur Unternehmenskultur in der Zielorganisation wird als Cultural Fit bezeichnet. Der Cultural Fit besteht insbesondere in der relativ guten Übereinstimmung zwischen einerseits gelebten Werten der Organisation und jenen Wertepräferenzen eines Kandidaten und andererseits eben solcher relativen Übereinstimmung zwischen prägenden Verhaltensmustern und Ritualen der Organisation und der jeweiligen Affinität eines Kandidaten zu diesem Verhalten. Ist es z. B. in einer Organisation üblich, dass es Entscheidungen ohne viel Diskussion und Beteiligung der Teams eher Top-Down fallen, sollte ein Kandidat in seinem bevorzugten Umgang mit diesem »Ritual« nicht völlig anders gepolt sein, sich also stets Teamentscheidungen zu wünschen. Der Cultural Fit stellt somit in der Personalansprache und -auswahl eine Komplementärdimension zum sog. Professional Fit dar, welcher Hard Facts (z. B. Akzeptanz des gebotenen Gehaltes) und typische Anforderungen an eine Position beschreibt und überprüft (z. B. ob notwendige Erfahrungen vorhanden sind).

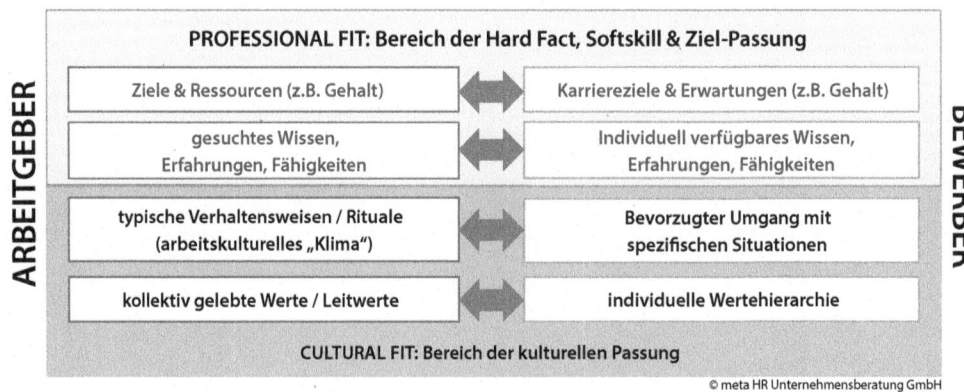

Abb. 6.1: Cultural Fit und Professional Fit (© meta HR Unternehmensberatung GmbH)

6.2.2 Den Cultural Fit kommunizieren

Wie aufgezeigt, ermöglicht der Einbezug des Cultural Fit in die Personalgewinnungs-Strategie Arbeitgebern ihre Kulturaspekte gezielt für eine bessere Mitarbeiterpassung zu nutzen und Mitarbeiter (auch) nach jener Übereinstimmung auszuwählen. Dies geschieht unter anderem aus dem Bewusstsein heraus, dass Fähigkeiten trainiert, d. h. kurz- oder mittelfristig erworben werden können. Werte und

Haltungen jedoch können nicht schnell verändert werden.

Um den Cultural Fit bereits in der Kandidatenansprache wirksam werden zu lassen, ist es für Arbeitgeber ratsam ihre aus der Arbeitgebermarke heraus definierten wesentlichen Kulturaspekte proaktiv darzustellen. Eine Form dies zu tun, ist es mit pointierten Statements, besonders auf der Karrierewebseite oder verkürzt auch in anderen Medien, über die eigene Kultur aufzuklären. Dies kann geschehen in plakativen Rubriken wie »unsere Kultur« oder »unsere Werte« etc. Das ist ein Anfang. Wer es jedoch hier bei Plattitüden, wie »Leidenschaft« oder »Teamgeist« lässt, erreicht nicht viel. Eine weitere, deutlich vielversprechendere Form ist es die eigene Kultur nicht nur selber in Worten zu beschreiben, sondern diese für externe Betrachter nachvollziehbar in Bildern und Videos zu zeigen. Jene Form kann als »Cultural Content« bezeichnet werden. Dabei spielen eigene Mitarbeiter an realen Arbeitsplätzen, die idealerweise auch in eigenen Worten über ihren Arbeitgeber sprechen eine wesentliche Rolle. Dieser Soft-Cultural Fit über die visuelle Wahrnehmung ist ein erstes Angebot an Kandidaten Tuchfühlung mit den Ausdrucksformen der Kultur zu bekommen: Wie sehen die Menschen dort aus? Wie kleiden die sich? Passen die zum Image, was ich vom Arbeitgeber habe? Ist denen ähnliches wichtig wie mir selbst? Sehe ich mich dort? All diese Fragen aus Bewerberperspektive können so zur ersten Auseinandersetzung mit dem emotionalen Angebot des Arbeitgebers sein.

Damit die Klärung der kulturellen Passung in der Form einer frühen Selbstauswahl der Kandidaten noch während der Orientierungsphase stattfinden kann, sollten Arbeitgeber vor allem in ihrer eigenen Tonalität kommunizieren und keinesfalls neutral und abgedroschen klingen. Ein Beispiel für ein derartiges sehr spezielles Kulturstatement mit vollem Fokus auf die in diesem Fall Kernzielgruppe IT-Entwickler bietet die Softwarefirma campudos (▶ Abb. 6.2).

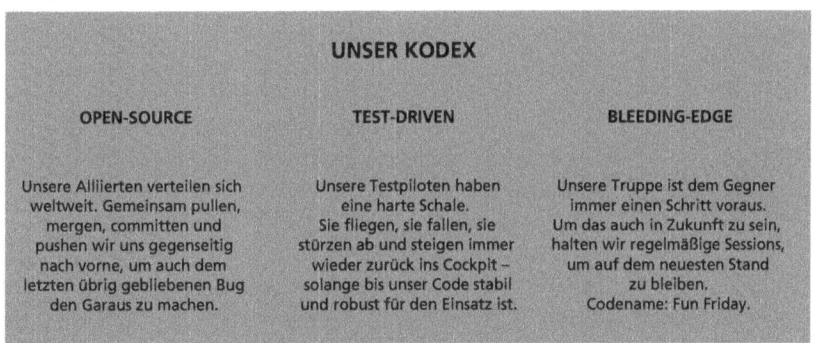

Abb. 6.2: Statements zum Kultur-Kodex für Entwickler bei campudos

Für die Cultural Fit Kommunikation ist eine Zuspitzung von Botschaften gerade im Hinblick auf gewisse Härten sinnvoll. Hierbei dürfen auch gern Arbeitsbedingungen eine Rolle spielen, die eben nicht nur schön sind, welche aber die passenden Personen gern in Kauf nehmen, weil sie für die Mission und die Werte des Arbeitgebers »brennen«. So können in dieser authentischen Form der Kommunikation rationale und emotionale Aspekte der Arbeitgebermarke clever zusammengeführt werden. Frei nach dem Motto wer A sagt, ist bei uns auch bereits B zu akzeptieren. Die Cultural Fit Dimension wird so manchen Jobinteressenten noch klarer vor Augen geführt und die definitiv falschen Kandidaten werden abgeschreckt. Wie solche Statements klingen können, zeigt z. B. die Fluggesellschaft Air Canada auf deren Karriere-Portal. Dort lautet der erste Punkt unter der Unsere-Kultur-Rubrik wörtlich: »We aren't 9 to 5 – And we don't pretend to be. Our hours change as frequently as cloud formations.« Klare Aussage. Airliner können eben nicht erwarten, stets geregelte Arbeitszeiten mit festen Anfang und Ende zu haben. Das ist letztlich auch Teil der dortigen Arbeitskultur. Für Bewerber gilt »take it or leave it«. Hier kann der Arbeitgeber keine Zugeständnisse machen und kommuniziert darum diesen Punkt umso klarer.

6.2.3 Cultural Fit Bewerber-Matching

Einige Arbeitgeber gehen über die kommunikativen Cultural-Fit-Orientierungsangebote hinaus. Eine clevere Variante hierbei ist es potenziellen Bewerbern noch vor der eigentlichen Bewerbung einen unverbindlichen aber validen Check im Hinblick auf die eigene kulturelle Passung zum Arbeitgeber anzubieten. Ein solches digitales Self-Assessment kann ideal (und anonym) über die Karriere-Webseite angeboten werden. Bewerber durchlaufen das Verfahren und bekommen anschließend direkt auf der Webseite eine Rückmeldung darüber, wie gut sie kulturell zu entsprechenden Arbeitgebern passen. Ein Feedback an den Bewerber, welches diesem einen eher guten Match rückmeldet, motiviert diesen zusätzlich zur Bewerbung, während deutlich niedrige Matching-Ergebnisse unpassende Interessenten von der Bewerbung abhalten können. Die Erfahrung mit solchen Verfahren zeigt, dass hierdurch die durchschnittliche Bewerberqualität gesteigert werden kann.

Zusätzlich zur Cultural Fit Orientierung für Jobsucher und die Extra-Dosis Motivation für unternehmenskulturelle gut passende Bewerber durch eine ad hoc Rückmeldung auf der Karriere-Webseite, generiert der Arbeitgeber mit einem solchen Verfahren interessante Daten für das eigene Marketing. Während die Einzelaussage über den Passungsgrad den einzelnen Jobinteressenten betrifft, kann das Unternehmen nach einiger Zeit auf kumulierte Daten über kulturelle Matches bzw. Mismatches seiner Jobinteressenten zurückgreifen. Stellt der Arbeitgeber dann bspw. fest, dass ein spezifischer Mismatch auffallend häufig bei weiblichen Jobsucherinnen unter 25 auftritt, können ausgehend von diesem Wissen die eigenen Employer Brand Botschaften an jene Zielgruppe nachgeschärft werden. So werden Cultural Fit Informationen auf aggregierter Ebene auch Informationen über das Funktionieren der eigenen Employer Brand Botschaften.

Ein Beispiel für den vollumfänglichen Einsatz eines validen Cultural Fit Tools zur Bewerberorientierung auf der Karriere-Webseite findet sich bei der Kindernothilfe. Dort ist das Tool eines spezialisierten Anbieters in einem Bereich der Seite eingebunden und kann dort direkt von Bewerbungsinteressenten ausgeführt werden, übrigens auch in der mobilen Version.

Für Arbeitgeber, die den Cultural Fit ihrer Bewerber testen wollen, ist es ratsam sich bei der Auswahl nach einem spezifischen Tool vor allem folgende Fragen zu stellen:

- Liegt dem Verfahren ein schlüssiges, wissenschaftlich fundiertes Konzept zugrunde?
- Ist die Umsetzung frei von Logikfehlern? (wenn z. B. Werte als Gegenpole mit Entweder-oder-Auswahlen definiert sind und so Verzerrungen entstehen müssen)
- Ist das Verfahren objektiv, valide und reliabel?
- Fokussiert das Verfahren auf Texte oder werden die Bewerber bspw. durch manipulierende Bilder unbewusst beeinflusst?
- Kann die Lösung von Bewerbern auch über mobile Endgeräte genutzt werden?
- Kann das Verfahren neben der Karriereseite auch für individuelle Einzeltests genutzt werden?
- Ist die Lösung DSGVO-konform?

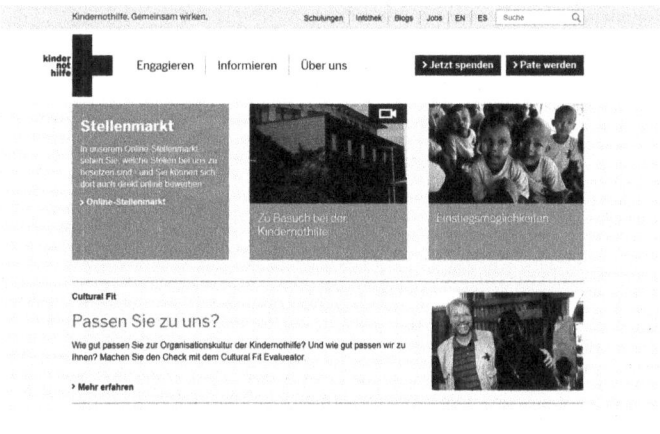

Abb. 6.3:
Cultural Fit Evalueator beim Kindernothilfe e. V.

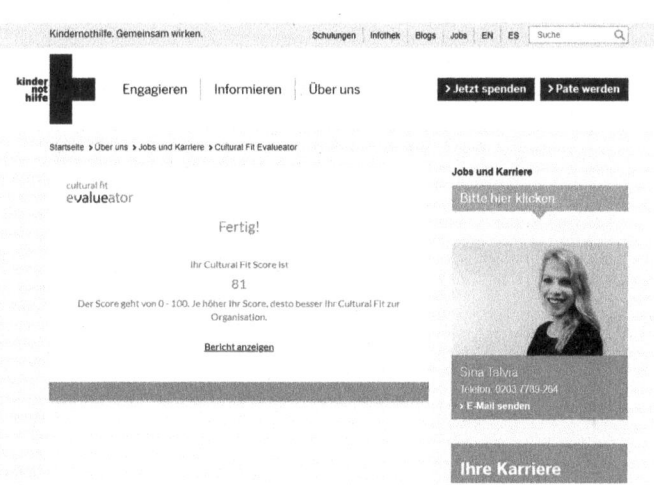

Abb. 6.4:
Cultural Fit Score für Bewerber beim Kindernothilfe e. V.

Mit dem Einsatz einer digitalen Cultural Fit Lösung zur Bewerberorientierung und ggf. -auswahl ist das Thema nicht zwingend abgeschlossen. Selbstverständlich ist es für Arbeitgeber ratsam, den Cultural Fit auch in Vorstellungsgesprächen anzusprechen. Besonders hier können sehr organisationsspezifische Cultural Fit und Team Fit Aspekte thematisiert werden, welche kein noch so gutes standardisiertes Tool jemals erfassen kann. Das Interview muss dafür durch entsprechende Fragen ergänzt bzw. vorbereitet werden. Im Zusammenspiel aus Cultural Fit-Matching-Test und gezielten Interviewfragen zur Sache kann so eine sehr praktische Recruiting-Anwendung aus der Materie werden. Hierbei zeigt sich wie gut Employer Brand Aspekte ins detaillierte Rekrutierungshandeln heruntergebrochen werden können und dabei eine durchgängige Leitfunktion haben.

Literatur

Air Canada Karriere-Webseite, Culture and Benefits (https://flyrouge.com/ca/en/careers/culture-and-benefits.html, Zugriff am 20.03.2019).

Athanas, C. (2015): Employer Branding praktisch gelebt: In der Candidate Experience wird die Arbeitgebermarke greifbar und unterscheidbar (https://blog.metahr.de/2015/03/19/employer-branding-praktisch-gelebt-in-der-candidate-experiencewird-die-arbeitgebermarke-greifbar-und-unterscheidbar/, **Zugriff am 17.03.2019**).

Athanas, C., Wald, P. (2014): Candidate Experience Studie 2014. Studie zum Bewerbungserleben von Kandidaten in Deutschland und Ableitung von Schlussfolgerungen für Recruitingstrategien sowie Employer Branding. meta HR Unternehmensberatung GmbH & stellenanzeigen.de GmbH & Co. KG (https://www.metahr.de/downloads/candidate-experience-studie-2014/, **Zugriff am 17.03.2019**).

Athanas, C., Wald, P. (2017): Candidate Journey Studie 2017. Good Practices: Vom passenden Kandidaten zum loyalen Mitarbeiter. meta HR Unternehmensberatung GmbH & stellenanzeigen.de GmbH & Co. KG (https://www.metahr.de/downloads/candidate-journey-studie-2017/, **Zugriff am 20.03.2019**).

BLS Vorteilsmatcher (https://vorteile.bls.ch/de/, **Zugriff am 20.03.2019**).

Bröcker, M., Theisen, S. (2015): Whitepaper: Der Club der Gleichen – Eine Analyse der DAX-30-Arbeitgeber (http://www.employer-telling.de/#die-studien, **Zugriff am 20.03.2019**).

Campudos GmbH, Karriere-Webseite (https://campudus.com/de/jobs/bootcamp/, **Zugriff am 20.03.2019**).

Kindernothilfe e. V., Karriere-Webseite mit Tool Cultural Fit Evalueator (https://www.kindernothilfe.de/jobs.html, **Zugriff am 20.03.2019**).

7 Social Recruiting-Strategien (im Healthcarewesen)

Robindro Ullah

7.1 Einleitung

Der Aufschlag in der bitteren Realität war für viele Unternehmen in den vergangenen Jahren sehr hart. Aufträge mussten abgelehnt werden, produzierende Betriebe lagen teilweise still. Grund war nicht eine schlechte Wirtschaftslage – Grund war der Fachkräftemangel. Während wir uns darüber die Mäuler zerrissen haben, ob es sich um einen Mythos handle oder doch Realität sei, brach gelinde gesagt, die kontinuierliche Zufuhr an qualifizierten Fachkräften in vielen Berufen schlichtweg ab.

Damit einher ging auch ein abrupter Wechsel der Aufmerksamkeit von ehemals weicheren Themen hin zur kurzfristigen Rekrutierung. Die Frage, ob es sinnvoll sei, langfristig eine starke Employer Brand aufzubauen wurde schlagartig zurückgestellt, denn die unmittelbare Rekrutierung setzte die Entscheider enorm unter Druck.

Wenn man den Zahlen Glauben schenken darf, die von größeren Rentenabgängen berichten und dem Trend der Akademisierung, dann wird sich die uns heute in Teilen Deutschlands schon extrem vorkommenden Situation noch verschärfen.

Ungeachtet verschiedener Diskussionen gehören vor allem die Pflegeberufe zu den Top Mangelberufen Deutschlands. Damit haben wir hier einen erhöhten Handlungsdruck. Sprechen wir über die Gesundheitsberufe, geht es allgemein natürlich auch um die Zunft der Ärzte(innen). Auch hier erleben wir eine Knappheit, die allerdings in Teilen sehr unterschiedliche Ursachen hat. Auch dies wollen wir in den folgenden Seiten beleuchten.

7.2 Social Recruiting

Der Sprung ins Social Recruiting ist gerade dort, wo Mangel herrscht, unvermeidbar. Aber was verstehen wir unter Social Recruiting?

7.2.1 Definition Recruiting

»Das Recruiting umfasst die Durchführung sämtlicher Aktivitäten, die notwendig sind, um eine Vakanz mit dem für dieses Stellenprofil am besten geeigneten Kandidaten zu besetzen« (Ullah und Witt 2018, S. 53).

Über die Definition der Rekrutierung gelangen wir sehr logisch zum Bereich des Social Recruitings. Im weitesten Sinne ist damit die Nutzung Sozialer Netzwerke in der Rekrutierung gemeint. In den vergangenen Jahren hat sich aber dieser Begriff der Sozialen Netzwerke sehr gedehnt und umfasst heute auch im allgemeinen Sprachgebrauch die Welt der

Messenger. Die Unterschiede zwischen einem Sozialen Netzwerk und einem Messenger werden wir im Nachfolgenden noch beleuchten. Die Nutzung moderner Kommunikationstools ist also Bestandteil des Social Recruitings. Die Spannweite des Begriffes ist damit noch nicht zu eng geworden, denn wir können auch den Bereich der Direktansprache hierunter fassen: das sog. Active Sourcing. Auch dieses findet heutzutage überwiegend in Sozialen Medien statt.

7.2.2 Definition Social Recruiting

Social Recruiting ist eine Spezialisierung des allgemeinen Recruitings und fokussiert überwiegend den Einsatz moderner Medien in der Suche nach passenden Kandidaten.

Grundsätzlich geht man bei diesem Ansatz davon aus, dass wir im Bereich unserer Zielgruppe nur wenig aktiv Suchende haben. Dies spiegeln auch Studien wider, so unter anderem die Fachkräftestudie Deutschland 2018 des Trendence Marktforschungsinstitutes, welche in Teilen Grundlage des Beitrages sein wird.

Betrachten wir aus einer Metaebene nochmals den Arbeitsmarkt, so ist tatsächlich der geringste Teil aktiv auf Jobsuche. Unter den Gesundheitsberufen sind 12 % aktiv suchend. Das sind also diejenigen, die tatsächlich für eine Stellenanzeige auf einem Jobboard offen wären. Knapp 70 % sind offen für Neues und sehen sich sogar zeitweise mal um, so die Ergebnisse der Fachkräftestudie der trendence Institut GmbH (▶ Abb. 7.1). Das Potenzial ist also riesig, wenn es darum geht, aktiv am Arbeitsmarkt mit Maßnahmen präsent zu sein. Anders ausgedrückt, von den 12 % Suchenden werden Sie nur den kleinsten Teil abbekommen. Wer heute nicht auf aktivere Methoden setzt und Social Recruiting gehört sicherlich dazu, der wird in Zukunft ohne Personal auskommen müssen.

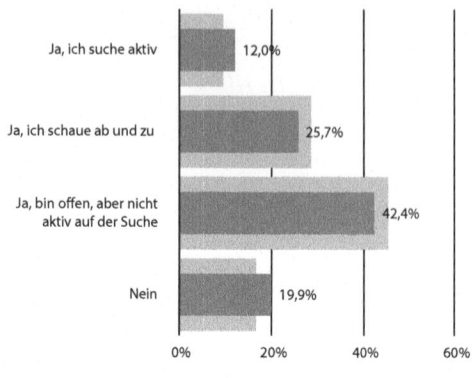

Abb. 7.1: Fachkräftestudie 2018 (Quelle: trendence Institut GmbH)

Allgemein sollte man aber noch weitere Faktoren seiner Zielgruppe betrachten. Auch wenn es nicht direkt zum Bereich Social Recruiting zählt, so kann man sich in jedem Fall die besten Internetseiten für die Zielgruppe bei der Jobsuche ansehen (▶ Abb. 7.2). Hier wird schnell deutlich, dass es doch tatsächlich Unterschiede gibt, zwischen Fachkräften im Allgemeinen und Fachkräften aus dem Bereich Pflege und Gesundheit. Bei unserer Zielgruppe ist klar Stellenanzeigen.de auf Platz 2, im Gegensatz zu der Allgemeinheit, die eher Stepstone nutzen würde.

Das Bild wird nochmals spannender, wenn man sich diese Zahlen nach Geschlechtern getrennt ansieht (▶ Abb. 7.3). Da bekommt man bereits den Eindruck, dass Stellenanzeigen.de es vor allem schafft, die weibliche Zielgruppe anzusprechen. Das kann bereits erste Implikationen auf das Social Recruiting haben. Die Ursachen für diese Verteilung können extrem divers sein, trotzdem scheinen hier Frauen eher durch bestimmte Merkmale von einigen Portalen angezogen zu werden, als andere. Diese Erhebung könnte man natürlich auch nochmals für Soziale Netzwerke durchführen, um hier ein Gefühl dafür zu bekommen, wie ich wen ansprechen muss.

Schielen wir nun noch etwas deutlicher in Richtung Social Recruiting, stellt sich sehr

7 Social Recruiting-Strategien (im Healthcarewesen)

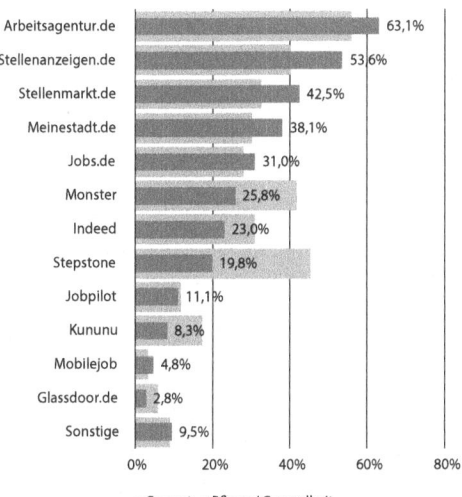

Abb. 7.2: Fachkräftestudie 2018 (Quelle: trendence Institut GmbH)

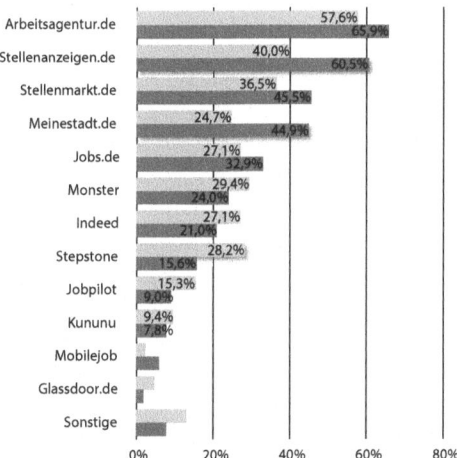

Abb. 7.3: Fachkräftestudie 2018 (Quelle: trendence Institut GmbH)

schnell die Frage nach dem Content. Also: Social Recruiting JA!, aber worüber sollen wir schreiben und was sollen wir darstellen. Befragt man die Zielgruppe, so wird sehr schnell deutlich, dass beispielsweise Siegel und Auszeichnungen tatsächlich eine enorme Präsenz haben (▶ Abb. 7.4).

Fast 70 % stimmen der Aussage zu: »Ein Arbeitgeber, der sich extern prüfen lässt, zeigt, dass Ihm die Mitarbeiter besonders wichtig sind«. Dies ist ein hervorragender Ansatzpunkt für Content. Hier können Sie im Social Web breit spielen, welche Zertifizierungen Sie innehaben und warum Sie sich für diese entschieden haben. Ganz gleich, ob Sie ein Fairer Ausbilder sind oder ein Fairer Arbeitgeber für Fachkräfte – die Story dahinter und die Geschichten in Bezug auf den Zertifizierungsprozess sind sehr geeignet als Content fürs Social Recruiting.

Aber kommen wir nun zum Social Recruiting an sich.

7.2.3 Die Grundlage der Sozialen Netzwerke

Der Bereich der Gesundheit deckt sowohl akademische Fachkräfte als auch nicht-akademische Fachkräfte ab. Damit haben wir eine wirklich große Spannweite von Profilen, die eine sehr unterschiedliche Herangehensweise im Bereich des Social Recruitings benötigen. So hat eine Pflegekraft einen deutlich anderen Online Footprint als ein Arzt. Während Pflegekräfte beispielsweise hoch mobile Affine sind, sollte man bei Ärzten aktuell noch eher von einer Desktop-Nutzung ausgehen. Natürlich sind auch Ärzte mit Smartphones unterwegs, aber letztlich ergibt sich auf Seiten der Pflegekräfte eine höhere mobile Nutzung durch die geringere Quote an Festrechnern am Arbeitsplatz.

Wir unterscheiden also zwischen klassischen Sozialen Netzwerken und Messenger. Ein klassisches Soziales Netzwerk erfüllt den Zweck der One-to-Many-Kommunikation. Das heißt, es wird einem erleichtert, mit einer Nachricht sehr viele Freunde zeitgleich zu erreichen. In der Regel lösen Soziale Netzwerke diese Herausforderung durch das Angebot einer Timeline. Zudem haben die klassischen Netzwerke eine Share Funktion. Dies bedeutet, dass Beiträge in Netzwerke

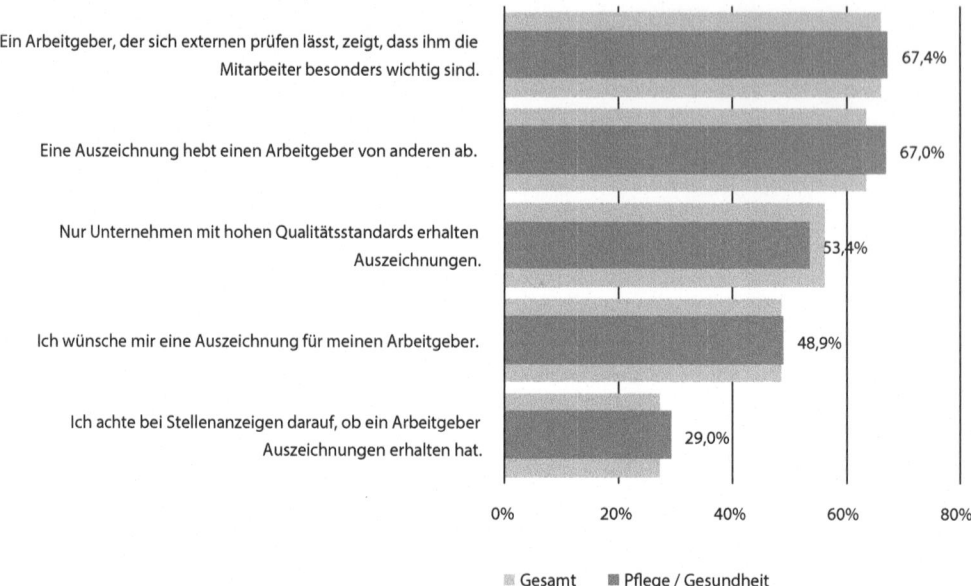

Abb. 7.4: Fachkräftestudie 2018 (Quelle: trendence Institut GmbH)

geteilt – also verbreitet – werden können. Betrachten wir die Formen der Kontaktbindung, so haben Soziale Netzwerke sowohl die Möglichkeit zweiseitige Kontaktverbindungen einzugehen (z. B. Freunde bei Facebook oder Business Kontakte bei Xing), als auch einseitige Kontaktverbindungen als »Follower« (z. B. Twitter, Instagram). Dabei unterscheiden sich diese beiden Kontaktverbindungen im Wesentlichen dadurch, dass die zweiseitige Verbindung bestätigt werden muss, wohingegen ich jemandem followen kann, ohne dass die Person dieser Aktion zustimmen muss.

Werfen wir einen Blick auf die Messenger, so sehen wir eine etwas andere Welt. Der Messenger wurde für die One-to-One-Kommunikation geschaffen. Durch die Gruppenfunktion, die die meisten Messenger besitzen, haben wir natürlich auch dort die Möglichkeit, mehr als nur eine Person zu erreichen. Der Fokus liegt dennoch auf bekannten Kontakten und der gezielten Verbreitung von Informationen. In der Regel kann man davon ausgehen, dass es nicht ganz leicht ist, einen Kontakt auf einem Messenger hinzuzufügen. Nehmen wir das Beispiel WhatsApp, so ist man idealer Weise im Besitz der Telefonnummer. Dies setzt aber eine vorherige Kontaktaufnahme über einen anderen Kanal voraus. Hieraus ergibt sich dann auch direkt die Herausforderung bei der Rekrutierung über einen Messenger. Stets muss ein weiterer Kanal zur Initiierung hinzugenommen werden, da man ansonsten nicht ohne Weiteres über den Firmenaccount auf allgemeinen Messengern informiert werden würde.

Aus diesen Überlegungen heraus ergeben sich relativ natürlich verschiedene Einsatzszenarien der zwei unterschiedlichen Social Network Arten. Klassische Soziale Netzwerke eigenen sich demnach besser zur Generierung einer ersten Aufmerksamkeit und der Ansprache vor der Bewerbung. Messenger können leichter in der Bewerbungsphase eingesetzt werden, wenn es um eine begleitende Kommunikation geht. In letzterem Fall haben wir ja bereits die Kontaktdaten des Bewerbers und könnten diesem sogar freistellen, wie er im Verlauf der Bewerbung kontaktiert und informiert werden möchte. Hier zeigt ein Messenger Ansatz eine sehr moderne und fortschrittliche denkende Personalabteilung.

7.2.4 Die Vorbereitungen vor der großen Recruiting-Welle

Wir können stark davon ausgehen, dass alle Bemühungen in diesem Bereich auf mobile Endgeräte ausgelegt sein sollten. So beginnt das Social Recruiting hier bereits bei der eigenen Karriereseite, die unbedingt mobile first gedacht sein sollte. Wenn ich hier an dieser Stelle als Betrieb nicht schon vorgesorgt habe, brauche ich die Aktivitäten im Internet gar nicht erst Andenken. Jeder Bewerber würde nach erfolgreicher Ansprache im Internet in voller Fahrt gegen eine Mauer auf der Karriereseite fahren. Nach wie vor sind noch viel zu wenig Karriereseiten mobile optimiert geschweige denn mobile first gedacht. Wenn man dann mal eine solche mobile optimierte Seite entdeckt, stellt man meist fest, dass diese mehr als zehn Sekunden zum Laden benötigt. Dies wiederum bedeutet, dass gut 40 % aller Bewerber abspringen werden, da ihnen die Seite zum Laden zu lange braucht. Einen einfachen Test können Sie für Ihre eigene Karriereseite durchführen. Hierzu finden Sie über Google verschiedene Tools, die dies für Sie einschätzen – meist inkl. der erwarteten Absprungquote.

Der nächste Punkt, der aus strategischer Perspektive unbedingt betrachtet werden muss, ist der tatsächliche Recruiting Prozess. Sie haben Ihre Karriereseite im Griff, aber was kommt dann. In der Regel folgt darauf ein sog. Bewerbermanagementsystem. Auch hier trennt sich schnell die Spreu vom Weizen. Auch dieses muss mobile gedacht sein, wenn Sie im Social Recruiting mobile unterwegs sind. Dieses Spiel sollten Sie bis in Ihren Bewerbungsprozess hineindenken. Jede Hürde, die unnötiger Weise im Weg steht, sollte weggeräumt werden, bevor die Maßnahmen im Social Recruiting starten. Die Euros wären ansonsten lediglich fehl investiert.

Exkurs

Immer wieder stoße ich auf Personalmanager (innen), die der Meinung sind, dass die Bewerber durch komplexe Prozesse gehen müssen, damit diese beweisen, dass sie auch wirklich zum Unternehmen wollen. Nur wer sich durch lange Textwüsten durchklickt, zeigt auch ausreichend Potenzial, um als würdiger Bewerber angesehen zu werden. Im Social Recruiting hat sich dieses Verständnis umgekehrt. Wir sprechen in der Regel nicht mehr von Bewerbern, sondern von Kandidaten. Der wesentliche Unterschied zwischen diesen beiden Kategorien ist, dass Kandidaten sich nicht beworben haben. An dieser einfachen Tatsache schließen sich verschiedene Gedankengänge an, die es zu berücksichtigen gilt. In der Direktansprache bedeutet dies zum einen natürlich, dass sich der/die Kandidat(in) im Verlauf des Prozesses auch an keiner anderen Stelle bewerben sollte. Was immer wieder vorkommt, ist, dass proaktiv angesprochene Kandidaten aufgefordert werden, sich zu bewerben. Ein absolutes No-Go, da der Kandidat sich ja nicht bewerben wollte. Dieses Denkmuster sollten wir auch auf die bereits bestehenden Bewerberprozesse übertragen. Hier gilt es aus Social Recruiting Sicht auch darum, den Prozess derart zu gestalten, dass Bewerber sich dabei wohl fühlen und bereits im Prozess sehr positive Assoziationen mit dem potenziellen Arbeitgeber entwickeln.

7.2.5 Ein kurzer Blick auf die Stellenanzeigen

Auch wenn nicht jeder die Stellenanzeige mit in den Bereich des Social Recruitings zählen würde, so würde ich doch empfehlen, auch hier mit einem neuen frischen Blick auf die

Themen zu schauen. Vor dem Hintergrund des Google for Job Launches in Deutschland, müssen wir auch eine Stellenanzeige sehr Social wahrnehmen. Google for Jobs ist die Google eigene Meta-Jobsuchmaschine, die bereits in etlichen Ländern (auch Europa) live geschaltet ist. Warum dieses neue Google Produkt derart großen Einfluss auf unser Social Recruiting haben wird, lässt sich an drei Eckpunkten festmachen:

1. In Teilen beschäftigt sich Social Recruiting sehr viel mit der Candidate Journey und damit dem Verlauf der Zielgruppe. Welches sind die wichtigen Schlagworte und in welchen Netzwerken treibt sich die Zielgruppe rum? Mit Google for Jobs wird die Stellenanzeige eine Ebene höher in der Wahrnehmung der Zielgruppe gehoben. Sobald Google anhand der Suchbegriffe glaubt zu wissen, dass der/die Nutzer einen Job sucht, wird ihm/ihr ein entsprechendes Fenster oberhalb der Trefferliste angezeigt, welches auf die Suchanfrage passende Jobanzeigen beinhaltet. Damit schiebt Google die Stellenanzeige sehr früh in den Prozess der Suche des Kandidaten.
2. Google betrachtet erstmalig die Stellenanzeige als Hub für Informationen. Jede Anzeige wird als Ausgangspunkt einer Suche betrachtet. Ziel ist es so viele Informationen wie möglich zu dieser Stellenanzeige im Netz zu finden, um diese dem Kandidaten zur Verfügung zu stellen. So erhält jede Stellenanzeige eine Google Maps Integration, auf der der Standort zu sehen ist. Aber Google zieht sich beispielsweise auch die entsprechenden Arbeitgeberbewertungen aus den Portalen. Ein wichtiges Thema im Zusammenhang mit Social Recruiting, welches mit dieser Integration eine Art Wiedergeburt erfahren würde.
3. Genau kann man die Entwicklungen nicht abschätzen. Dazu fehlen noch die Erfahrungswerte. Doch es ist davon auszugehen, dass die Einführung von Google for Jobs unter anderem die Spezialistenjobbörsen stärken wird. Aktuell gehört noch Stellenanzeigen.de zu den begehrtesten Jobbörsen der Zielgruppe Gesundheit (trendence 2018), aber dies könnte sich auch mal ändern vor dem Hintergrund der Stärkung kleinerer Spezialistenjobboards.

Einer der wichtigsten Schachzüge dieser Einführung ist die Standardisierung der Stellenanzeige. Dies bedeutet, dass von Google nur die Stellenanzeigen aufgenommen werden, die auch die richtige Struktur aufweisen. Dies ist ein längst überfälliger Schritt in Deutschland, dessen Markt durchsetzt ist von Ineffizienzen. Ein derartiger Variantenreichtum, wie wir es in Deutschland bei den Stellenanzeigen erleben, ist letztlich ein Luxus, den wir uns zukünftig nicht mehr leisten können. Er erschwert tatsächlich auch die Vergleichbarkeit und vernebelt die Schwäche der inhaltlichen Ausgestaltung von Anzeigen.

Für die Stellenanzeigen wird zukünftig also eine stärkere inhaltliche Fokussierung auf kulturelle Themen wichtig, die wir in der Social Recruiting Strategie an diversen Stellen wieder benötigen werden. Eine Formulierung, die den kulturellen Unterschied eines Arbeitgebers in Worte fassen kann, wird gerade in dieser zukünftig sehr standardisierten Welt den entscheidenden Unterschied machen.

7.2.6 Der Sprung in die Netzwerke

Ich hoffe, ich habe Sie noch nicht verloren. Sie haben sich bis jetzt ein Bild der Sozialen Netzwerke gemacht, Ihre Karriereseite optimiert und Ihre Stellenanzeigen bearbeitet und sind bereit, sich nun der großen Welle in diesem Internet zu widmen. Bevor wir dies tun, haben wir noch eine grundsätzliche Trennung vor uns. Die Erfahrung hat gezeigt, dass nicht akademische Zielgruppen deutlich mobile affiner sind sowie einen stärkeren Bezug zu allgemeinen Social Networks haben. Akademiker hingegen sind vielfach in dieser Beziehung eher konservativ einzustufen. Bezogen auf die verschiedenen Zielgruppen innerhalb der Gesundheitsbranche, bedeutet dies, dass im Fall von Ärzten ein Sourcing Ansatz zu empfehlen wäre und beispielsweise bei Pflegekräften tendenziell eher Social Networks genutzt werden können, um Aufmerksamkeit zu erregen. Diese beiden sehr unterschiedlichen Ansätze können wir im Rahmen dieses Beitrags nicht ins Detail ausführen, wollen aber gern den der Pflegekräfte einmal näher beleuchten.

Es geht generell darum, zu verstehen, wie man in dieser recht neuen Welt der Social Networks denkt und Strategien entwickelt. Ob Ihnen also die beispielhafte Darstellung der Pflegekraftrekrutierung zusagt, sei einmal dahingestellt. Viel wichtiger ist es, dass Sie das Beispiel als Inspiration werten und den tiefergehenden Ansatz verstehen.

Im Nachfolgenden und damit abschließend betrachten wir einen Social Recruiting Ansatz für nicht akademische Fachkräfte im Gesundheitsbereich.

7.2.7 TikTok, der Gesellschaftshype

Am Beispiel dieses noch recht jungen Social Networks lässt sich ein Social Recruiting Strategie Zyklus gut abbilden. Sie haben die Chance anhand der Entwicklung dieses Netzwerkes Ihre eigentlichen To-Dos abzulesen, um rechtzeitig die richtigen Social Recruiting Entscheidungen zu treffen. TikTok ist Gesprächsthema Nummer 1, wenn es heutzutage um das Social Web und die Entwicklungen geht. Man könnte es beinahe als das neue YouTube bezeichnen, zumindest die Video affinen Nutzergruppen scheinen dorthin zu wandern. Inhaltlich steht TikTok YouTube kaum noch in etwas nach, aber auch das werden wir uns schrittweise ansehen. In diversen Meta Perspektiven betrachten wir die Entwicklung und geben Hinweise, welche Handlungen empfehlenswert sind. Um nochmals kurz die Funktionsweise von TikTok an dem bislang gelesenen zu erläutern, nutzen wir bereits hier einmal die Bewertungslogik des Social Recruitings.

1. TikTok ist ein klassisches Social Network und läuft daher nicht unter der Kategorie Messenger. Der strukturelle Aufbau ähnelt am ehesten Instagram. Wir haben eine Pinwand und können Beiträge kommentieren, liken und teilen. Ergänzend hat TikTok eine zusätzliche Funktion, die sich Duett nennt, die eine extrem hohe Interaktion zwischen Nutzern nach sich zieht.
2. TikTok lebt von kurz Videos, die mit Sound hinterlegt werden. Während es in den Anfängen vor allem um das Thema Lipsyncen ging (man führt entsprechende Lippenbewegungen zu einem bekannten Lied durch und filmt sich dabei) haben wir heute einen breiteren Fokus, der Tanzen, Lieder Lipsync und Comedy Lipsync und tatsächlich weitere Formate betrifft (z. B. DIY Videos)
3. Der vorherrschende Beziehungstyp ist einseitig, wie wir es beispielsweise auch von Instagram gewöhnt sind. Das heißt, eine »Kontaktanfrage/Follow« muss nicht bestätigt werden. Daraus lässt sich auf die Intensität des Netzwerkes schließen. Schnell wird einer Person gefolgt und meist wird ebenso schnell unfollowed. Auch dies ist für die Art und Weise wie man ggf. als Unternehmen auf dem Netzwerk auftritt entscheidend.

Historie

Die Geschichte von TikTok begann im Grunde mit einem Netzwerk namens Musical.ly, welches bereits vor 2016 in Deutschland auch in der Berichterstattung der klassischen Medien auftauchte. Musical.ly wurde 2015 gegründet und trat zu der Zeit einen weltweiten Siegeszug an. Schnell war es in aller Munde und konkurrierte schnell im Sinne der Nutzerzahlen 2016/2017 mit SnapChat. Kurz nach der Gründung von Musical.ly kam TikTok (Douyin) in China zur Welt. Dabei handelte es sich um ein Netzwerk derselben Art. Im Jahr 2017 übernahm TikTok musical.ly. Bis zum Sommer 2018 blieb diese Übernahme mehr oder weniger ohne Folgen, bis in besagtem Sommer Musical.ly von heute auf morgen abgeschaltet wurde und alle Nutzer auf TikTok migriert wurden.

Meta Perspektive

Aus Sicht der Personalgewinnung eines Unternehmens, vor allem bei kleineren Unternehmen, die viele Spezialistenfunktionen suchen, ist es hochgradig sinnvoll, den Markt regelmäßig zu screenen. Hierzu können von Google Alert bis hin zu Feedreadern verschiedene Instrumente genutzt werden, die einem den Marktüberblick sichern bzw. erleichtern. Spätestens 2016 hätte jedem Recruiter Musical.ly auffallen müssen, da es damals bereits als das am schnellsten wachsende Netzwerk aller Zeiten betitelt wurde. In dem Moment wäre es ratsam gewesen, sich einmal einen Test-Account anzulegen und zu schauen, wie dieses Netzwerk funktioniert. Dabei geht es vor allem um das Thema Beobachtung und Lernen. Sie müssen nicht direkt die geniale Idee zur Rekrutierung besetzten, zumal damals Ihre Zielgruppe sicherlich noch nicht auf dem Netzwerk vorhanden war.

Der Kauf machte das neue TikTok über Nacht zu einem Social Network Riesen. 150.000.000 Daily active User (DAU global) und ca. 4.000.000 Nutzern in Deutschland 2018 wurde das Netzwerk durch die plötzliche Fusion zu einer mehr als relevanten Nummer. Der Aufschrei der Musical.ly Nutzer war schnell vorüber und in den Monaten September 2018 bis Dezember 2018 durchlief TikTok eine Metamorphose. Der Altersdurchschnitt stieg, immer mehr Zielgruppen registrierten sich und der Content änderte sich. Anfangs waren es lediglich Schüler, die Hausaufgaben Tipps auf TikTok einstellten. Heute habe wir eine Fülle von Life Hacks, Kochrezepten und DIY Anleitungen.

Kommunikation

Die Kommunikation auf TikTok wird vor allem durch Memes und Challenges geprägt. Bei Memes handelt es sich im weitesten Sinne um Dinge, die im Internet an einer beliebigen Stelle eingestellt werden, und dann plötzlich millionenfach geteilt bzw. kopiert und interpretiert werden. Die auf TikTok vorkommenden Challenges beziehen sich meist auf Tänze, anders als wir es vielleicht von der IceBucket-Challenge gewohnt waren. Beinahe täglich entstehen neue Memes und Challenges und werden durch das TikTok Universum geschickt.

Die Zielgruppe Gesundheit

In Vorbereitung für diesen Buchbeitrag Ende 2018 stieß ich bei einer gezielten Suche erstmalig auf diese Zielgruppe der Pflegekräfte auf TikTok. Hauptfokus dieser Zielgruppe lag auf Memes, die intensiv geteilt wurden und werden. Bemerkenswert, was sich allerdings nicht nur auf diese Zielgruppe beschränkt, ist der schnelle und vor allem beachtliche Follower Zuwachs, den man auf diesem Netzwerk realisieren kann. Die Struktur gepaart mit der Art des Contents beflügeln das Followen derart, dass fünfstellige Followerzahlen in nur wenigen Wochen keine Seltenheit sind. Allein der Hashtag *#krankenschwestern* hat knapp eine Millionen Aufrufe und schnell findet man Accounts mit teilweise 60.000 Followern. Im Bereich der Pflege selbst sind die Accounts noch nicht so groß, aber die Community wächst stetig. Die Videos werden direkt am Arbeitsplatz gedreht.

Meta Perspektive Einschub

Als Recruiter hatten sie nun seit 2016 Musical.ly und dann später TikTok auf dem Radar. Nur weil man ein solches Phänomen entdeckt, heißt das nicht, dass man dieses auch nutzen muss. Denn die eigene Zielgruppe muss nicht zwangsweise schon auf dem Netzwerk aktiv sein. Die Einschätzung Ihrerseits, ob das Netzwerk Potenzial hat, ist hier im Grunde wichtig. Regelmäßig kommen Netzwerke auf den Markt, aber nur wenige haben das Potenzial, zielgruppenübergreifend attraktiv zu sein. Der letzte große Hype vor TikTok hieß VERO und war ebenso schnell wieder verschwunden. Eine Ihrer Aufgaben im Social Recruiting ist es also, eben hier die richtigen Entscheidungen zu treffen. Das kann heißen, dass man direkt aktiv wird. Es kann aber auch bedeuten, dass man zunächst abwartet. Im Fall TikTok ist nun der Moment gekommen, sich sehr intensive Gedanken um die Nutzung zu machen.

Erste Recruiting Ansätze

Man kann schon mehrfach Recruiting Ansätze auf TikTok beobachten. Dies geht von professionellen Ansätzen im Ausland bis hin zu deutschen Fachbereichen, die bemerken, dass hier großes Potenzial verborgen liegt, die Personalabteilung dieses aber nicht mitbekommt. So kann man beispielsweise Busfahrer Rekrutierung beobachten.

Die Frage, die sich Ihnen als erstes stellt, ist natürlich, wie genau soll denn nun die Rekrutierung bzw. die Ansprache erfolgen? Grundsätzlich existieren zwei Stoßrichtungen, in die man gehen kann. Einerseits kann ich als Unternehmen eine Präsenz aufbauen und dort regelmäßig mit Content punkten. Wir kennen diese Beispiele von Facebook oder von Twitter sowie von LinkedIn und Xing. Seit Snapchat auf den Markt kam, entwickelte sich allerdings ein sehr erfolgreicher neuer Ansatz: der Take-Over Ansatz. Netzwerke, die nur wenig andere Möglichkeiten bieten als Content am besten in Real-time, setzten die Unternehmen unter Druck. Tagtägliche Postings wurden notwendig, um die Follower auch nur annähernd bei Laune zu halten. Hier wurde die Idee des Take-Overs geboren. Unternehmen registrierten Accounts und reichten diese dann vorzugsweise bei ihren eigenen Azubis herum.

Eine Skizze von Möglichkeiten auf TikTok

TikTok bietet natürlich wie jede andere Plattform auch die Möglichkeit, Werbung zu schalten. Mein Verständnis von Social Recruiting ist dies nicht. Das fällt unter den Bereich des Performance Marketings im Recruiting, was ebenfalls sehr erfolgreich sein kann. Im Social Recruiting geht es darum, das Netzwerk zu verstehen und die Mechanismen und inhaltlichen Möglichkeiten des Netzwerkes für sich zu nutzen. Bei TikTok bietet sich uns hier eine Vielfalt, die aber auch ihre Tücken mit sich bringt. Durch die Omnipräsenz des Videos macht es überhaupt keinen Sinn, ein anderes Format zu verwenden. Das wiederum setzt Videokompetenz bei unseren Recruitern voraus. Hinzu kommt die recht spezielle Art und Weise der Videos, die sich im Grunde an Memes orientieren, wenn sie denn erfolgreich werden sollen. Ein Video vom Arbeitsplatz und den Karrieremöglichkeiten interessiert dort zunächst niemanden. Über diesen Gedankengang kommen wir recht zügig zu dem Vorgehen, dass man ein Konzept für einen Take-Over entwirft.

Nachtrag Netzwerke

Sie können sich zunächst einmal damit vertraut machen, dass Netzwerke ihre eigenen Sprachen haben. Indirekt weiß man dies eigentlich. Twitter hatte und hat auch heute noch einen sehr speziellen Stil, der meist wenige Worte, viele Hashtags und einen Link beinhaltet. Viele Hashtags waren über viele Jahre auch nur auf Twitter bekannt bzw. sinnvoll. Das hat sich bis heute etwas aufgelöst, und dennoch schreibt man einen Tweet anders als ein LinkedIn Status Update. Ebenso kann man an andere Netzwerke herangehen. Die Bilder auf Snapchat sind ebenfalls leicht anders gestaltet, als die auf Instagram und wer sich an Vine erinnern kann, weiß vielleicht auch noch, dass dieses Video basierte Netzwerk einen ganz eigenen Video Stil provozierte. Auch bei TikTok ist es so, dass ein sehr eigener Stil entwickelt wurde, der sich sogar nochmals von dem von Musical.ly, dem Vorgänger-Netzwerk unterscheidet. Die Sensibilität mit der man an diese Themen herangehen sollte, entscheidet im Wesentlichen auch über den Erfolg Ihrer Aktivitäten. Es ist tatsächlich nicht zu unterschätzen. Ihre Aktionen werden ohnehin schnell als Fremdkörper in der jeweiligen Umgebung wahrgenommen werden. Wenn man zudem auch noch nicht die richtige Sprache spricht, sinken die Chancen auf Erfolg direkt ab.

Take-Over als Beispiel

Der Take-Over hat vor allem den Vorteil, dass die Mitarbeiter, die darauf einsteigen, in der Regel die Sprache des jeweiligen Netzwerkes sprechen. Hier kommt es vor allem auf wenige aber wichtige Eckpunkte an, damit hier nicht die falschen Dinge aus dem Ruder laufen.

1. Wichtig bei Take-Overn ist die Festlegung der Don'ts. Was explizit nicht erlaubt ist, und was ggf. aus Sicht der Unternehmenskultur nicht gewünscht ist, sollte vorab klar sein. Explizit nicht erlaubt sein, können Dinge, die gesetzlich verboten sind. Das kann von Hygienebestimmungen bis hin zum Umgang mit gewissen medizinischen Instrumenten eine Vielzahl von Situationen sein. Hier sollten die Mitarbeiter sensibilisiert werden. Bei Thema Kultur kann es recht schnell in diesem Prozess nochmals zu Diskussionen kommen, was letztlich sehr positiv ist. Die Antwort ist der Dialog. Das heißt, wenn Uneinigkeit darin besteht, wie sich die Kultur des Unternehmens nach außen darstellen sollte bzw. wie vor allem nicht, ist hier ein Ansatz für einen Dialog gegeben.

2. Alle anderen Dinge sind frei, sollten aber Bezug zur Tätigkeit oder dem Umfeld der Arbeit haben. Dies ist ein schwieriger Bereich, denn »frei« ist ein sehr dehnbarer Begriff. Wenn Mitarbeiter hier auch Persönlichkeit zeigen und ihre Freizeit Aktivitäten, dann ist das ebenfalls sehr positiv. Hier ist das Sensibilisieren im Sinne der Privatsphäre wichtig. Mitarbeiter sollten darin geschult werden, dass gewisse Sichtbarkeiten entstehen und eine Transparenz, mit der sie sich so explizit ggf. noch nicht auseinandergesetzt haben.

3. Zuletzt geht es um das »First think then post«. Auch wenn die besten Posts im Affekt entstehen, so gilt für einen Corporate Account immer: »Erst denken, dann posten«. Dabei geht es vor allem um den Unternehmenskontext. Ein Post auf einem privaten Profil kann völlig unkritisch sein. Wenn dieser aber von Corporate Seite gepostet wird, erhitzt dieser evtl. doch etliche Gemüter. Eine grundlegende Feinfühligkeit in diesem Bezug zu schulen, macht daher Sinn. Es geht dabei aber um gar keinen Fall um Überregulierung. Die Mitarbeiter sollten maximale Freiheiten besitzen.

Aus HR Sicht sind für solche ein Take-Over-Konzept im Wesentlichen Zeitpläne und Verantwortlichkeiten vorzubereiten. Es ist nicht alles planbar und trotzdem wird es Ihnen helfen, wenn Sie die jeweiligen Wochen Verantwortlichkeiten Monate im Voraus planen. Betrachten Sie es wie ein Schichtmodell, für den Sie auch einen Vertretungsplan erstellen sollten.

Wer hier noch eine Schippe drauf legen möchte, kann den Prozess des Tale-Over zusätzlich vermarkten. Hierzu würde sich

YouTube eignen. So könnten Sie den ersten Take-Over medial begleiten. Aber auch Meilensteine und andere Eckpunkte Ihres Redaktionsplanes bieten spannende Insights für die Zielgruppe.

Abschluss

Die Möglichkeiten im Social Recruiting sind schier unbegrenzt. Was im Grunde wichtig ist, sind die Hausaufgaben, die sauber vorab gemacht werden sollten, sowie das Verstehen der Zielgruppe. Wer seine Zielgruppe nicht kennt, deren Lebenswelten nicht studiert hat, hat heutzutage wenig Chancen im Wettbewerb mit anderen Arbeitgebern. Es lohnt sich, die Zeit direkt zu Beginn zu investieren. Denn es zahlt sich in Einstellungen aus.

Literatur

Trendence Institute GmbH (2018): Fachkräftestudie 2018.

Ullah, R., Witt, M. (2018): Praxishandbuch Recruiting. Stuttgart: Schäffer-Poeschel Verlag.

8 Schafft Platz für Neues. Wer überrascht, bekommt Aufmerksamkeit und Bewerber

Martin Gaedt

8.1 Reisen und Erlebnisse

Die Deutschen sind reisefreudig und spielen um den Titel des Reise-Weltmeisters. Urlaube in Deutschland boomen genauso wie Reisen nach Südostasien. Mit Billigfliegern und Airbnb ist Reisen so günstig, dass auch Studierende mehrmals pro Jahr ins Ausland fliegen. Wer viel reist, gilt als weltoffen. Wer mehrere Sprachen spricht, kann weltweit arbeiten. 3,4 Millionen Deutsche leben dauerhaft im Ausland und 1,9 Millionen Deutsche arbeiten im Ausland (DIA 2017). Gwendolin Weisser und Patrick Allgaier reisten 100.000 Kilometer um die Welt ohne zu fliegen. Ihr Film »WEIT. Die Geschichte von einem Weg um die Welt« ist mit 500.000 Kinobesuchern die erfolgreichste Doku im Kino 2017. Ihr Fazit: »Was am Ende bleibt, ist die Erfahrung! Die Erfahrung, dass es sich lohnt zu vertrauen.« (Allgaier und Weisser 2018).

Sie wollen verreisen. Fahren Sie Bahn? Die Deutsche Bahn zahlte 2018 an Kunden 53,6 Millionen Euro als Entschädigung für Verspätungen zurück, deutlich mehr als 2017 (MDR online 2019). Ich bin zufriedener Bahnfahrer. Seit 2014 habe ich alle 420 Vorträge überall in Deutschland pünktlich erreicht. Danke Deutsche Bahn. Einen einzigen Akquise-Termin musste ich 2011 verschieben wegen eines Lockschadens. Größere Verspätungen hatte ich glücklicherweise fast nur bei Rückfahrten.

Sie fliegen lieber? Damit liegen Sie im Trend. Am 13. Juli 2018 zählte Flightradar24 den weltweiten Rekord mit 205.468 Flügen an einem einzigen Tag (Sander 2018). Gleichzeitig wurden im ersten Halbjahr 2018 über 15.570 Flüge von, nach und in Deutschland gestrichen, das sind 85 Flüge pro Tag. Weitere 3.778 Maschinen hatten drei Stunden Verspätung beim Start (Geißler 2018). Verspätungen an Flughäfen gehören scheinbar dazu. Sie tragen nicht zur Erheiterung bei, aber beim Ausblick auf Urlaub oder gute Geschäfte nehmen wir sie in Kauf. Anders sieht es aus, wenn wir im Supermarkt an der Kasse stehen. Eine Wartezeit von mehr als drei Minuten wird kaum noch geduldet. Schon ertönen Rufe, eine weitere Kasse müsse sofort geöffnet werden. Wir messen mit zweierlei Maß. Entscheidend sind Ort und Anlass, wie wir mit Zeitdruck und Verspätungen umgehen.

Neben dem Reisemarkt boomen auch andere Erlebnisse wie Musik-Festivals, Tagungen und Kongresse. Laut Statista fanden 2017 in Deutschland 2,97 Millionen Veranstaltungen und Events mit 405 Millionen Teilnehmern statt. Die Musikwirtschaft hat 2014 etwa 3,9 Milliarden Euro Umsatz gemacht. 588 Millionen Euro haben Konzertbesucher für Eintrittspreise gezahlt (Bundesverband Musikindustrie e. V. 2015, S. 11). Reisen und Erlebnisse werden auf Instagram und in anderen Sozialen Medien geteilt. Eine Milliarde Nutzer hat Instagram weltweit, 15 Millionen in Deutschland (Firsching 2019). Für 39 % der Deutschen sind Erfahrungen wichtiger als Besitz (GfK 2017). Erfahrungen zu machen und Erlebnisse zu genießen, sind ein erheblicher Wirtschaftsfaktor. 10 % des weltweiten BIP werden durch Tourismus generiert. Tourismus schafft 10 % der weltweiten Arbeitsplätze. (Kresta 2019)

Diese Reisen und Erlebnisse verändern die Erwartungen an Personalgewinnung und Employer Branding.

8.1.1 Customer Journey und Candidate Experience

Erlebnisse bekommen immer mehr Bedeutung als das Angebot an sich. Wie ist es inszeniert? Wie wird es erlebt? Man spricht auch von der Customer Journey. Wie erleben Kunden eine Dienstleistung oder die Reise im Webshop? Abläufe und Übergänge lassen sich planen wie Reisen in die weite Welt. Die User Experience (UX) und die Customer Experience (CX) gestalten das bestmögliche Erlebnis für Nutzer. »Einer der wichtigsten UX-Grundsätze, den es nicht nur 2019, sondern immer zu beachten gilt: Schau durch die Brille des Nutzers! Im E-Commerce wird sich ein schon vorhandener Trend verschärfen: Es wird nicht nur darum gehen, die Angebote im Vergleich zu präsentieren, zu filtern, zu sortieren, anzupreisen und den Kunden zum Kauf anzuleiten. Liebe Portale, die ihr uns nicht nur einen Überblick im Angebotsgewusel bietet, sondern uns in unserer personalisierten Entscheidungsfindung unterstützt.« (Mechler 2019)

Dieselben Fragen und Prinzipien vom UX und CX werden auf die Personalgewinnung angewendet. Auf der Candidate Journey haben Bewerber eine Candidate Experience. Was erleben sie? Wie ist die Resonanz? Bei DHL und anderen Logistik-Dienstleistern kann man detailliert verfolgen, wo das Paket steckt. Warum ist das für Bewerbungen nicht längst Standard? Bewerber hören oft wochenlang nichts von Arbeitgebern zu einer Bewerbung. Die Transparenz bei Paketen wünschen sich Menschen viel mehr bei Bewerbungen. »Wer sich zu viel Zeit für die Rekrutierung lässt, riskiert, die besten Bewerber zu verlieren. Für begehrte Fachkräfte gelten zu lange Rekrutierungsprozesse als Ausschlusskriterium. Entscheiden sich Kandidaten wegen des zu langen Bewerbungsprozesses gegen die vakante Position, führt das wiederum zu starker Belastung bei den verbleibenden Mitarbeitern.« (Haufe Online Redaktion 2018)

Jeder Schritt im Bewerbungsverfahren kann als Experience geplant und als Journey gestaltet werden.

Onboarding und Offboarding

Bei einem Recruiting-Workshop in Braunschweig bat ich zwölf Personalverantwortliche, alles aufzuschreiben, wie Menschen Kontakt zu ihrem Unternehmen bekommen. Welche Berührungspunkte zu potenziellen Mitarbeitern spielen eine Rolle? Wir sammelten 83 Zettel mit folgenden Stichworten – einige bis zu sechs Mal. Jeder Punkt auf der Liste kann ein Pluspunkt für den Arbeitgeber darstellen oder einen Grund liefern, sich nicht zu bewerben oder dem Unternehmen abzusagen.

1. Nutzung von Dienstleistungen des Unternehmens
2. Ehemaliger Mandant/Kunde
3. Veranstaltungen (Jahresempfang, Spendengala)
4. Firmenfeier
5. Tag der offenen Tür
6. Netzwerk/Veranstaltung
7. Mitarbeiter des Unternehmens (2x)
8. Vorträge von Mitarbeitern
9. Freundeskreis der Mitarbeiter
10. Empfehlung
11. Mitarbeiter empfehlen Mitarbeiter
12. Direktansprache
13. Website (6x)
14. Social Media
15. Bewertungsportale wie Kununu
16. Job-Messe (4x)
17. Material/Flyer/Broschüre (2x)
18. Anzeige
19. Stellenanzeige (3x)
20. Artikel

21. Presse/PR/Öffentlichkeit
22. Universität
23. Anruf im Unternehmen
24. Telefonische Anfrage nach Vakanz
25. Telefon Hotline
26. Bewerbungsmöglichkeiten
27. Kontaktformular
28. Übergabe Bewerbung
29. Bewerbung per Email erhalten
30. Reaktion auf Bewerbung
31. Eingangsbestätigung der Bewerbung
32. Persönliche Antwort auf Bewerbungseingang
33. Wartezeit
34. Einladung zum Vorstellungsgespräch
35. Telefonische Einladung zum Vorstellungsgespräch
36. Begrüßung am Empfang
37. Warten auf das Vorstellungsgespräch im Unternehmen
38. Empfang zum Vorstellungsgespräch
39. Persönlicher Empfang des Bewerbers durch den Mitarbeiter, der den Termin vereinbart hat
40. Vorstellungsgespräch (2x)
41. Rundgang durch das Unternehmen/den Fachbereich
42. Kennenlerngespräch auch mit Fachabteilung
43. Die persönliche Information eines Personalverantwortlichen über den Wunsch der Zusammenarbeit
44. Schnuppertag
45. Probearbeiten
46. Praktikum
47. Vertrag
48. Anschreiben vor dem ersten Arbeitstag
49. Terminvereinbarung erster Tag
50. Empfang am ersten Arbeitstag durch MA
51. Erster Arbeitstag (3x)
52. Erste Pause
53. Pate für die ersten Tage
54. Patenschaft (2x)
55. Einarbeitung (2x)
56. Das Team/die Abteilung
57. Kollegen kennenlernen
58. Andere Mitarbeiter
59. Zusammenarbeit mit Kollegen
60. Feedback zur ersten Woche
61. Verhalten der Vorgesetzten im Arbeitsalltag
62. Probezeit
63. Feedback zum ersten Monat
64. Gespräch nach 100 Tagen im Unternehmen
65. Karriere und Fortbildungsmöglichkeiten
66. Unternehmenskultur
67. Firmenfeiern

Nach der Vertragsunterschrift bekommt Onboarding eine zentrale Bedeutung. Es gibt Unternehmen, die einen ausgefeilten Plan für die ersten Wochen haben und nichts dem Zufall überlassen. Das Ziel: Neue Mitarbeiter fühlen sich wirklich willkommen im Unternehmen und werden bestmöglich eingearbeitet.

Der neuste Trend heißt Offboarding. Wie man sich von Mitarbeitern trennt, hat einen großen Einfluss, ob sie gerne wiederkommen würden, wenn es woanders nicht so gut läuft.

8.2 Achtung Aufmerksamkeit

In Europa streiten 23 Millionen Unternehmen um die Aufmerksamkeit von Fachkräften. Wer sticht heraus? Womit? Die Firma Yoc war im Jahr 2001 bundesweit medial präsent mit einem Kran, der in Berlin-Mitte stand, an dem ein Porsche hing. Per SMS wurde abgestimmt, ob der Porsche unter allen Teilnehmern verlost wird oder abstürzt. Das Spiel hieß »Cash or Crash«. Der Porsche stürzte ab, und ein weiteres Mal wurde bundesweit über

Yoc berichtet. Die gerade erst neu gegründete Agentur kannte danach jeder. Ihr Produkt war SMS-Marketing (Internetworld.de 2015).

Aufmerksamkeit ist unser höchstes Gut. Aufmerksamkeit ist einmalig. Geht die Aufmerksamkeit an andere, bekommen Sie weniger oder gehen leer aus. Am ersten Advent 2015 veröffentlichte Edeka das Video »Heimkommen« auf Youtube. Perfektes Timing, denn es geht um Einsamkeit zu Weihnachten. In nur zehn Tagen wurde der Film 40 Millionen Mal angesehen. 40.000.000 mal 100 Sekunden Aufmerksamkeit, die Sie weniger bekommen, denn die Zeit ist weg. Inzwischen sind es sogar mehr als 66 Millionen Klicks.

Die Glaserei Sterz hat 2018 einen Hit auf Facebook gelandet. Das Low-Budget-Video zur Azubi-Suche, in dem der Glasermeister eine Scheibe zertrümmert und dann sein Angebot vom Blatt abliest, wurde über 82.800 Mal gesehen, über 33.500 Mal geteilt und über 8.900 Mal kommentiert. (Glaserei Sterz 2018a). Im März 2018 präsentierte der Glaser auf Facebook seine drei Azubis, die er aus rund 30 Bewerbungen ausgewählt hatte (Glaserei Sterz 2018b).

Ein Schüler startete Good News auf Facebook. Seit dem Sommer 2016 veröffentlicht er täglich gute Nachrichten. Seine Instagram und Facebook-Seiten @goodnewsdeutsch und @positivenachrichten werden von mehr als 170.000 Menschen geliked. Seine Nachrichten werden bis zu 60.000 Mal geteilt. Das schafft ein Marketing-Laie aus reiner Begeisterung und er zeigt, gute Nachrichten sind für Menschen relevant.

Welche relevanten Informationen verbreiten Sie? Welches Angebot zieht magnetisch an? Worüber reden Leute? Fachkräftemangel ist wie Kundenmangel. Ändern Sie Ihr Marketing und Vertrieb oder das Angebot. Der Personalchef eines großen bayerischen Unternehmens sagte mir, dass ihm 300 Ingenieure fehlen. Auf Nachfrage wurde klar, dass er zehn Jahre Berufserfahrung erwartet. Fachkräftemangel? Oder Mangel der eigenen Filter? Oder Mangel an Ausbildung? Die Firma hatte noch nie ausgebildet. Als sie 2015 zum ersten Mal 30 Trainee-Stellen ausschrieb, bewarben sich 2.000 Ingenieure.

Ein anderer Personalchef klagte, dass sie als Weltmarktführer die Produktion deutlich erhöhen könnten, wenn sie Fachkräfte fänden. Erfolg im Weltmarkt bedeutet nicht Bekanntheit im Arbeitsmarkt. Täglich fahre ich an hunderten Firmen vorbei. Doch ich kenne sie nicht. Ich sehe Fassaden. Um sie zu erleben, müsste ich klingeln und hineingehen. »Unternehmen sind hinter Mauern versteckt, damit Wind und Wetter draußen bleiben. Doch Fassaden, Büro- und Fabrikgebäude haben ungewollt auch eine andere Wirkung: Sie machen Unternehmen unsichtbar. Wir können nur wahrnehmen, was unsere Sinne wahrnehmen. Wir schmecken, was wir essen und trinken. Der Mensch ist ein Sinneswesen. Was er nicht wahrnimmt, bleibt versteckt und unsichtbar. Schlimmer noch: Das gibt es für ihn nicht.« (Gaedt 2014)

Wie viele Namen von Unternehmen könnten Sie aus dem Stand aufzählen? 30, 50 oder 100? Dabei meine ich nicht Konzerne mit Markenartikeln, die jeder kennt. Ich meine 3,6 Millionen Betriebe im Handwerk, Handel und Mittelstand in Deutschland. Wie wahrscheinlich ist es, dass einem Bewerber ausgerechnet Ihre Klinik oder Ihr Pflegeheim auffällt? Heilbronn steckt voller Weltmarktführer. Doch »in Heilbronn, da gibt's nur Audi«, war der subjektive Eindruck einer Absolventin. Bei Kundenmangel weiß jeder, was zu tun ist. Man präzisiert das Alleinstellungsmarkmal, verbessert das Angebot, verstärkt Marketing und Vertrieb. Warum sollte es beim Bewerbermangel anders sein? 90.000 Firmen in der Oberpfalz, 80.000 in Thüringen und 74.000 Betriebe in Niederbayern. Ragt Ihr Unternehmen aus der Masse der Arbeitgeber positiv heraus? Wer schenkt Ihren Arbeitsplätzen Aufmerksamkeit?

8.2.2 Wissen Sie, wer sich nicht bei Ihnen bewirbt?

Wissen Sie, wer sich nicht bei Ihnen bewirbt? Immer die Mehrheit der Menschen, die zu Ihrer Suche passen würden. Jede Wette! Solange sich die Mehrheit bei Ihnen noch nicht beworben hat, liegt der Ball bei Ihnen und Ihrem Marketing. Aufmerksamkeit ist natürlich kein Selbstzweck. Aber wenn Sie unsichtbar und unbekannt sind, kann sich kein Mensch bewerben. 45,2 Millionen Fachkräfte arbeiten in Deutschland plus 1,9 Millionen Deutsche, die im Ausland arbeiten. Wie viele Bewerbungen haben Sie bekommen?

Haben Sie schon mal ein langweiliges Buch verschenkt? Ok, das macht man nicht. Aber standardisierte, langweilige, nichtssagende, austauschbare Stellenanzeigen sollen hochmotivierte Bewerber anziehen. Das ist schizophren. Personalgewinnung kopiert zu viel. »Mit Stellenanzeigen wollen Unternehmen Fachkräfte anwerben. Oder? Viele Texte sind so schlecht formuliert, dass sie Bewerber eher abschrecken.« (Schmidt-Carré 2014). Trotz aller Mängel »ist der Markt der Plattformen auf die gewaltige Zahl von über 2.500 gewachsen. Auch Experten können nur noch schwerlich den Überblick behalten.« (Scheller 2016). Wie wahrscheinlich suchen passende Kandidaten ausgerechnet in der Stellenbörse, in der Sie inserieren?

»Laut einer Studie der Prognos AG werden bis zum Jahre 2015 fast drei Millionen Arbeitskräfte fehlen.« (Spiegel 2009). Spiegel Online hat die Schlagzeilen der Prognos AG zum Fachkräftemangel untersucht. Welche Szenarien von 2009 trafen 2015 tatsächlich ein? Das Fazit ist ernüchternd: Keine einzige Prognose. (Kramer 2015). Und nun werden dieselben alarmierenden, falschen Zahlen für 2025 vorausgesagt. Meinungsforschungsinstitute verdienen viel Geld mit warnenden Prognosen. »Fachkräftemangel ist ein Kassenschlager« (Gaedt 2017a). Ein Mangel an Fachkräften kann 1.000 verschiedene Gründe haben: Unattraktive Angebote, befristete Verträge, langweilige Stellenanzeigen, viel zu späte Reaktionen auf Bewerbungen, Ideenmangel, Marketing aus dem letzten Jahrtausend, Unbekanntheit, schlechte Bezahlung oder eine mangelhafte Unternehmenskultur. Weltweit tobt der sog. »war for talents« um Software-Entwickler, Ärzte und Hoteliers. Warum arbeiten 1,9 Millionen deutsche Fachkräfte im Ausland? Befristete Verträge, schlechte Arbeitsbedingungen in der Pflege und geringe Bezahlung in Deutschland sind die Top 3 der Gründe.

Fakt ist: 45,2 Millionen Fachkräfte sind ein Rekord, so viele Fachkräfte haben nie zuvor in Deutschland gearbeitet (Doll und Kaiser 2019). Fachkräfte werden also gefunden und eingestellt. Fest steht auch: Wer alte Wege geht, verliert Marktanteile in der Personalgewinnung. Mit Ideen werden Unternehmen sichtbar und wiedererkennbar.

1. Eine Firma in Rheinland-Pfalz hat bei allen Überweisungen drei Cent zu viel überwiesen. Der Buchhalter, der daraufhin angerufen hat, um den Fehler zu melden, hat ein Jobangebot bekommen. Die Firma wusste, dass dieser Buchhalter gründlich und ehrlich ist. Das ist präziser als alles, was Lebensläufe und Vorstellungsgespräche aussagen.
2. Ein Unternehmen stellt statt seltenen Uhrenmachern neuerdings Zahntechniker ein, die auch sehr präzise arbeiten können. Das fehlende Uhrenmacher-Know-how wird ihnen beigebracht.
3. Ein Einzelhändler hat für seine Fleischtheke gezielt Koch-Azubis gesucht, die ihre Lehre abgebrochen haben. Der Einzelhändler kann mit geregelten Arbeitszeiten punkten.

Drei Ideen, die auf die Zielgruppe zugeschnitten sind. Wer macht, was alle machen, bekommt die, die alle bekommen. Wer neue Ergebnisse will, muss neue Wege gehen. Wie wäre es mit sieben Milliarden Wegen zu sieben Milliarden Menschen?

Kinder an die Macht

Wollen Sie, dass Schmetterlinge fliegen? Treten Sie nicht auf Raupen. Ideen sind wie Babys. Umarmen. Füttern. Wickeln. Baden. Sie sehen die Talente einer Idee nicht sofort. Keine Idee ist sofort perfekt. Netflix wird 2020 bereits 23 Jahre alt. Die Talente von Babys und Ideen zeigen sich mit der Zeit, mit Zuwendung, Schutz, Wärme, Nahrung und Raum zur Entwicklung. Stellen Sie konstruktive Fragen. Don't criticize, improve. Geben Sie Ideen eine Chance. Denken Sie mit und reichern Sie das Positive der Idee an.

Ein gängiges Vorurteil ist, dass alle Fachkräfte nach Berlin, München, Köln, Hamburg gehen. Das stimmt nicht. Von 1991 bis 2014 sind zwar 2,9 Millionen Menschen nach Berlin gezogen, aber 2,7 Millionen Bewohner haben Berlin verlassen (Klack et al. 2014). Ur-Berlinerinnen und Ur-Berliner sind in der Minderheit. 2018 waren mehr als 3,7 Millionen Menschen in Berlin gemeldet (RBB Inforadio 2018). Die große Mehrheit der 82,7 Millionen Deutschen lebt verteilt auf mehr als 11.000 Städte und Gemeinden (Wikipedia 2019). 60 % der Deutschen pendeln zur Arbeit (Wirtschaftswoche 2018). Der Weg zum Arbeitsplatz ist im Durchschnitt gestiegen: 2000: 14,6 Kilometer, 2015: 16,8 Kilometer (Welt 2017). Der Wohnort und die Regionen spielen bei der Gewinnung von Fachkräften eine große Rolle.

Hat sich ein Bewerber in Oberfranken, im Hunsrück oder Emsland beworben, zeigt er seine Bereitschaft, in der Region zu bleiben oder extra dort hinzuziehen. Doch eine Absage an diesen Bewerber ist statistisch am wahrscheinlichsten. Das Profil passt nicht 100 %, ein anderer Bewerber macht das Rennen. Ein Elektriker in der Pfalz bekam 2016 90 Bewerbungen von Elektrikern. Er hätte gerne die zwanzig Top-Kandidaten eingestellt. Aber er hatte nur eine Stelle. Neunzehn Elektriker hätte er anderen Handwerkern empfehlen können, wären sie vernetzt gewesen. Datenschutzrechtlich ist das Empfehlen in Netzwerken 100 % korrekt möglich. Die Welt schrieb zum Empfehlungspool: »Das Bewerbungsverfahren war hart. Zehn kamen in die engere Auswahl, und drei kamen für den Job infrage. Aber nur der Beste wurde genommen. Die beiden anderen erhielten eine Absage, obwohl sie eigentlich ebenso gut waren. Als gäbe es bei den Olympischen Spielen nur noch Goldmedaillen. Auf den Arbeitsmarkt übertragen hieße das: Es solle Silber- und Bronzemedaillen auch für Bewerber geben.« (Maaß 2014). Ein einziger Konzern bekommt übrigens 250.000 Bewerbungen und sagt 248.600 Mal ab (Gaedt 2017b).

Mit einer Empfehlung guter Bewerber in regionalen Netzwerken können Firmen gutes Image gewinnen – trotz Absagen. Betriebe, die auf professionelles Personalmarketing und Employer Branding Wert legen, ziehen gute Kandidaten an. Sie investieren Zeit und Geld und schicken zwangsläufig Top-Kandidaten mit Absagen wieder weg. Das spricht sich herum. Würden sie hingegen Silber- und Bronzemedaillen verteilen und Kandidaten empfehlen, spräche sich das positiv herum. Trotz Absagen gewinnen diese Betriebe Fans. Eine Bewerberin beschreibt ihre Erfahrung so: »Ich fühlte mich geehrt, dass ich in dieses geschlossene Netzwerk eingeladen wurde. Sofort erstellte ich online mein Profil, lud meine Bewerbungsunterlagen hoch. Schon einen Tag später bekam ich eine Einladung zum Vorstellungsgespräch. Ich war überrascht. Ohne großen Aufwand hatte ich in kürzester Zeit ein Jobangebot von einem Unternehmen, das ich vorher gar nicht kannte.« (Gaedt 2014) Wer erfährt als Erstes davon? Natürlich Familie, Freunde und Bekannte. Es macht die Runde: »freudig überrascht«, »fühlte mich geehrt«, »ohne großen Aufwand«. Das zahlt ein auf das Employer Branding der Firma, die empfohlen hat. Alle gewinnen. Doch die Begeisterung bei Unternehmen hält sich in Grenzen: Dann geht er ja zur Konkurrenz. Nur zur Erinnerung: Das Unternehmen hatte gerade abgesagt. Man verliert nichts, im Gegenteil. Doch die Haltung drastisch formuliert von einem IHK-Präsidenten in Hessen: »Eher hacke ich mir die Hände ab, als Leute weiterzuempfehlen.« (Gaedt 2014)

Kooperation ist sinnvoll und wird wachsen. Im Stuttgarter Raum kooperieren 80 Ausbildungsbetriebe im Garten- und Landschaftsbau in der Initiative für Ausbildung. Sie betreiben eine Webseite, werden sichtbar und steigern ihre Attraktivität durch zwölf Qualitätskriterien, auf die sich teilnehmende Betriebe verpflichten. Qualität spricht sich herum und löste bei 80 Betrieben den Azubimangel. Auf der Webseite Schienenjobs.de kooperieren 140 Bahnunternehmen. Sie zeigen gemeinsam alle Berufsbilder und derzeit 8.200 offene Stellen.

Der vordergründige Fachkräftemangel lenkt von anderen Mängeln ab. Dem Mangel an Bereitschaft zur Kooperation. Mangelnder Unternehmenskultur. Mäßiger magnetischer Anziehungskraft. Mangel an Ideen und Experimenten in der Personalgewinnung. Mangel an Alleinstellung. Wer gibt Raupen eine Chance?

8.3   Sichtbar? Oder berühmt?

Unternehmen fragen sich viel zu wenig, ob ihre Personalsuche Menschen begeistert und anzieht. Es geht nicht darum, Stellenanzeigen zu schalten, weil man offene Positionen hat. Es geht darum, Menschen anzuziehen. Und das ist harte Arbeit.

Der Lohnunternehmer in der Landwirtschaft Herr Metzger bekommt Bewerber aus Bremen und Essen. Es wäre für Betriebe in Essen und Bremen viel einfacher sie zu gewinnen. Doch Herr Metzger wirkt anziehender, sodass Menschen für sein Angebot nach Meßdorf in Sachsen-Anhalt ziehen. Er ist digital zu finden unter ausbildung-landwirtschaft.de und menschlich sehr positiv. Wer zu ihm kommt, will nicht mehr weg. Digital und persönlich gehen Hand in Hand. Wer ein Magnet sein will, muss anziehen. Hand aufs Herz: Ziehen Sie Mitarbeiter magnetisch an?

Eine Stahlbaufirma in Schleswig-Holstein bekam immer weniger Bewerbungen von Ingenieuren. Die Personalverantwortliche stellte durch gezielte Recherche fest, dass Ingenieure überdurchschnittlich häufig beim Heavy Metal Festival auf Wacken sind. Die Tickets für Wacken sind schnell ausverkauft, daher sind sie ein rares Gut. Unter allen Bewerbern wurden mehrere Tickets verlost. Diese Firma bekam mehr qualitativ hochwertige Bewerbungen als je zuvor. (Groll 2012). Das Unternehmen wurde sichtbar.

Auf einem Kongress mit 300 Vertretern von Stadtverwaltungen forderte ich die Teilnehmer heraus: »Werden Sie mit Personalgewinnung berühmt.« Zehn Tage später meldete sich Bernd Maßmann aus Hamm: »Wir sind heute in der Bild und morgen auf RTL.« Bild: »Ihr baut den Highway to Hamm. Wir schicken Euch auf die härteste Kreuzfahrt Europas.« (Kindel 2018)

Überall hängen minikleine Zettel »suche Fachkraft« – das machen eine Million Handwerksbetriebe und 345.000 Einzelhändler. Langweilig. Stellen Sie sich eine Bäckerei vor. Über das gesamte Schaufenster hängt ein Riesen-Poster: »Wer eine Fachkraft empfiehlt, bekommt ein Jahr Brot und Brötchen umsonst.« Sofort suchen Kunden und Passanten für die Bäckerei, weil der Nutzen klar ist: Brot und Brötchen. Das weckt Interesse. Nicht nur Kunden, auch Passanten überlegen, wer im Freundes- und Bekanntenkreis passt. Direkter, einfacher und günstiger geht es nicht. Warum macht das keiner? Friseure könnten ein Jahr Haarschnitt umsonst anbieten. Autowerkstätten Reifenwechsel und Wartung. Das spräche sich wie ein Lauffeuer herum.

Erwartet ein Fußball Scout, dass der neue Messi am Schreibtisch vorbeikommt? Oder eine Bewerbung schickt? Nein. Der Fußball Scout geht dahin, wo der nächste Messi Fußball spielt. Draußen. Wo gehen Sie hin? Wo treffen Sie Ihre Zielgruppe? Jeden Tag werden Preise verteilt an den besten Meister des Monats, den Azubis des Jahres und den Ingenieur mit der neuesten Idee. Eine Firma liest Patente und lädt die Patentinhaber zum nächsten Barbecue ein. Etliche dieser Ingenieure wurden deren neue Mitarbeiter – nicht sofort, aber nach 2–3 informellen Treffen wussten beide Seiten, ob es passt. Wer verfolgt die Entwicklung von Jugend-forscht-Gewinnern und kontaktiert sie gezielt vier oder acht Jahren danach? Seit 53 Jahren werden Tausende Forscher-Talente öffentlich präsentiert. Und lesen Sie die wichtigen Blogs Ihrer eigenen Branche? Das sind Menschen, die entweder selbst einen interessanten Job suchen oder viele Menschen in der Branche kennen. Wäre das nicht zielführender als immer wieder akut mit Zeitdruck über eine Stellenanzeige auf den Zufall zu hoffen, dass die passende Person auch gerade akut sucht?

Soll die Stelle irgendwie besetzt werden oder bestmöglich? Eine Firma hat Talent-Listen geführt und 20 Top-Kandidaten ein Smartphone per Post geschickt. Im Päckchen lag die Nachricht: »Rufen Sie uns an, wir sind Ihr neuer Arbeitgeber.« Fünf Kandidaten haben in dieser Firma angefangen. Die perfekte Umdrehung des Bewerbungsverfahrens. Das ging nur, weil die Firma wusste, wen sie gewinnen wollte.

Zu wenig Azubis? Die ING-DiBa hat seit 2006 Azubis im Alter von 50 Jahren ausgebildet. Bereits seit 15 Jahren ist bekannt, dass es heute weniger 15-Jährige gibt. Gleichzeitig gibt es viel mehr 50-Jährige (Doetsch 2016). Auch die Hunderttausend Studienabbrecher können perfekte Azubis sein. Sie sind älter, reifer und sie gehen nach der Ausbildung nicht mehr weg zum Studium. Ein Unternehmer in Baden-Württemberg bietet samstags Schülerjobs an. Jedes Jahr findet er so seine Azubis. Ein Jahr lang beschnuppern sich alle Beteiligten. Ergebnis: Keine Abbrüche. Eine Firma in Ingolstadt hat in Baumärkten zwischen die Kabelbinder kopierte Zettel gesteckt: »Suchen Sie eine Arbeit im Trockenen? Kommen Sie zu uns!« 30 Elektriker-Stellen waren in zwei Wochen besetzt. Fachkräftemangel ist meistens Ideenmangel. Einzigartige Ideen kosten wenig, und unterscheiden sich massiv. Wenn Unternehmen keine Fachkräfte finden, fehlen meistens unterscheidbare Ideen und Mut.

8.3.3 Alles geht anders

Alles, was wir täglich nutzen, war mal eine Idee, an die wir uns gewöhnt haben. Das bedeutet: Alles geht anders. Alles! Jetzt. Und in Zukunft. »Christian Troger fehlen seit seiner Geburt das linke Bein und die linke Hüftpfanne. Sein Arzt sagte: ›Ein Ironman ist für dich medizinisch unmöglich.‹ Troger genießt es, sich akribisch immer neuen Zielen zu nähern. Er absolvierte als erster Sportler mit einem Bein den Großglockner Berglauf, 1.494 Höhenmeter verteilt auf 13 Kilometer. Und er bewältigte etliche Triathlons, darunter drei Ironman-Wettbewerbe. Er sagt: ›Ich bin glücklicher, zufriedener, erfolgreicher. Ich habe mehr Lebensqualität.‹« (Haack 2015)

Jeder Mensch kann für einen Ironman trainieren oder einfach joggen. Manche schneller und manche langsamer. Erst nach regelmäßigem Training merkt man, wie talentiert man beim Laufen ist. Talent lässt sich nicht theoretisch erkennen. Die erfolgreichsten Fußballstars waren nicht immer die talentiertesten Nachwuchsspieler. Es gehören auch ein robuster Körper und Glück dazu, von einem Talentscout zum passenden Club vermittelt zu werden. Doch eins ist klar, ohne jahrelang Fußball zu spielen, wird niemand Profi. Wie lange hat Mario Götze trainiert und wie viele Torschüsse hat er abgegeben, bevor ihm das legendäre Tor zur Weltmeisterschaft 2014 gelang? Niemand meldet sich nach einem Mal Joggen zum Marathon oder Ironman an. Niemand erwartet untrainiert in die Nationalmannschaft berufen zu werden.

Das neue Konzept zum Employer Branding wird hingegen nebenbei aus dem Ärmel geschüttelt? Gänzlich ohne Aufwärmen und ohne Ideen-Schwangerschaft. Machen wir mal spontan ein Brainstorming im Meeting von 10 bis 10.30 Uhr für magnetisch anziehendes Personalmarketing. Welche Mannschaft geht untrainiert aufs Spielfeld und erwartet einen Sieg? Das wäre dilettantisch oder hochmütig. »Seien Sie kreativ. Jetzt!« ist genauso absurd wie »Operieren Sie die Hüfte. Jetzt!« Beim Arzt erwarten wir zurecht Training und Berufserfahrung. Selbstverständlich braucht Ideenfitness auch Training. Ideen kommen nie aus dem Nichts. Auch wenn Geistesblitze uns überraschen können, gehen ihnen immer Ärger, Frust, Fragen, Erlebnisse, Eindrücke, Suchen, Staunen und Übung voraus.

Menschen wünschen sich Instant-Lösungen. Doch Kreativitätstechniken sind Trainingsgeräte für die Ideenfitness. Sie sind eine wertvolle Hilfe wie Krücken. Das Ziel bleibt, sie loszuwerden. Drei Wochen lang Reha. Training von 8 bis 12 Uhr und von 14 bis 18 Uhr. Trainieren Sie drei Wochen lang acht Stunden pro Tag, Fragen zu stellen und querzudenken. Dann sind Sie ideenfit. Keine Kreativitätsmethode macht uns ad hoc untrainiert kreativer. Wenn Sie üben, üben, üben, merken Sie mit jeder Übung, dass alles anders geht.

Wichtiger als einzelne Methoden sind die Grundprinzipien wie Analogien. Die Bionik nutzt Prinzipien der Natur. Die Struktur von Lotusblumen und Insektenflügeln wird übertragen auf selbstreinigende Kameragläser, Schwimmanzüge, Fassadenfarbe und Schiffsrümpfe. Seidenfasern von Spinnen sind drei bis fünfmal so zäh wie die stabilsten Kunstfasern und einzigartig in ihrer Dehnbarkeit. Übertragen werden sie auf Schutzwesten der Polizei und dreidimensional gedrucktes Gewebe für medizinische Implantate.

Die Gesundheitsbranche kann sich anregen lassen von Modellen in anderen Ländern. In Dänemark und in den Niederlanden bieten Gesundheitswesen und Pflege deutlich bessere Arbeitsbedingungen und Finanzierungsmodelle. Neue Ideen sind Cocktails. Zutaten werden gesammelt und neu gemixt. Ob der Cocktail schmeckt, liegt an den Zutaten. Alles kann eine Zutat sein. Bereits gemixt wurden Salz + Streuer, Kerzen + Ständer, Tee + Beutel. Langweilig hingegen sind Mehl + Mehl. Was ist in Ihrer Vorratskammer? Was lesen Sie? Was hören und beobachten Sie? Was regt Sie an? Was regt Sie auf? Welche Personaler-Blogs lesen sie? Personalmarketing2null? Persoblogger? Saatkorn? Wollmilchsau? Ideen brauchen sowohl fachlich fundiertes Wissen als auch Absurdes, scheinbar Unpassendes. Ohne Fremdes nichts Neues. Wo stopfen Sie sich voll mit Absurdem?

Sind die Zutaten gesammelt, wird gemixt. Das nennen viele Brainstorming. Mixen, probieren, mixen, probieren, mixen. Nach dem Mixen wird getestet und ausprobiert mit schnellen Prototypen. Es gibt keine perfekten Ideen. Man braucht Resonanz zur Weiterentwicklung. Prototypen und Pilotprojekte zeigen, ob der Nutzen der Idee verstanden wird. Schmeckt die Idee den Menschen, für die sie mixen? Im Recruiting will man passende Bewerber gewinnen. Schmeckt Bewerbern das Employer Branding? Nicht raten, sondern fragen. Mit Resonanz wird weiter gemixt und probiert bis es Bewerbern schmeckt, nicht Ihnen.

Sprechen Sie lauthals den Schwur der Spinner: »Ich schwöre, dass ich grenzenlos spinne, dass ich alles für möglich halte, und sollte ich destruktive Kritik äußern, so soll mir eine rote Knollennase wachsen.« (Gaedt 2016) Haben alle Beteiligten den Schwur gesprochen, wird gelacht und harsche Kritik wird entkräftet. Der Ideenfluss kann fortgesetzt werden. Die erste Idee ist nie die Beste. Doch Ideen brauchen Freiraum, Spaß, Lachen und

Weite, um über Grenzen zu gehen. Wenn es scheinbar nicht geht, freuen Sie sich. Erst an Grenzen kann bisher Unmögliches entdeckt werden. Kreativität bedeutet, weiter ins Unbekannte vorzudringen als zuvor. Das Ideenfitness-Training ist ein Handwerk wie Tischlern und Operieren.

Subversiv verknüpft

Neue Produkte, Prozesse und Personalgewinnung sind keine Zauberei, sondern basieren auf solidem Handwerk. Ein oder zwei der 18 Werkzeuge der Innovation findet man in jeder Innovation. Sie basieren auf Alex Osborns Checkliste von 1957. Bob Eberle modifizierte sie 1997 zu »Scamper«. Teile der Osborn-Checkliste wurden weltweit bekannt im »Blauen Ozean« (Kim und Mauborgne 2005).

S: Steigern
U: Umdrehen
B: Brechen
V: Verkleinern
E: Ersetzen
R: Reduzieren
S: Streichen
I: Infrage stellen
V: Vertiefen

V: Vergrößern
E: Entdecken
R: Regel ändern
K: Kombinieren
N: Nutzen erhöhen
Ü: Übertragen
P: Provozieren
F: Fehler machen
T: Träumen

Übung macht den Meister. Steigern, umdrehen, neu kombinieren. Neu. Reduzieren, vergrößern, brechen, Nutzen erhöhen. Neu. Stellen Sie sich einen klassischen Zirkus vor. Sie streichen alle Tiere, Sie steigern die Anzahl und Qualität der Artisten und übertragen das Flair eines Theaters auf das Zirkuszelt. Neu. In drei Sekunden haben Sie den Cirque du Soleil geschaffen.

Millionen Inder leiden am Grauen Star. Eine zehnminütige Operation kann vor Blindheit heilen, doch das war für viele Inder unbezahlbar. Anfang der siebziger Jahre überlegte Dr. Govindappa Venkataswamy: Wenn McDonald's im standardisierten Verfahren Milliarden Burger produziert, könnte man die Anzahl von Augenoperationen mit einem standardisierten Prozess steigern? Er übertrug das standardisierte Vorgehen im Fast Food Restaurant auf die Operation des Grauen Stars. Seine Kliniken spezialisierten sich auf eine einzige Operation. Er reduzierte das Angebot. Alle Ärzte operierten wie am Fließband, und seine Ärzte hatten in kurzer Zeit die meiste Übung für diese OP. Die Qualität der Eingriffe war erstklassig und zog reiche Patienten an. Deren Bezahlung ermöglichte, dass 70 % der Patienten kostenlos operiert wurden mit derselben hohen Qualität. »Wir sind nicht trotz, sondern aufgrund der nicht zahlenden Patienten erfolgreich.« (Friemel 2006) Der Mix macht's. Fließband-Standard übertragen. Die Art der OPs reduziert. Die Menge der OPs durch die 70 % nicht zahlender Patienten gesteigert. Qualität erhöht, so dass die 30 % der reichen Patienten für alle OPs bezahlen. Das ist subversiv verknüpft.

Wer legt fest, dass 40 Stunden Vollzeit die optimale Arbeitsleitung bringt? Eine Softwarefirma in der Nähe von Mainz hat 52 Mitarbeiter und 52 Arbeitszeitmodelle. Frei wählbar. Freiheit spricht sich herum. Neu.

Lasse Rheingans setzt in seinem Unternehmen die fünf-Stunden-Arbeitstage um. Neu. (Knabenreich 2018)

Tandemploy aus Berlin mischt mit Jobsharing-Tandems die Arbeitswelt auf. Zwei Personen auf einer Stelle bringen doppeltes Knowhow mit, doppelte Erfahrung, mehr Stärken und sogar eine erhöhte Flexibilität, da sich beide gegenseitig vertreten können. Gewohnheit brechen. Neu.

Carbon-Keramik-Bremsbeläge ersetzen herkömmliche Bremsscheiben, sie sind bis zu

70 % leichter. Das Gewicht von Flugzeugen sinkt bei gleichzeitiger Verbesserung des Fahrbahnkontaktes. Ersetzt. Neu.

Eine Firma, die Sprengungen im Gebirge und in Minen vornimmt, nannte früher in Angeboten explizit die Menge der eingesetzten Chemikalien. Das waren hohe Preise für geringe Mengen. Die Chemikalien wurden ersetzt. Nun wird die Menge des gesprengten Gesteins verkauft, aus Gramm werden Tonnen. Preise und Umsatz wurden gesteigert, ohne Kunden zu vergraulen. Neu.

Hadrian ist ein Roboter, der Häuser in 48 Stunden baut. Neu. In Dubai wird geplant, ein Viertel aller neuen Gebäude bis 2030 mit 3-D-Druckern zu bauen. Neu. In Amsterdam wird 2019 eine von Robotern gedruckte Fußgängerbrücke eröffnet. Der Druck lief ganz anders als geplant, doch 3-D-Druck bietet eine »noch nie dagewesene Freiheit in der Form« (ingenieur.de 2018). Neu. Freiheit von körperlicher Überlastung könnten Pflegeroboter bieten, wenn sie körperlich schwere Tätigkeiten übernehmen und Pflegekräfte entlasten. Roboter könnten Essen abräumen, Bettplätze aufrüsten, Botengänge machen. Neu.

Das ZDF zeigt Bewohner im Demenzdorf bei Hameln. Die Bewohner werden zur Selbständigkeit motiviert. Es gibt einen Supermarkt, einen Friseur und ein Café. Die Türen sind offen. Alle Wege führen auf den runden Dorfplatz. Niemand landet in einer Sackgasse (Matthes und Schramm 2016). Neu. Die Diakonie Lindau baut eine Wohnsiedlung für 128 Menschen mit Demenz und starkem Bewegungsdrang. (Jalsovec 2019).

Beim Neuen – egal ob Produkt, Service oder Personalgewinnung – ist es nie die Frage, ob es geht oder ob es nicht geht, sondern nur, ob es angepackt und gemacht wird. Überraschung hat das größte Potenzial für Aufmerksamkeit. Was nicht überrascht, unterscheidet sich nicht. Was nicht anders ist, fällt nicht auf.

8.4 Streichen

»Könnt alles so einfach sein, ist es aber nicht« singen die Fantastischen Vier (Die Fantastischen Vier 2014).

Streichen ist eine Voraussetzung für Neues. Ein häufiger Fehler: Neues kommt immer oben drauf zu allen Alltagsaufgaben. Kein Mensch schafft immer mehr Aufgaben, Termine und Tools. Wenn die Belastungsgrenze überschritten wird, wird zuerst alles Neue aussortiert. Streichen schafft Platz.

- Ohne Platz nicht Neues.
- Nehmen Sie Ihren Recruiting-Prozess. Streichen Sie drei Elemente und steigern Sie drei Elemente. Neu. Machen Sie das mehrfach, und wählen Sie dann aus allen Varianten den für Sie besten Prozess aus. Neu.
- Nehmen Sie Ihren Onboarding-Prozess. Streichen Sie drei Elemente und steigern Sie drei Elemente. Neu.
- Nehmen Sie Ihren Offboarding-Prozess. Streichen Sie drei Elemente und steigern Sie drei Elemente. Neu.
- Nehmen Sie Ihr Employer Branding. Streichen Sie drei Elemente und steigern Sie drei Elemente. Neu.

Es gibt nichts, was man nicht streichen könnte, um Platz zu schaffen.

Die Caritas Düsseldorf wirbt eindrücklich verkürzt: »Bei Anruf Ausbildung.« Keine Unterlagen, kein wochenlanges Warten. Der ganze Bewerbungsprozess gestrichen. (Caritas 2019) »Die Deutsche Bahn entschied sich im vergangenen Sommer dazu, bei Azubi-Stellen und dualen Studienplätzen das Anschreiben zu streichen. Der Schritt sollte es Bewerbern einfacher machen.« (Orange 2019). »Die Bahn hat deutlich mehr Bewerber generiert, seitdem sie das Anschreiben abgeschafft hat.« (Knabenreich 2019).

Ein Hotel in Emden litt unter der im Hotel- und Gaststättengewerbe üblichen Fluktuation, bis sie den Mitarbeitern Überstunden verboten haben. Überstunden gestrichen. Die Fluktuation sank drastisch, mehr Bewerbungen kamen. Das Außergewöhnliche – keine Überstunden im Hotel – spricht sich herum.

Eine Hotelierin in Coburg hat die Wartezeit gestrichen und Wertschätzung gesteigert. Sie meldet sich seit Juni 2015 bei allen Bewerbern innerhalb von 48 Stunden. Ein kurzer persönlicher Dank und eine verlässliche Ansage, wie und wann es weiter geht. Das wirkt Wunder. Behandeln Sie Bewerber einfach wie Kunden.

Eine andere Form der Wertschätzung verfolgt das Uniklinikum in Kiel. Gestrichen wird die Unzuverlässigkeit. Wer in der Pflege noch gesund ist, muss ständig für kranke Kollegen einspringen. Das macht krank. Das »3:3«-Modell sieht vor, dass Mitarbeiter drei Tage arbeiten und drei Tage verlässlich Freizeit haben. Daraus ergibt sich weniger Arbeitszeit bei 100 % Lohnzahlung. Das Modell rechnet sich durch weniger Krankentage der Pflegekräfte (Richter 2017).

Langeweile wird gestrichen. »Zocken im Altersheim. Moritz Kaul, Altenpflege-Azubi in Gera, hat es sich zur Aufgabe gemacht, Alt und Jung zu vereinen. Regelmäßig veranstaltet er eSport-Games in Pflegeheimen. Dort zocken Senioren mit den Jungen gemeinsam auf der Konsole.« (ZDF 2019)

8.4.1 Management und 800 Jahre Arbeitszeit gestrichen

»Jeder Este kann mit der digitalen Signatur Dokumente unterzeichnen. Die Steuererklärung dauert drei Minuten, weil alles vorausgefüllt ist. Ein Unternehmen registrieren? Ist nach 18 Minuten erledigt. Mittlerweile sind Hunderte Dienstleistungen abrufbar. Seit 2005 kann man online wählen« (Kolb 2017). »Das Land spart jährlich etwa 800 Jahre Arbeitszeit in der Verwaltung.« (Ergovia 2018) Einfach mal 800 Jahre Arbeitszeit gestrichen. Wäre die Verwaltung in Deutschland auf dem Stand von Estland, könnten wir mehr als 50.000 Jahre Arbeitszeit pro Jahr in der Verwaltung sparen. Haben wir einen Fachkräftemangel in den Kommunen oder doch eher einen Digitalisierungsmangel?

Auch im Gesundheitswesen gehen dem Fachkräftemangel andere bekannte Mängel voraus. Pflegekräfte stehen seit Jahren auf Platz 1 der Krankenstatistik aller Berufe. Wir missbrauchen Pflegekräfte kollektiv als Lastenkräfte, anstatt sie körperlich zu entlasten, damit sie tatsächlich bestmöglich pflegen können. Wir muten Pflegekräften eine viel zu straffe, fremdbestimmte Zeittaktung zu, die überdurchschnittlich häufig zu Burnout führt. Wie lange können Pflegekräfte ihren Beruf überhaupt ausüben? Die Zahl der Auszubildenden ist erfreulicherweise auf einen absoluten Höchststand gestiegen, aber »wir verlieren die Hälfte des Nachwuchses für die Pflege schon während ihrer Ausbildung. Und das nicht, weil das Niveau hoch ist, sondern schlicht wegen unmenschlicher Arbeitsbedingungen. Das können wir uns nicht leisten!« (Gesundheit kämpft 2019) »Von 32 sind wir im 2. Lehrjahr nur noch 16. Zwei haben die theoretischen Leistungen nicht schaffen können. Der Rest hat aufgrund jeglicher körperlichen und psychischen Belastungen die Ausbildung abgebrochen.« (Monanurse 2019) »Und von den restlichen 16 scheidet dann nochmal ungefähr die Hälfte nach Beendigung der Ausbildung aus, denn z. Zt. haben wir ne Quote knapp über 25 Prozent. Das vergisst die Politik nur immer zu erwähnen...« (Die Pflegehenne 2019)

»Um 158 Prozent ist die Nachfrage nach Beschäftigten in der Pflege in den vergangenen fünf Jahren gewachsen. Jede sechste

Bewerbung von Pflegekräften führt zu einem Vertragsangebot, ein Spitzenwert unter den Berufsgruppen.« (Metzmacher 2019) Viele Pflegekräfte flüchten in die Zeitarbeit. »Bis zu 10 Euro mehr pro Stunde. Er liegt damit im Trend: Bundesweit ist der Anteil an Zeitarbeitskräften in der Altenpflege in den letzten drei Jahren um mehr als 40 Prozent gestiegen, in Berlin hat er sich im gleichen Zeitraum sogar verdoppelt.« (Friedrich und Wiese 2018). Der Mangel ist selbst gemacht. Alle wissen es, keiner ändert etwas.

Doch einer. Jos de Blok. 2006/2007 hat er Buurtzorg in den Niederlanden mit vier Mitarbeitern gestartet. »Inzwischen arbeiten 14.000 Pflegekräfte in 1.000 Teams für Buurtzorg und es gibt nur eine sehr schlanke Verwaltung aus 50 Mitarbeitenden. Sie verstehen sich als Berater und befähigen die Teams zur eigenen Entscheidungsfindung. Dem zugrunde liegt eine Software, in der alle Prozesse und auch die Finanzen wie Kosten und Einnahmestrukturen transparent für alle zugänglich sind und Wissen und Erfahrungen geteilt werden können.« (Schäfer 2019). »Pflege, die sich nach den Bedürfnissen des Klienten richtet – eine Selbstverständlichkeit? Nein, eine Revolution.« (Kohrs 2019) Patienten werden schneller gesund. Pflegekräfte sind seltener krank. »Die Krankheitsrate liegt deutlich unter der von Pflegenden in Deutschland. 30 % Kostenersparnis bei gleicher Qualität in der Versorgung.« (Kramp 2018) Alle Teams führen sich selbst. Es gibt kein Management, Management gestrichen. »Inzwischen wurde Buurtzorg mehrmals zum attraktivsten Arbeitgeber des Landes gewählt.« (Krinninger 2018) Alles geht anders.

»Zufriedene Mitarbeiter, zufriedene Patienten. Ein Krankenhaus in den Händen der Mitarbeiter? Das gibt es seit 20 Jahren im brandenburgischen Spremberg. Ein Erfolgsmodell: Nicht nur die Beschäftigten sind zufrieden, auch die Patienten fühlen sich bestens versorgt. Das Gesamtpaket kommt offenbar bei den Mitarbeitern an: Probleme, Stellen neu zu besetzen, kennt man in der Lausitz nicht.« (Springer Pflege 2019)

Attraktivität ist messbar

Attraktivität ist messbar. Wie geht es den Gepflegten? Wie viele Pflegekräfte sind krank? So klappt das sicherlich nicht: »Wer in der Pflege die geforderten Minutenpflegezeiten einhalten will, braucht übernatürliche Fähigkeiten wie eine dieser Figuren aus dem Marvel-Universum. Das erklärt auch den Pflegenotstand ganz gut. Menschen mit diesen Fähigkeiten sind einfach zu selten.« (Stephie 2019) »Für die große Grundpflege sind ganze 14 Minuten eingeplant. In diesen Minuten geschieht folgendes: Person ins Bad begleiten, ihr beim Ausziehen zu helfen, behilflich zu sein, sich auf den Duschstuhl oder den Badewannenlifter zu setzen. Wassertemperatur einstellen… Haare waschen, den Körper einseifen, darauf zu achten, dass die Person die Handlungen vornimmt, zu denen sie noch in der Lage ist, sie abzubrausen, ihr aus der Wanne zu helfen, sie da abzutrocknen, wo sie selbst nicht hin kommt, Sie einzucremen, anzukleiden, ihr die Haare ordentlich zu föhnen, aus dem Bad zu begleiten und zu dokumentieren. Denn während des Duschens achten wir auf den Hautzustand, auf eventuelle Schmerzen und den allgemeinen AZ der Person. Dafür haben wir im ambulanten Dienst ganze 14 Minuten Zeit.« (Frau Sofa sagt 2019)

Die Folge der Überforderung ist der »Pflexit«, die massenhafte Flucht aus dem Beruf. Pflegenotstand ist keine Naturkatastrophe, sondern wie der Klimawandel seit Jahrzehnten bekannt, ein kalkulierter Zustand, mit dem viele private Unternehmen Gewinne erwirtschaften. Solange es günstiger ist, fertig ausgebildete Kräfte einzustellen, sie zu überlasten und zu verheizen, wird sich nichts ändern.

Viele Unternehmen wollen innovativ sein, ohne den Status Quo infrage zu stellen, Altes zu streichen und Platz zu schaffen. Werden Sie Besserfrager statt Besserwisser. Stellen Sie 44 Fragen zu allem, was Sie sehen und was sie bewegt. Wenn Sie warten. An roten Ampeln, im Supermarkt an der Kasse, im Stau oder im verspäteten Zug. Nicht ärgern, sondern das Fragen üben. Allen, die regelmäßig 44 Fragen stellen, garantiere ich Ideenfitness. In sieben Jahren können Sie so eine Million Fragen stellen. Alles geht anders! Attraktivität macht sichtbar und zieht magnetisch an.

Literatur

Allgaier, P., Weisser, G. (2018): Weit. (https://www.weitumdiewelt.de/film/, Zugriff 05.03.2019).

Bundesverband Musikindustrie e. V. (2015): Musikwirtschaft in Deutschland. (http://www.musikindustrie.de/fileadmin/bvmi/upload/06_Publikationen/Musikwirtschaftsstudie/musikwirtschaft-in-deutschland-2015.pdf, Zugriff 04.03.2019).

Caritas (2019): Bei Anruf … Ausbildung! (https://caritas.erzbistum-koeln.de/duesseldorf-cv/wir_als_arbeitgeber/bei-anruf-…-ausbildung-/, Zugriff 04.03.2019).

DIA Deutsche im Ausland e. V. (2017): https://www.deutsche-im-ausland.org/nc/news/news-details/34-millionen-deutsche-leben-im-ausland.html, Zugriff am 04.03.2019).

Die Fantastischen Vier (2014): »Einfach Sein« (https://www.youtube.com/watch?v=hoZervGXQyI, Zugriff 04.03.2019).

Die Pflegehenne @GuldnerLars (2019) Und von den restlichen 16 scheidet dann nochmal… (https://twitter.com/GuldnerLars/status/1103115150184382464, Zugriff 05.03.2019).

Doetsch, D. (2016): Wir machen aus Senioren Azubis (https://www.xing.com/news/klartext/wir-machen-aus-senioren-azubis-497, Zugriff 05.03.2019).

Doll, N., Kaiser, T. (2019): Der Fluch der Vollbeschäftigung. (https://www.welt.de/wirtschaft/article187986233/Konjunktur-Rekord-am-Arbeitsmarkt-wird-zum-Fluch-fuer-Deutschland.html, Zugriff 04.03.2019).

Ergovia GmbH (2018): Smart Country – Smart City – Smart Education. (https://www.youtube.com/watch?v=hC9vm2ner44, Zugriff 04.03.2019).

Firsching, J. (2019): Instagram Statistiken für 2019: Nutzerzahlen, Instagram Stories, Instagram Videos & tägliche Verweildauer. (http://www.futurebiz.de/artikel/instagram-statistiken-nutzerzahlen/, Zugriff 05.03.2019).

Frau Sofa sagt @TrullaCouch (2019): Für die große Grundpflege sind ganze 14 Minuten eingeplant. (https://twitter.com/TrullaCouch/status/1103038321838747650, Zugriff 05.03.2019).

Friedrich, T., Wiese, J. (2018): Pflegekräfte auf Pump. (https://www.rbb24.de/wirtschaft/beitrag/2018/10/leiharbeit-in-der-pflege.html, Zugriff 05.03.2019).

Friemel, K. (2006): Lösung in Sicht. (https://www.brandeins.de/magazine/brand-eins-wirtschaftsmagazin/2006/gesundheitsmarkt/loesung-in-sicht, Zugriff 05.03.2019).

Gaedt, M. (2014): Mythos Fachkräftemangel. Was auf Deutschlands Arbeitsmarkt gewaltig schiefläuft. Weinheim: Wiley-VCH.

Gaedt, M. (2016): Rock Your Idea. Mit Ideen die Welt verändern. Hamburg: Murmann.

Gaedt, M. (2017a): Fachkräftemangel ist ein Kassenschlager (https://news.kununu.com/fachkraeftemangel-ist-ein-kassenschlager-martin-gaedt/, Zugriff 04.03.2019).

Gaedt, M. (2017b): Warum bekommen die meisten GUTEN Bewerber Absagen? Warum kooperieren nicht längst ALLE Betriebe? Image wird zerschlagen. (https://www.xing.com/news/insiders/articles/warum-bekommen-die-meisten-guten-bewerber-absagen-warum-kooperieren-nicht-langst-alle-betriebe-image-wird-zerschlagen-777849, Zugriff 04.03.2019).

Geißler, M. (2018): Flug-Chaos: Doppelt so viele Ausfälle wie 2017! (https://www.reisereporter.de/artikel/4487-flug-chaos-in-deutschland-2018-schon-doppelt-so-viele-verspaetungen-wie-2017-lufthansa-und-eurowings-noch-schlimmer, Zugriff 04.03.2019).

Gesundheit kämpft @gesundheitkmpft (2019): wir verlieren die Hälfte des Nachwuchses für die Pflege… (https://twitter.com/gesundheitkmpft/status/1102858411644018688, Zugriff 05.03.2019).

GfK (2017): Erfahrungen für Deutsche wichtiger als Besitz (https://www.gfk.com/de/insights/press-release/erfahrungen-fuer-deutsche-wichtiger-als-besitz/, Zugriff 05.03.2019).

Glaserei Sterz (2018a): Ich muss verrückt sein (https://www.facebook.com/glaserei.sterz/videos/1625119947569928/, Zugriff 05.03.2019).

Glaserei Sterz (2018b): Die Entscheidung ist gefallen. Meine Azubis 2018. (https://www.facebook.com/glaserei.sterz/videos/1670229456392310/, Zugriff 05.03.2019).

Groll, T. (2012): Stahlfirma lockt Bewerber mit Tickets für Heavy-Metal-Festival. (https://www.zeit.de/karriere/bewerbung/2012-11/stellenanzeige-heavy-metal, Zugriff 04.03.2019).

Haack, M. (2015): Es ist so viel möglich, wenn du dein Denken umstellst. (https://www.welt.de/sport/article149107777/Es-ist-so-viel-moeglich-wenn-du-dein-Denken-umstellst.html, Zugriff 05.03.2019).

Haufe Online Redaktion (2018): Personaler verlieren zu viel Zeit bei der Bewerberauswahl. (https://www.haufe.de/personal/hr-management/

fehler-im-recruiting_80_444990.html, Zugriff 04.03.2019).

Ingenieur.de (2018): Roboter beenden Arbeiten an der Stahlbrücke in Amsterdam. (https://www.ingenieur.de/technik/fachbereiche/3d-druck/stahlbruecke-in-amsterdam-robotern-ort-aus gedruckt/, Zugriff 04.03.2019).

Internetworld.de (02/2015): Cash oder Crash. (http://heftarchiv.internetworld.de/2015/Ausgabe-02-2015/Cash-oder-Crash, Zugriff 05.03.2019).

Jalsovec, A. (Hrsg.) (2019): »Eine Gesellschaft ist nur so gut, wie sie ihre Schwächsten behandelt«. (https://www.ekd.de/hergensweiler-heimelig-demenz-wohngruppe-anke-franke-43502.htm, Zugriff 05.03.2019).

Kim, W. Ch., Mauborgne, R. (2005): Der Blaue Ozean als Strategie: Wie man neue Märkte schafft, wo es keine Konkurrenz gibt. München: Carl Hanser Verlag.

Kindel, T. (2018): Stadt Hamm lockt Ingenieure mit Metal-Kreuzfahrt. (https://www.bild.de/regional/ruhrgebiet/ruhrgebiet-aktuell/hamm-stadt-lockt-ingenieure-mit-metal-kreuzfahrt-58893554.bild.html, Zugriff 04.03.2019).

Klack, M., Möller, C., Pätzold, A., Tröger, J., Wendler, D. (2014): Zugezogene und echte Berliner – Wer kam, wer ging, wer heute hier wohnt (https://www.morgenpost.de/berlin/25-jahre-mauerfall/interaktiv/article133254520/Gebuertige-Berliner-und-Zugezogene-Wer-kam-wer-ging-wer-heute-hier-wohnt.html, Zugriff 05.03.2019).

Knabenreich, H. (2018): 5-Stunden-Arbeitstag? Kann nicht funktionieren! Lasse Rheingans über die 25-Stunden-Woche (https://personalmarketing2null.de/2018/07/5-stunden-arbeitstag-lasse-rheingan-25-stunden-woche/, Zugriff 04.03.2019).

Knabenreich, H. (2019): Recruiting-Hack: So bekommen Sie auf einen Schlag und völlig kostenneutral mehr Bewerber. (https://personalmarketing2null.de/2019/03/recruiting-hack-mehr-bewerber-anschreiben-bahn-karriere-button/, Zugriff 05.03.2019).

Kohrs, J. (2019): Ambulante Pflege nach Buurtzorg – Spaß statt Fließband! (https://www.pflegen-online.de/ambulante-pflege-nach-buurtzorg-spass-statt-fliessband, Zugriff 05.03.2019).

Kolb, M. (2017): Die Zukunft ist schon da, aber sie ist vor allem in Estland. (http://www.sueddeutsche.de/digital/sz-serie-smart-city-ein-land-alles-digital-1.3652533, Zugriff 05.03.2019).

Kramer, B. (2015): Fachkräftemangel? Kommt. Später. Vielleicht. (http://www.spiegel.de/karriere/iw-forscher-fachkraeftemangel-steht-erst-noch-bevor-a-1035841.html, Zugriff 04.03.2019).

Kramp, M. (2018): Buurtzorg: Das niederländische Modell im Praxischeck (https://www.contec.de/conzepte/buurtzorg-das-niederlaendische-modell-im-praxischeck/, Zugriff 05.03.2019).

Kresta, E. (2018): Am Ende der Reise. (http://www.taz.de/Archiv-Suche/!5574029/, Zugriff 05.03.2019).

Krinninger, T. (2018): Das soziale Netzwerk pflegt mit. (https://www.zeit.de/wirtschaft/2018-06/ambulante-pflegedienste-soziale-netzwerke-personal-mangel-niederlande-zeitdruck/komplettansicht, Zugriff 05.03.2019).

Maaß, S. (2014): Wer eine Absage erhält, landet im Talentpool https://www.welt.de/wirtschaft/karriere/article124439689/Wer-eine-Absage-erhaelt-landet-im-Talentpool.html, Zugriff 05.03.2019).

Matthes, J., Schramm, A. (2016): Dorf des Vergessens (Film) https://www.zdf.de/dokumentation/37-grad/dorf-des-vergessens-selbstbestimmt-leben-mit-demenz-100.html, Zugriff 05.03.2019).

MDR online (2019): Bahn zahlt mehr als 50 Millionen Euro wegen Verspätungen. (https://www.mdr.de/nachrichten/wirtschaft/inland/zug-verspaetungen-bahn-zahlt-mehr-entschaedigung-100.html, Zugriff 04.03.2019).

Mechler, M. (2019): Usability-Themen 2019: Unsere UX-Specialists im Interview. (https://userlutions.com/blog/usability-insights/usability-2019-interview/, Zugriff 04.03.2019).

Metzmacher, D. (2019) Pfleger gesucht – aber schlecht bezahlt. (https://www.faz.net/aktuell/beruf-chance/beruf/fachkraeftemangel-pfleger-gesucht-aber-schlecht-bezahlt-16066020.html, Zugriff 04.03.2019).

Monanurse @veganrosenurse (2019) Von 32 sind wir im 2 Lehrjahr nur noch 16 (https://twitter.com/Veganrosenurse/status/1102554924443934725 ,Zugriff 05.03.2019).

Orange by handelsblatt (2019): Die Bahn will keine Anschreiben mehr und bekommt mehr Bewerbungen. (https://orange.handelsblatt.com/artikel/56532, Zugriff 04.03.2019).

RBB Inforadio (2018): Mehr als 3,7 Millionen Menschen leben in Berlin. (https://www.rbb24.de/panorama/beitrag/2018/10/berlin-einwohner-bevoelkerung-zuwachs.html, Zugriff 05.03.2018).

Richter, S. (2017): Arbeitszeitmodelle aus Skandinavien Teil II. (http://www.gesundheitskongresse.de/hamburg/2017/dokumente/praesentationen/Richter-Sabine—Update-Arbeitszeitmodelle-in-Skandinavien.pdf, Zugriff 04.03.2019).

Sander, R. (2018): Wie viele Flugzeuge befinden sich gleichzeitig in der Luft? (https://www.flugverspaetet.de/blog/2018/09/12/wie-viele-flugzeuge-sind-gleichzeitig-in-der-luft, Zugriff 04.03.2019).

Schaefer, M. (2019): Recruitment bei Buurtzorg: »Die Pflegekräfte kommen von ganz allein« (https://recruiting2go.de/pflege-4-0/recruitment-buurtzorg-pflegekraefte/, Zugriff 04.03.2019).

Scheller, S. (2016): Jobbörsen – Das lukrative Geschäft mit dem Recruiting und was Sie dazu wissen müssen. (https://persoblogger.de/2016/02/29/jobboersen-das-lukrative-geschaeft-mit-dem-recruiting-und-was-sie-dazu-wissen-muessen/, Zugriff 04.03.2019).

Schmidt-Carré, A. (2014): Die Floskel Falle. (https://www.zeit.de/2014/19/langweilige-stellenanzeigen-schrecken-bewerber-ab, Zugriff 04.03.2019).

Spiegel (2009): Deutschland steht vor massivem Arbeitskräftemangel. (http://www.spiegel.de/wirtschaft/soziales/studie-der-prognos-ag-deutschland-steht-vor-massivem-arbeitskraeftemangel-a-668452.html, Zugriff 04.03.2009).

Springer Pflege (2019): Krankenhaus Spremberg: Zufriedene Mitarbeiter, zufriedene Patienten. (https://www.springerpflege.de/krankenhaus/krankenhaus-spremberg/16448668, Zugriff 05.03.2019).

Statista (2017): Anzahl der Veranstaltungen und Teilnehmer auf dem Veranstaltungsmarkt in Deutschland von 2006 bis 2018 (in Millionen). (https://de.statista.com/statistik/daten/studie/233136/umfrage/veranstaltungen-und-teilnehmer-auf-dem-veranstaltungsmarkt-in-deutschland/, Zugriff 04.03.2019).

Stephie @stephie_hh (2010): Wer in der Pflege die geforderten Minutenpflegezeiten einhalten will, braucht übernatürliche Fähigkeiten. (https://twitter.com/stephie_hh/status/110316927709024 6656, Zugriff 05.03.2019).

Wall Street Journal (2014) Video: Millennials and the Rise of the Experience Economy. (https://www.youtube.com/watch?v=YFN2vcBuGyQ, Zugriff 04.03.2019).

Welt (2017): 60 Prozent aller deutschen Arbeitnehmer pendeln. (https://www.welt.de/newsticker/dpa_nt/afxline/topthemen/article163330425/60-Prozent-aller-deutschen-Abeitnehmer-pendeln.html, Zugriff 05.03.2018).

Wikipedia (2019): Gemeinde (Deutschland) (https://de.wikipedia.org/wiki/Gemeinde_(Deutschland), Zugriff 05.03.2019).

Wirtschaftswoche (2018): Für diese Städte nehmen Pendler lange Wege in Kauf. (https://www.wiwo.de/erfolg/beruf/arbeiten-ja-wohnen-nein-fuer-diese-staedte-nehmen-pendler-lange-wege-in-kauf/21207610.html, Zugriff 05.03.2019).

ZDF (2019): Zocken im Altersheim (https://www.zdf.de/nachrichten/heute-in-deutschland/zocken-im-altersheim-100.html, Zugriff 04.03.2019).

III Aus der Praxis: Best Cases

9 Employer Branding? Nur mit den Mitarbeitern! »Teamgeist erleben« im Frankfurter Rotkreuz-Kliniken e. V.

Marion Friers

Ein wirksames Employer Branding ist mehr als Marketingkommunikation. Wenn Employer Branding Wirkung entfalten soll, dann ist vor allem eines gefordert: Arbeit an der eigenen Arbeitgeberattraktivität. Mitarbeiterorientierung ist hierfür der Wegweiser. Damit liegt es auf der Hand: ein erfolgreiches Employer Branding bezieht die eigenen Mitarbeiter immer mit ein. Die eigenen Mitarbeiter sind die besten Berater, wenn es darum geht ein attraktiver Arbeitgeber zu werden. Die eigenen Mitarbeiter ernst zu nehmen ist dafür Voraussetzung.

9.1 Einleitung

Der Fachkräftemangel ist allgegenwärtig. Alle Branchen sind betroffen. Im Gesundheitssektor wird der demografische Wandel besonders spürbar: einerseits steigt der Bedarf an Gesundheits- und Pflegeleistung durch eine zunehmend alternde Gesellschaft. Andererseits interessieren sich immer weniger junge Menschen für einen Beruf im Bereich Pflege und Gesundheit. Wie hoch der Fachkräftemangel im Gesundheitswesen tatsächlich ausfallen wird, darüber besteht wenig Klarheit. Die Prognosen sind so vielfältig wie die Forschungsinstitute und Studien, die sich mit der Thematik beschäftigten. Nur in einem besteht Einigkeit: Die Gesundheitsberufe gehören zu den Engpassberufen. (Bundesagentur für Arbeit Fachkräfteengpassanalyse Juni 2018, S. 17). Die Personalverantwortlichen sind gefordert. Fachkräftesicherung ist das Top Thema für jede Gesundheitseinrichtung.

Jeder Personalverantwortliche sieht sich mit der Herausforderung konfrontiert, dass immer mehr Stellen vakant sind, die Qualität der Bewerbungen oft den bisherigen Einstellungsvoraussetzungen nicht genügen und es immer länger dauert, die Stellen zu besetzen (Hasebrook et al. 2014, S. 2).

Hinzu kommt eine Entwicklung, die ebenso ernst zu nehmen ist. Die Gesundheitseinrichtungen sehen sich mit einer signifikanten Fluktuation konfrontiert. Vor allen in den Pflegeberufen nimmt die »Stayer Quote« ab (Neuber-Pohl 2017, S. 4). Geschlossene Betten, ja sogar geschlossene Stationen sind die sichtbaren Zeichen dieser Entwicklung.

Wer im Wettbewerb bestehen will, der braucht qualifizierte Mitarbeiter. Eine gute Versorgung von Patienten kann nur durch gut qualifizierte und motivierte Fachkräfte erreicht werden. Der Handlungsdruck der Personalverantwortlichen gerade im Krankenhaus wird deshalb immer größer. Wie in kaum einem anderen Bereich befinden sich die Personalverantwortlichen im Spannungsfeld zwischen Qualitätsanforderung, Budgeterfordernisse und Arbeitgeberattraktivität.

So herausfordernd die Situation auch sein mag, keine Einrichtung ist dem Fachkräftemangel hilflos ausgeliefert. Wichtig ist ein Umdenken. In Krankenhäusern muss sich das

Bewusstsein für ein modernes Personalmanagement entwickeln. Dazu gehört auch, sich als guter Arbeitgeber zu positionieren. Employer Branding ist dabei ein Baustein, weil Employer Branding die eigene Positionierung als Arbeitgeber auf dem Arbeitsmarkt sichtbar macht.

Fundament eines erfolgreichen Employer Brandings ist jedoch eine gelebte Arbeitgeberattraktivität. Wie es gelingen kann, die eigene Arbeitgeberattraktivität zu steigern und welchen Anteil die eigenen Mitarbeiter daran haben, soll praxisorientiert am Beispiel der Frankfurter Rotkreuz-Kliniken gezeigt werden.

9.2 Employer Branding – was ist damit gemeint?

Der Begriff des Employer Brandings (Ambler und Barrow 1996) wird inzwischen kritisch diskutiert. Vielfach wird in der Fachöffentlichkeit dem Begriff »Employer Reputation« der Vorzug gegeben (Bittlingmaier und Schelenz 2015; Behrends und Bauer 2016).

Bei näherer Betrachtung der unterschiedlichen Ausführungen sind es vor allem zwei Kritikpunkte, die immer wieder angeführt werden: Employer Branding sei nichts als ein Marketinginstrument, das vor allem deshalb wirkungslos ist, weil es der Realität in den Unternehmen oft nicht standhält. Zum anderen wird hervorgehoben, dass es aufgrund der sozialen Medien eine kommunikative Deutungshoheit über das eigene Arbeitgeberimage gar nicht mehr geben kann.

Die Kritik ist berechtigt, wenn Employer Branding auf bloße Marketingaktivitäten und bildgewaltigen Imagebroschüren beschränkt bleibt (Scheller 2014). Richtig ist auch, dass die sozialen Medien eine gesteuerte Kommunikation zumindest erschweren. Andererseits bieten die sozialen Medien den Unternehmen auch neue Chancen in einen echten Dialog zu treten. Voraussetzung ist allerdings, eine »wahrhaftige« Kommunikation.

Die Frankfurter Rotkreuz-Kliniken haben deshalb Employer Branding von Anfang an nicht als Marketingstrategie verstanden, sondern Employer Branding wurde als immerwährender Prozess gesehen, sich als Arbeitgeber gut aufzustellen und attraktiv zu sein.

Der Prozess ließ sich in drei gleichwertige Elemente unterteilen:

- Grundlegender Bestandteil ist eine kritische Bestandsaufnahme gemeinsam mit den Mitarbeitern. Was bieten die Kliniken bereits, was zeichnet die Kliniken als Arbeitgeber aus – und was fehlt?
- Darauf aufbauend – und in der Praxis nicht selten vernachlässigt: Das tatkräftige Beseitigen der so erkannten Defizite. In diesem Zusammenhang ist es auch wichtig die Erwartungen potenzieller Bewerber einzubeziehen.
- Begleitend während des gesamten Prozesses: Die Kommunikation nach innen und außen.

Diesen Prozess zu gestalten, ist Managementaufgabe. Im Zentrum dieser Managementaufgabe stehen die Erwartungen und Bedürfnisse der Mitarbeiter.

9.3 Ausgestaltung der Handlungsfelder des Employer Brandings in den Frankfurter Rotkreuz-Kliniken

9.3.1 Eine neue Rolle für die Personalabteilung: Vom Verwalter zum Dienstleister

2011 wurde das Managementboard der Frankfurter Rotkreuz-Kliniken um den Geschäftsführungsbereich Personal und Unternehmenskommunikation erweitert. Ziel war es die Bedeutung beider Themen in der Unternehmensführung zu signalisieren.

Konsequent wurde in einem nächsten Schritt die Personalabteilung umfassend modernisiert. Vor allem wurden die Kompetenzen und Aufgaben deutlich erweitert. Im Vordergrund sollten nicht mehr die in Kliniken vorherrschenden klassischen Überwachungs- und Personalverwaltungsaufgaben stehen, sondern die Personalabteilung sollte die Rolle einer Beratungs- und Serviceabteilung für Mitarbeiter, Führungskräfte und letztlich auch für die Geschäftsführung übernehmen. Das Aufgabenspektrum erweiterte sich von der Ressourcensteuerung, Vertragsgestaltung und Arbeitsrecht hin zu Themen wie Personalentwicklung, Organisationsentwicklung, Arbeitgeberattraktivität und Unternehmenskultur. In diesem Zusammenhang wurde auch bewusst die Entscheidung getroffen, die Position des Leiters Personal mit einer Führungskraft aus der Industrie zu besetzen.

Auch das Personalmarketing wurde einer Prüfung unterzogen. Eine der wichtigsten Maßnahmen in diesem Zusammenhang war es, das Personalmarketing aus der Personalabteilung herauszulösen und der Unternehmenskommunikation zuzuordnen. Was zu diesem Zeitpunkt ein Novum war, findet inzwischen zunehmend seinen Weg in moderne Managementstrukturen. Der Fokus der Kommunikationsabteilung bestand in der Ansprache der potenziellen Bewerber. Dazu gehörte nicht nur die kreative Gestaltung der Außenkommunikation, sondern auch die strategische Planung der Rekrutierung (Auswahl der Jobportale, Aufbau Karriereseite, Jobmessen, Social Media Recruiting etc.). Dahinter stand die Überzeugung, dass jede Stellenanzeige eine wirkungsvolle Gelegenheit bietet, die Arbeitgebermarke zu bilden und zu stärken.

In der Zusammenarbeit wurde ein neuer Auftritt für die Stellenanzeigen entwickelt, dabei wurde auch Bildsprache und Text überarbeitet. Die Fotos zeigten eigene Mitarbeiter und für spezielle Positionen wurden zielgruppenorientiert die Ausschreibungstexte formuliert (dazu auch vertiefend Knabenreich 2018).

Ein weiterer wesentlicher Bestandteil war auch der Aufbau einer speziellen Karriereseite. Die Karriereseite konnte das Employer Branding nicht nur stärken, sie wurde als Landingpage zum Dreh- und Angelpunkt aller Employer Branding Aktivitäten.

Gleichzeitig wurde der Rekrutierungsprozess neu aufgesetzt. Dabei wurden die jeweiligen Fachabteilungen gezielt eingebunden. Gerade den Führungskräften wurde so deutlich, dass es bei einer erfolgreichen Rekrutierung nicht nur um die fachliche Kompetenz des Bewerbenden geht, sondern auch darum, ob er in das Team und zum Unternehmen passt. Zu einem späteren Zeitpunkt wurden im Auswahlverfahren auch Hospitationen integriert und in einigen Abteilungen wurde die Einstellung eines Bewerbers sogar zur Teamentscheidung. Diese Impulse kamen aus den Fachabteilungen. Der »Cultural Fit« als wichtiges Auswahlkriterium fand so seinen Weg in das Rekrutierungsverfahren.

Durch die enge Zusammenarbeit zwischen Fachabteilungen, dem Personalmanagement, dem Recruiting und der Unternehmenskommunikation rückte die »Candidate Journey« und die »Candidate Experience« in den Fokus.

Als »Candidate Journey« werden all die Kontaktpunkte bezeichnet, die ein Bewerber mit dem Unternehmen hat, bei dem er sich beworben hat. Die »Candidate Experience« beschreibt die Erfahrung, die der Bewerber dabei macht. Ziel muss es sein, die Kontakte mit dem potenziell neuen Arbeitgeber für den Bewerbenden professionell, reibungslos und wertschätzend zu gestalten. Bereits zu diesem frühen Zeitpunkt kann die Unternehmenskultur erlebbar gemacht werden. Eine Chance, die gerade in Kliniken noch unterschätzt wird.

Während die Kommunikationsabteilung in Zusammenarbeit mit dem Recruiting die Themen der Ansprache fokussierte, stand für die Personalabteilung im Vordergrund, die Einstiegs- und Beschäftigungsphase sowie später auch die Austrittsphase der Mitarbeiter zu begleiten. Auf diese Weise rückte das Thema »Wohlbefinden des Mitarbeiters« ins Zentrum der gemeinsamen Handlungen. Um Erkenntnisse zu gewinnen, wurden neue Mitarbeiter bewusst zu ihren Erfahrungen befragt.

In den Frankfurter Rotkreuz-Kliniken wurde folgend ein Onboarding-Prozess eingeführt. Neben Einarbeitungskonzepten für die einzelnen Abteilungen, wurde ein Informationsordner für neue Mitarbeiter entwickelt, der nicht nur die wichtigsten Informationen, Ansprechpartner im Unternehmen, Dienstanweisungen und Betriebsvereinbarungen beinhaltet, sondern eben auch darüber informiert, welche konkreten Mitarbeiterangebote es in den Frankfurter Rotkreuz-Kliniken gibt. Ein Aspekt war es auch in die Identität der Frankfurter Rotkreuz-Kliniken einzuführen und die besondere Nähe zur Rotkreuz- und Halbmondbewegung zu zeigen. Dieser frühe Ansatz zur Vermittlung der Unternehmenskultur trägt zur Bindung des neuen Mitarbeiters bei.

Ein weiteres Beispiel, das vor allem in der Personalabteilung bearbeitet wurde, war die Einführung jährlicher Mitarbeiterentwicklungsgespräche. So wurde gemeinsam mit den Fachvorgesetzten an dem Aufbau einer Feedbackkultur gearbeitet. Neben dem Weiterbildungsbedarf wurde in den Gesprächen auch die Arbeitsumgebung, Arbeitsbelastung und Erwartungen der Mitarbeiter thematisiert.

Ein weiteres großes Projekt war die strategische Personalentwicklung. Dieses Projekt wurde durch Pflegeschule und Personalabteilung geleitet. Als Ergebnis wurden Talentpfade für jede einzelne Abteilung entwickelt, die Berufs- und Lebensphase jedes Mitarbeiters in Einklang bringen sollten.

All diese Maßnahmen wurden durch die Unternehmenskommunikation in der internen Kommunikation sichtbar gemacht, etwa in der neu geschaffenen Mitarbeiterzeitung »Teampuls«, oder dem Ärzte-Newsletter »Stippvisite«. Die interne Kommunikation fördert die Unternehmenskultur. Sichtbares Zeichen dieser Entwicklung sind aktuell die zahlreichen Mitarbeiter Apps, die in vielen Kliniken aufgebaut werden (z. B. My Aga bei Agaplesion; die App Sana Daily bei Sana) Auch in den Frankfurter Rotkreuz Kliniken hat man ein Social Intranet eingeführt und setzt dabei bewusst auf die Feedbackfunktion, um die aktive Beteiligung der Mitarbeiter zu fördern. Ideen, Rückmeldung und Kritik ist dabei ausdrücklich erwünscht.

Das Thema Unternehmenskultur sollte in Kliniken deutlich mehr Raum einnehmen. Das Thema wird von vielen Verantwortlichen unterschätzt, obwohl die Unternehmenskultur gerade im Krankenhaus wichtiges Entscheidungskriterium für Bewerber ist (Schubert 2018).

Durch die hier beschriebenen Maßnahmen wurde nicht nur die Personalabteilung modernisiert und eine strategische Unternehmenskommunikation etabliert, weg von der bis dahin dominierenden Presse- und Öffentlichkeitsarbeit, ein besonderer Effekt war auch, dass dadurch die Zusammenarbeit über die Abteilungsgrenzen hinweg verbessert worden ist, da in allen Maßnahmen die Führungskräfte bewusst beteiligt worden sind. Diese erste noch zaghafte multifunktionale und interdisziplinäre Zusammenarbeit fand später ihren intensivsten Ausdruck in dem gesondert aufgesetzten Organisationsentwicklungsprojekt »Abenteuer Agilität«, durch das über unterschiedliche Projekte moderat agile Strukturen in die Frankfurter Rotkreuz-Kliniken eingeführt und multifunktionale Zusammenarbeit zum Standard erklärt werden sollten.

Für eine authentische Arbeitgebermarke sind nicht nur Unternehmenskommunikation und Personalmanagement wichtig. Vor allem die Führungskräfte nehmen eine Schlüsselrolle ein.

In den noch immer hierarchisch orientierten Krankenhäusern dominiert häufig ein Führungsverständnis, das Arbeitsleistung einteilt, überwacht und das Augenmerk darauflegt, den operativen Betrieb aufrechtzuerhalten. Modernes Management verlangt aber nach Führungskräften, die in der Lage sind, in einem komplexen und zunehmend schneller und unsicherer werdenden Umfeld, Lösungen zu entwickeln und die Klinikorganisation aktiv zu gestalten. Genau das wurde von den Führungskräften eingefordert.

In den Frankfurter Rotkreuz-Kliniken wurde vor diesem Hintergrund eine umfassende Führungskräfteentwicklung aufgesetzt. Das Programm umfasste ein Profiling, eine Führungskräftewerkstatt mit Workshops zu klassischen Managementthemen und ein Eins-zu-eins-Coaching, bei dem es vor allem darum geht, die eigene Führungsrolle zu definieren. Führungskräfteentwicklung und Organisationsentwicklung arbeiten Hand in Hand.

9.3.2 Mitarbeiterorientierung als Basis des Employer Brandings

Employer Branding verlangt nach einer strikten Mitarbeiterorientierung. Employer Branding ohne Mitarbeiterorientierung kann keine echte Wirkung erzielen. Ulrike Bossmann und Lisa Degen definieren Mitarbeiterorientierung wie folgt:

> Mitarbeiterorientierung, das bedeutet vor allem: Handeln im Sinne der Mitarbeiter. Für SWO (Sozialwirtschaftliche Organisationen, Anm. der Verfasserin) heißt das, mithilfe von Strukturen, der Unternehmenskultur, der optimalen Gestaltung der Rahmenbedingungen von Arbeit oder auch Angeboten der Personalentwicklung dafür zu sorgen, dass die Mitarbeiter in ihrem Arbeitsumfeld gefördert, gefordert und unterstützt werden. Mitarbeiterorientierung, das bedeutet auch, den Kriterien menschengerechter Arbeitsgestaltung Rechnung zu tragen« (Bossmann und Degen 2017, S. 239)

Mitarbeiterorientierung hat viele Aspekte. Wichtig war und ist es, diese im Arbeitsalltag aufzuspüren.

Voraussetzung hierfür war eine enge Einbindung der Mitarbeiter, denn niemand kennt die positiven Aspekte, aber eben auch die Schwächen der eigenen Organisation so gut wie die Mitarbeiter selbst.

Zunächst arbeitete man an dem Thema Familienfreundlichkeit. Für die Vereinbarkeit von Beruf und Familie sollten konkrete Angebote gemacht werden, um als Arbeitgeber die individuelle Lebensplanung der Mitarbeiter zu begleiten. Die lebensphasenorientierte Führung wurde zur Maxime erhoben. Nach einer Mitarbeiterumfrage zeigte sich, dass nicht nur Themen der Arbeitszeitgestaltung oder der Kinderbetreuung für die Mitarbeiter wichtig sind, sondern vor allem Themen zur Vereinbarkeit von Beruf und häuslicher Pflegesituation. Die Frankfurter Rotkreuz-Kliniken gehören seit 2013 zu den berufundfamilie zertifizierten Unternehmen der berufundfamilie Service GmbH, einer Initiative der Hertie Stiftung und 2014 zu den Erstunterzeichnern der Charta zur Vereinbarkeit von Beruf und Pflege, einer hessischen Initiative zur besseren Vereinbarkeit von Beruf und Pflege.

Letztlich auch durch den Altersdurchschnitt gefördert, zeigte sich in Bezug auf die Mitarbeiterorientierung ein weiteres Thema zur Steigerung der Arbeitgeberattraktivität: das wichtige Thema Gesundheit. Der Aufbau eines betrieblichen Gesundheitsmanagements gehört zweifelsfrei zu einem wichtigen Aufgabenpaket, wenn von Mitarbeiterorientierung gesprochen wird. Durch Angebote der Verhaltensprävention, aber auch durch eine gezielte Verhältnisprävention soll die Leistungsfähigkeit der Mitarbeiter erhalten werden. »Gesundes Führen« wurde zum festen Bestandteil der Führungskräfteentwicklung. In den Frankfurter Rotkreuz-Kliniken wurden diese Aktivitäten unter ein eigenes Motto gestellt: *ActivWir*.

Mitarbeiterorientierung zeigt sich auch in der Fürsorge für die eigenen Mitarbeiter. Diese Führsorge sollte umfassend sein. In den Frankfurter Rotkreuz-Kliniken wurde deshalb ein Familienbüro eingerichtet, eine Mitarbeiterin zum Pflegeguide ausgebildet und zusätzlich auch ein EAP Programm (Employee Assistence Program) angeboten, um Mitarbeitern auch in kritischen Situationen auf neutrale Weise Stabilität zu geben.

An den hier dargestellten Handlungsfeldern zu arbeiten, ist wichtig, um die Attraktivität als Arbeitgeber für Bewerber und für die eigenen Mitarbeiter permanent zu erhöhen. Die Haltung einer echten Mitarbeiterorientierung ist deshalb die vielleicht wichtigste Voraussetzung im Employer Branding Prozess. Die Angebote, die entwickelt werden, sollten dabei bestmöglich deckungsgleich mit den Erwartungen der Bewerber und Mitarbeiter sein. Hier fließen auch immer gesellschaftliche, politische und soziale Entwicklungen ein. In den Frankfurter Rotkreuz-Kliniken hat man beispielsweise aktuell unter dem Dach des betrieblichen Gesundheitsmanagements *activWir* auch die Themen Umwelt- und Ressourcenschutz aufgenommen. Auch das war eine Anregung der Mitarbeiter.

Mitarbeiterorientierung und Arbeitgeberattraktivität sind das eine, ebenso wichtig für den Employer Branding Prozess ist es aber auf folgende Frage eine klare Antwort geben zu können:

- Was zeichnet die Klinik als Arbeitgeber aus? Und warum sollte sich ein Kandidat für diese Klinik entscheiden?

9.4 Die Employer Value Proposition. Das werteorientierte Alleinstellungsmerkmal im Krankenhaus

Eine gute Employer Value Proposition (EVP) stärkt die Bindung der Mitarbeiter und erhöht deren Identifikation mit ihrem Arbeitgeber. Gleichzeitig entfaltet sie Anziehungskraft auf potenzielle Bewerber. Um das leisten zu können, muss die EVP ein echtes und werteorientiertes Versprechen sein, konkrete Nutzen eingeschlossen. Die EVP positioniert die eigene Klinik auf dem Arbeitsmarkt.

Was könnte die Besonderheit und das Versprechen der Klinik sein?

Wer wüsste das besser als die eigenen Mitarbeiter. Schon hinsichtlich der Mitarbeiterorientierung, der Entwicklung der eigenen Arbeitgeberattraktivität und hinsichtlich des Aufbaus konkreter Angebote und Benefits, sind die eigenen Mitarbeiter wegweisend. Für die Entwicklung der EVP sind sie unverzichtbar.

In den Frankfurter Rotkreuz-Kliniken suchte man deshalb den direkten Dialog mit den eigenen Mitarbeitern, um herauszufinden, warum sich die Mitarbeiter für die Frankfurter Rotkreuz-Kliniken als Arbeitgeber entschieden haben und was sie besonders schätzen.

Um den intensiven Dialog effektiv zu steuern und die Bereitschaft der Mitarbeiter zur offenen Kommunikation zu intensivieren, wurde eine externe Agentur miteinbezogen. Auch Kritik und Anregungen waren ausdrücklich gewünscht.

Zunächst wurden Workshops aufgesetzt, die mit Repräsentanten jeder einzelnen Berufsgruppe besetzt waren. Dabei wurden die bestehenden Mitarbeiterangebote gesammelt und nach dem gefragt, was die Kliniken auszeichnet. Auch die Erwartungen der Teilnehmer kamen zur Sprache. Erfreulich war, wie positiv die Teilnehmer das eigene Haus bereits beurteilten. Das war ein gutes Fundament für das Employer Branding.

Um diese Erkenntnisse zu vertiefen, wurden in einem zweiten Schritt Einzelinterviews geführt. Bei der Auswahl der Interviewpartner wurde wieder auf die unterschiedlichen Berufsgruppen gesetzt, diesmal wurden aber auch Kriterien wie Zugehörigkeit, Alter, Geschlecht einbezogen. Auch wurden gezielt die sog. »grauen Eminenzen« angesprochen.

In der Analyse der Antworten ergaben sich vier Werte, die von den Mitarbeitern als besonders prägend empfunden wurden:

- Teamgeist
- Wertschätzung
- Zeit
- Qualifikation

Vor allem der Teamgeist dominierte in den Antworten deutlich.

Mit dieser Erkenntnis konnte die EVP ausformuliert und darauf aufsetzend das Employer Branding aufgebaut werden.

Als werteorientiertes Alleinstellungsmerkmal wurde der »Teamgeist« gesetzt. Definiert wurde Teamgeist als Zusammenhalt und Beistand, als gemeinschaftliches Erleben. Dieses Verständnis beinhalten eine optimistische Grundeinstellung und ein respektvolles Miteinander.

Die Werte »Qualifikation«, »Zeit« und »Wertschätzung« zeigen die zweite Ebene der EVP: die Nutzenversprechen.

Die aus den Aussagen der Mitarbeiter entwickelte EVP erhöhte die Bereitschaft der Mitarbeiter, die späteren kommunikativen Maßnahmen des Employer Brandings mitzutragen. Die Mitarbeiter wurden zu echten Botschaftern der eigenen Arbeitgebermarke.

9.5 Die Außenkommunikation: Das Employer Branding in den Frankfurter Rotkreuz-Kliniken

Das Employer Branding kommuniziert die EVP, im besten Fall kreativ und sichtbar.

In den Frankfurter Rotkreuz-Kliniken hatte man sich daher bewusst dazu entschlossen, eine umfassende Kommunikationskampagne aufzusetzen. Auch bei den im Kreativkonzept geplanten Kommunikationsmaßnahmen sollte die Authentizität die Richtschnur sein. Nur was die Klinik als Arbeitgeber zu bieten hat, kann auch nach außen kommuniziert werden.

9.5.1 Die Kampagne »Teamgeist erleben«

Die Besonderheit bei der Planung und der Konzeption der Kampagne für das Employer Branding war es, dass auch hier Unternehmenskommunikation und Personalmanagement Hand in Hand arbeiteten und darüber hinaus auch die Führungskräfte und Mitarbeiter bewusst eingebunden worden sind. Im

Fokus der ersten Phase der Außenkommunikation sollten die Pflegekräfte stehen. Die unterschiedlichen Kommunikationsinstrumente wurden entsprechend zielgruppenorientiert ausgewählt und aufeinander abgestimmt.

Übereinstimmend mit dem herausgearbeiteten Werten, wurde »Teamgeist« zum Markenkern. Darauf aufbauend wurde der Werbeclaim »Teamgeist erleben« entwickelt. An dieser Stelle sei darauf hingewiesen, dass Kreativagenturen hier hilfreich sein können. Wichtig ist aber, dass den Empfehlungen nicht blind gefolgt wird. In den Frankfurter Rotkreuz-Kliniken lehnte man beispielsweise den ersten Claimentwurf der Kreativagentur ab. Ein ähnlicher Sachverhalt zeigte sich später auch bei der Bildsprache. Hier war man in den Frankfurter Rotkreuz-Kliniken der Auffassung, dass die vorgeschlagene Bildsprache das Selbstbewusstsein und die hohe Qualifikation der Pflegekräfte ungenügend abbildet. Wichtig ist auf die eigene Kompetenz zu vertrauen. Dabei ist es hilfreich, auch hier die eigenen Führungskräfte und Mitarbeiter mit einzubeziehen. Pretests bei Marketingmaßnahmen vor dem Einsatz sind im Marketing durchaus üblich, beim Employer Branding empfiehlt es sich den Pretest im eigenen Haus durchzuführen. Die Meinung der eigenen Mitarbeiter ist von unschätzbarem Wert. Bei den Frankfurter Rotkreuz-Kliniken hat gerade die Befragung der Mitarbeiter zur Entscheidung für provokative Botschaften und innovativer Kampagnenmechanik geführt.

Gerade weil die Beurteilung der Mitarbeiter von Anfang an großes Gewicht hatte, waren die Mitarbeiter dann auch bereit bei der Motivgestaltung als Testimonials zur Verfügung zu stehen. Auf den Plakaten zeigen die eigenen Mitarbeiter Gesicht. Gerade dadurch gewinnt die Kampagne an Authentizität.

Orientiert an der Aussage der Mitarbeiter bei den Befragungen: »Bei uns ist Arbeiten bunt«, hat man den Auftritt bei der Arbeitgebermarke bewusst neu aufgesetzt und das eher konservativ anmutende Corporate Design der Kliniken verlassen. Am deutlichsten sichtbar ist dies auf der Microsite der Kampagne »Teamgeist erleben«. www.teamgeist-erleben.de. Diese Landingpage steht im Zentrum der Kampagne. Als Karriereseite werden hier die Nutzenversprechen der EVP inhaltlich unterfüttert: Teamgeist, Zeit für die Patienten, Qualifizierung und Wertschätzung. Auch hier zeigen sich Mitarbeiter und erklären, warum sie gerne in den Kliniken arbeiten.

Über youtube wird ein Video eingebunden. Für dieses Video gab es kein Drehbuch. Die Mitarbeiter selbst sollten kreativ werden und zeigen, was sie persönlich an den Frankfurter Rotkreuz-Kliniken schätzen. Ergebnis ist ein Film, der alle Berufsgruppen in der Klinik und die emotionale Seite zeigt.

Auf der Karriereseite wurde potenziellen Bewerbern ein Kurz-Bewerbertool angeboten. Dahinter steht die feste Überzeugung, dass alle Arbeitgeber umdenken müssen. Nicht der Mitarbeiter bewirbt sich bei der Klinik, die Klinik bewirbt sich bei dem potenziellen Kandidaten. Deshalb sollte die Schwelle so niedrig wie möglich sein.

Zu diesem Zeitpunkt sicherlich ein Novum war es in die Kampagne auch bewusst auf Werbung im öffentlichen Raum (Out-of-Home-Media) zu setzen, also Großplakate, City-Lights, Litfaßsäulen, Bus- und Straßenbahn und sog. Swing Cards in U-Bahnen.

Außerdem wurden offensiv Guerilla Marketing Maßnahmen umgesetzt. Guerilla Marketing ist vorteilhaft, weil es aktionsorientiert ist und in der Regel kein großes Budget erfordert. Allerdings nicht ganz ohne Risiko, da rechtliche und auch ethische Grenzen zu beachten sind. Die Aktion der Frankfurter Rotkreuz-Kliniken bestand darin Postkarten und Sattelbezüge für Fahrräder in ganz Frankfurt zu verteilen. Das haben im Übrigen die Pflegeschüler übernommen, was nebenbei einen großen Teambuildingeffekt hatte.

Natürlich durften bei der Kampagnenkonzeption auch die Online-Medien und die sozialen Medien nicht fehlen. Hier wurde der Maxime gefolgt, die eigene Unternehmenskommunikation nicht zu überfordern. So beschränkte man sich beim Online-Marketing auf Display Marketing mit Bannern. Und man setzte auf die dialogorientierten sozialen Medien, speziell auf Facebook. Im Sinne des Storytellings wurde hier ein neues Gesicht der Klinik gezeigt, indem die Geschichten der eigenen Mitarbeiter und deren Alltag erzählt wurden. Bewusst wurde daraufgesetzt, Klinikalltag auch positiv zu zeigen. Diese positiven Aspekte wurden auch in der Presse- und Öffentlichkeitsarbeit betont. Durch diese Vorgehensweise wollten die Frankfurter Rotkreuz-Kliniken auch ein Signal setzen: Klinikalltag wird in der Berichterstattung vielfach zu negativ dargestellt, dem sollte entgegengewirkt werden.

Für eine wirksame Employer Branding Kampagne ist aber nicht nur die externe Kommunikation wichtig. Auch intern sollte die Kampagne Wirkung entfalten. Durch die sozialen Medien erübrigt sich zwar zunehmend die traditionelle Trennung zwischen interner und externer Kommunikation, gleichwohl ist es wichtig, die Mitarbeiter über den Kampagnenverlauf zu informieren und sie auch für die Kampagne zu motivieren.

So startete die Kampagne bewusst mit den Swing Cards in den U-Bahnen. Bei der Planung der Kampagne und der Motivauswahl wurden die Mitarbeiter einbezogen und informiert. Der Start der Kampagne aber sollte die Mitarbeiter bewusst überraschen. Mit den Swing Cards in den U-Bahnen ist dies gelungen und vom ersten Tag an war das Haus damit aktiviert. Dieser Teil der Kampagnendramaturgie erhöhte die Spannung und Aufmerksamkeit bei den eigenen Mitarbeitern. Es folgten weitere Aktionen, beispielsweise auf Facebook die Aktion »Fotografiere Dich vor einem Plakat!«. Die Begeisterung war da, die Kreativität der Fotomotive bemerkenswert.

Dem Markenkern folgend erhielt die Mitarbeiterzeitung den Titel »*TeamPuls*« und berichtet seitdem nicht nur über die Themen des Klinikalltags, sondern eben bewusst auch über Kommunikationsaktivitäten und deren Wirkung. Auch wurde bewusst auf die Arbeitgeberangebote hingewiesen. Persönliche Geschichten zur Vereinbarkeit von Beruf und Familie und die Begleitung durch den Arbeitgeber werden in der Mitarbeiterzeitschrift gezeigt. Aber nicht nur auf die Mitarbeiterzeitschrift wurde gesetzt, auch auf konkrete interne Aktionen:

Das Betriebliche Gesundheitsmanagement mit dem eigenen Auftritt *ActivWir* kündigte den von Mitarbeitern organisierte Gesundheitstage schon Wochen vorher in der Mitarbeitercafeteria durch gesunde Angebote an. Auf allen Stationen wurden Äpfel verteilt. Ein Gesundheitsraum mit Massagestuhl wurde eingeführt.

Im Rahmen der Kampagne »Teamgeist erleben« wurden Postkarten und Pins entwickelt, die gezielt auch intern eingesetzt worden sind. Die Mitarbeiter konnten dies nutzen, um sich gegenseitig ihre Wertschätzung zeigen. Diese Instrumente entfaltete enorme Wirkung.

Es sind solche Maßnahmen, die die Arbeitgeberangebote sichtbar und den EVP erlebbar machen. Das stärkt das Teamgefühl und die Bindung der Mitarbeiter.

Die Arbeitgebermarke wird extern und intern gleichermaßen sichtbar. Die Werte werden spürbar. Die Nutzenversprechen des EVP erlebbar. Das ist der kommunikative Teil des Employer Brandings.

9.6 Schlussbemerkung

Wer ein wirkungsvolles Employer Branding aufsetzt, hat gute Chancen von Bewerbern als attraktiver Arbeitgeber wahrgenommen zu werden. Dabei geht es nur um ein Ziel: die Gunst der Fachkräfte und potenzieller Kandidaten zu gewinnen. Es ist im Grunde einfach: Die Klinik bewirbt sich bei den Fachkräften. Nicht umgekehrt. Diese Erkenntnis ist die wichtigste Voraussetzung für die Fachkräftesicherung im Krankenhaussektor und für ein erfolgreiches Employer Branding.

Employer Branding ist deshalb mehr als Markenkommunikation. Employer Branding bedeutet Markenarbeit. Es geht darum wahrhaftig und ehrlich daran zu arbeiten ein guter Arbeitgeber zu sein. Damit wird das Versprechen gegeben, die Bedürfnisse der Mitarbeiter ernst zu nehmen und die Erwartungen zu erfüllen. Ein wirkungsvolles Employer Branding ist deshalb immer eine Entwicklungsaufgabe für die eigene Organisation, offene Kommunikation und Transparenz eingeschlossen. Employer Branding setzt die Bereitschaft zur Veränderung voraus. An dieser Entwicklungsaufgabe ist jeder beteiligt, vor allem die Führungskräfte. Nur so entsteht die Marke, denn eine Marke basiert auf positive Erfahrungen und Assoziationen, die sich langfristig in den Köpfen der Menschen festsetzen. Um Langfristigkeit zu gewährleisten gibt es nur einen Weg: Echte Marken halten Versprechen ein und zeigen ihre definierten Werte im Alltag.

Literatur

Ambler, T., Barrow, S. (1996): The employer brand. The Journal of Brand Management 4(3):30.

Behrends, T., Bauer, M. (2016): Employer Branding: Kritische Würdigung eines personalwirtschaftlichen Gestaltungsansatzes. Flensburger Hefte zu Unternehmertum und Mittelstand 12/2016. (http://hdl.handle.net/10419/147992 https://www.econstor.eu/bitstream/10419/147992/1/872483479.pdf, 20.11.2018).

Bittlingmaier, T., Schelenz, B. (2015): Employer Reputation – Das Konzept »Arbeitgebermarke« neu denken. Freiburg, München: Haufe Verlag.

Bossmann, U., Degen, L. (2017): Die Mitarbeiterorientierung. In: Becker, H. E.: Das sozialwirtschaftliche Sechseck. Wiesbaden: Soziale Organisationen zwischen Ökonomie und Sozialem. Wiesbaden: Springer Verlag.

Bundesagentur für Arbeit Statistik/Arbeitsmarktberichterstattung (Hrsg.) (2018): Berichte: Blickpunkt Arbeitsmarkt 2018. Fachkräfteengpassanalyse. Nürnberg.

Hasebrook, J. P., Schirach, C. von, Heitmann, C. (2014): Gesundheitswesen in der Demographiefalle. Ergebnisse einer branchenübergreifenden Studie zu generationsspezifischen Maßnahmen bei der Gewinnung und Bindung von hochqualifizierten Fachkräften. Das Krankenhaus 106.

Knabenreich, H. (2018): Fehlende Ressourcen im Recruiting als Grund für schlechte Stellenanzeigen und Fachkräftemangel. 22. November 2018 von personalmarketing2null. (https://personalmarketing2null.de/2018/11/fehlende-ressourcen-stellenanzeigen-fachkraeftemangel/#more-47579, Zugriff am 23.08.2019).

Neuber-Pohl, C. (2017): Berufsbildung in Zahlen BWP1/2017.

Scheller, S. (2014): Employer Reputation statt Employer Branding? Braucht es überhaupt eine Arbeitgebermarke? 6. Mai 2014. (https://persoblogger.de/2014/05/06/employer-reputation-statt-employer-branding-braucht-es-uberhaupt-eine-arbeitgebermarke/, Zugriff am 24.11.2018).

Schubert, P. (2018): Studie zur Arbeitgeberattraktivität: Gutes Teamklima und gegenseitige Wertschätzung sind das A und O. Deutsches Ärzteblatt 115 (18):[2]. (https://www.aerzteblatt.de/archiv/197704/Studie-zur-Arbeitgeberattraktivitaet-Gutes-Teamklima-und-gegenseitige-Wertschaetzung-sind-das-A-und-O.Dtsch Ärztebl 2018; 115(18): [2] vom 16.11.2018).

10 Sinn und Grenzen des Berufsprestiges im Zeichen eines Imagewandels der Pflege – Campaigning und Personalmarketing an der Uniklinik RWTH Aachen

Sandra Grootz, Mathias Brandstädter

10.1 Zwei Snapshots

Beginnen wir diesen Artikel mit zwei Snapshots, die unterschiedlicher nicht sein könnten. Momentaufnahme 1: Vor dem Bundesliga-Spiel zwischen dem FC Schalke und Bayer Leverkusen am 19.12.2018 wurde es in der Arena gegen 18.15 Uhr plötzlich dunkel. Auf dem Videowürfel erstrahlten bewegende Fotografien, die eindrücklich an den Bergbau im Ruhrgebiet erinnerten. Dann kam es zu einer emotionalen Geste: Ruhrkohle-AG-Vorstandsboss Peter Schrimpf übergab ein Grubenlicht an Schalkes Aufsichtsratsvorsitzenden Clemens Tönnies. Anschließend sang der Ruhrkohle-Chor das Steigerlied und die Mannschaften von Schalke und Leverkusen betraten das Feld. Die Nordkurve präsentierte zudem eine aufwendige Choreografie, Fans zogen riesige Transparente, die eine Lore, einen Stollen sowie Bergarbeiter zeigten, über die gesamte Nordkurve. Eingerahmt wurde die Szenerie in ein blau-weißes Fahnenmeer. Für die berichtenden Medien gelten diese Momente als der eigentliche Abgesang auf den Bergbau und den Beruf des Grubenarbeiters im Ruhgebiet.

Szenenwechsel, Momentaufnahme 2: Der junge Krankenpfleger Alexander Jorde bringt in der ARD-Wahlkampfarena sprachlich ungelenk, aber selbstbewusst das Thema Krankenpflege zur Sprache, erntet großen Applaus und tritt damit eine bundesweite Debatte über den Zustand der Pflege in deutschen Krankenhäusern und Altenpflegeeinrichtungen los. Er kritisierte die Situation in Krankenhäusern und Pflegeeinrichtungen und forderte explizit einen Personalschlüssel für Kliniken: »Warum führen Sie nicht endlich eine Quote ein, wo man sagen kann, eine Pflegekraft betreut maximal soundso viele Patienten. Das muss doch in einem Land wie Deutschland möglich sein.« (Tagesschau 2017). In ihrer Antwort erzeugte die Kanzlerin den Eindruck, dass solche Personalschlüssel zumindest teilweise existierten: »Wir haben« so führte sie aus, »das in den Intensivpflegestationen bereits. Bei den Normalpflegestationen müssen die Krankenhäuser das bis, glaube ich, 2018 hinbekommen. Und wenn sie es nicht hinbekommen, werden von der Regierung Standards festgelegt.« Das scheint rückblickend bitter nötig gewesen zu sein: Der Pflege wird zwar zunehmend mediale Beachtung zuteil, allerdings sind dies in den letzten Jahren vor allem negativ besetzte Inhalte gewesen (Schnack 2018) – der gesamte Beruf hat deutlich an Attraktivität für Berufsanfänger eingebüßt.

10.2 Berufsprestige als Einlassstelle für ein Campaigning

Was unterscheidet diese beiden Ereignisse? Als Berufsprestige bezeichnet man gemeinhin das Sozialprestige, das ein bestimmter Beruf oder eine Berufsgruppe in einer Gesellschaft genießt. Dieses ist nicht nur durch einen Faktor getrieben, sondern hat viele kausale Einflussgrößen: eine erforderliche Ausbildung, das Einkommen, das Maß an Eigenverantwortung, das Maß an Entscheidungs- und Kontrollbefugnis und die Erwartung der Gesellschaft über das außerberufliche Verhalten des Berufsträgers. Die beiden Momentaufnahmen zeigen, dass den Grubenarbeitern offenbar nachhaltig etwas gelungen ist, was den Gesundheits- und Krankenpflegenden sukzessive eher abhandengekommen zu sein scheint: ein identitätsstiftendes Moment des Berufs für die Region und die Gesellschaft schlechthin zu entwickeln – und dass, obwohl die Bedingungen bei der Krankenpflege nicht per se schlechter sind. Wer sich für diesen Beruf entscheidet, spielt – trotz des ökonomischen Drucks, den es bei der Grubenarbeit aber auch immer schon gegeben hat (sie wurde in den letzten Jahrzehnten sogar hochsubventioniert) – für Menschen in entscheidenden Momenten des Lebens eine wichtige Rolle. Das ist mehr als viele andere Berufe von sich behaupten dürfen.

Was ist die ursprüngliche Motivation, so einen Beruf auszuüben, wie erhält man diese lebendig? Davon ausgehend hat die Uniklinik RWTH Aachen in ihrer letzten Personalmarketingkampagne den tatsächlichen Arbeitsalltag und die biografischen Hintergründe und Motive ihrer Pflegemitarbeiter zum Anlass genommen, die Geschichte des Pflegeberufs personalisiert zu erzählen. Um angesichts der Debatten um den Pflegemangel nicht die Glaubwürdigkeit sowie die interne Akzeptanz der Kampagnenarbeit zu riskieren, wurde auch kritischen Aspekten des Arbeitsalltags Raum und Zeit gegeben: Stress, persönliche Schicksale und Abgrenzungsschwierigkeiten konnten und sollten eigens zur Sprache kommen. Im Folgenden werden einige konstitutive Elemente der Kampagne beschrieben und in ihrer wechselseitigen Wirkung skizziert. Aufgrund der gebotenen Kürze bleibt der Aspekt der Arbeitgebermarkenbildung hier aber ausgespart, wenngleich er für die Wirkungsweise der darauf fußenden Kampagne von besonderer Bedeutung ist (Grootz und Brandstädter et al. 2018, S. 20 ff.). Employer Branding zeichnet sich nämlich durch ein behutsames Austarieren der internen und externen Perspektive, zwischen der Soll- und Ist-Situation aus. An dieser Stelle sei daher betont, dass es nicht zielführend ist, nach außen zu kommunizieren, was nicht in einem Prozess mit den Mitarbeitenden diagnostiziert und konsentiert wurde: »Ansonsten kommen Organisationen in die Verlegenheit, Botschaften nach draußen zu geben, die nicht dem Arbeitsalltag entsprechen – mit der Folge, dass Arbeitgeberversprechen (Employer Value Proposition, EVP) nicht haltbar sind und über das Employer Branding rekrutierte, neue Mitarbeiter nach kurzer Zeit eine Organisation wieder verlassen, weil die Botschaften nicht der Wirklichkeit entsprechen. Gleichzeitig führen nicht haltbare Botschaften dazu, dass auch in einer Organisation Beschäftigte in ihrer Loyalität dem Arbeitgeber gegenüber mindestens herausgefordert, wenn nicht verärgert oder frustriert werden.« (Brandstädter und Camphausen 2018).

10.3 Positionierung und Recruitingmaßnahmen in der Übersicht

Wer eine (unter Umständen sogar international ausgerichtete) Personalmarketingkampagne entwirft, sollte sich intensiv mit seiner Zielgruppe beschäftigen. Andernfalls ist die Gefahr zu groß, auf ganzer Linie zu scheitern – verbunden mit einem hohen finanziellen Schaden, immerhin sind die Kosten für Gestaltung und Produktion der Werbemittel immens. Hinzu kommt eine Unterteilung nach Alter, Geschlecht und Einzugsgebiet, die sich mittels einer Prüfung der vorliegenden Bewerberdaten erstellen lässt:

1. Bewerben sich in Ihrem Unternehmen eher Frauen oder Männer?
2. Wie hoch genau ist der Prozentsatz?
3. Wie ist der Altersdurchschnitt?
4. Aus welchem Einzugsgebiet kommen meine Bewerber?

Davon ausgehend lässt sich darauf schließen, welche Kommunikationskanäle die gewünschte Zielgruppe nutzt und in welchem Gebiet Ihre Kampagne geschaltet werden sollte (Grootz und Brandstädter et al. 2016).

Eine Uniklinik ist aufgrund des Schweregrads der dort behandelten Patienten nicht in jedem Fall für jeden Pflegemitarbeiter in jeder Lebensphase optimal geeignet, wenngleich das natürlich nicht heißt, dass die Klinik solche Mitarbeitenden nicht gern auch akquirieren möchte.

Auf der Habenseite stehen einerseits ein großes medizinisches Spektrum, ein sicherer und landestariflich gebundener Arbeitsplatz, umfangreiche Weiter- und Fachweiterbildungen, viele Entwicklungsmöglichkeiten, eine hohe Dynamik und Flexibilität sowie ein fortlaufender Wissensaufbau.

Auf der Gegenseite sind andererseits ein hoher Case-Mix-Index, die schiere Größe eines Maximalversorgers, die Spreizung der Aufgaben zwischen Forschung, Lehre und Versorgung sowie die Unübersichtlichkeit und die damit einhergehende Anonymität zu verzeichnen.

Eine Kampagne muss diese Zielgruppensystematik sorgfältig bedenken und auch in der Ausrichtung der Botschaften entsprechend reflektieren. Die Kampagne der Uniklinik RWTH Aachen setzt davon ausgehend auf mehrere Kanäle, die im wechselseitigen Verweis und in zeitlich aufeinander aufbauender Abfolge die persönlichen Geschichten von acht Protagonisten in den Fokus rücken. Die Mitarbeiter aus der Pflege des Hauses berichten, warum sie ihren Beruf ergriffen haben, warum sie ihn schätzen und streifen dabei auch glaubhaft die Herausforderungen, die regelmäßig mit ihm einhergehen.

Nukleus der Kampagne ist eine Sonderausgabe des Gesundheitsmagazins apropos unter dem Titel »Pflege bewegt – Die Pflege an der Uniklinik RWTH Aachen hat viele Gesichter. Lerne das Haus und seine Möglichkeiten kennen.« Auf 36 Seiten wird der Beruf der Gesundheits- und Krankenpflege im Sinne eines Magazins umfassend beleuchtet. Als Darstellungsform wurde ganz bewusst auf Elemente der Reportage gesetzt, die in unmittelbarer Anschauung, erlebter Rede und mittels Personalisierung berichtet und dramaturgische Aufbereitung erlaubt. Mit einer Auflage von 160.000 Exemplaren wurde sichergestellt, dass in den Haushalten innerhalb des Kern-Einzugsgebiets des Krankenhauses nahezu Flächendeckung erreicht werden konnte.

Im Personalmarketing spielen Videos mittlerweile eine zentrale Rolle. Die meisten Kampagnen werden durch einen Videoclip bereichert, da dieser wie kein anderes Medium innerhalb kürzester Zeit komplexe Inhalte darstellen kann. Außerdem ist bewegte

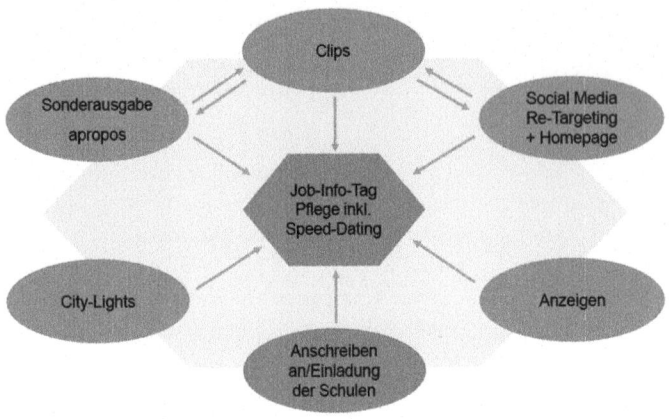

Abb. 10.1:
Einzelmaßnahmen der Kampagne und deren Verschränkungen im Überblick

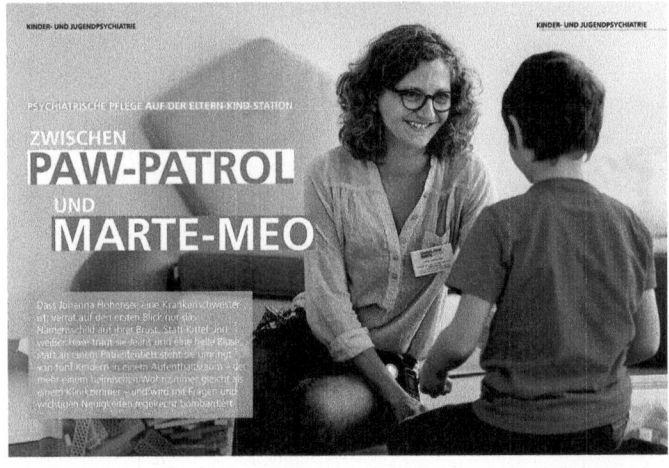

Abb. 10.2:
Titel und Reportage zur Pflege in der Kinder- und Jugendpsychiatrie im Mittelteil der Sonderausgabe des Gesundheitsmagazins

Kommunikation für den Zuschauer unmittelbarer, wirkt aufgrund von Mimik und Gestik authentischer und erhöht die Glaubwürdigkeit (Amberg 2013, S. 318). Darum wurden die Pflegekräfte nicht nur im *apropos*-Magazin, sondern zusätzlich in Videoclips vorgestellt. In den kurzweiligen Clips mit persönlichem Charakter können die Zuschauer die Pflegekräfte kennenlernen und sich ein realistisches Bild von ihrer Arbeit machen. Die Videos sind unter anderem auf dem YouTube-Kanal der Uniklinik zu finden und haben innerhalb von sechs Monaten rund 20.000 Views erzielt. Die Videos werden zudem in den sozialen Netzwerken ausgespielt, eine Zusammenschau der Aktivitäten und Feedbacks ist unter dem Hashtag *#UKAPflege* zu finden, Stand Februar 2019 sind es über 2.600 Treffer.

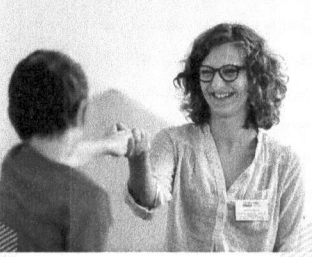
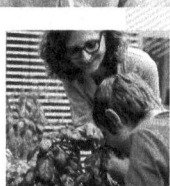
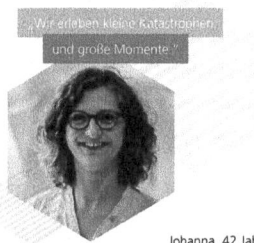
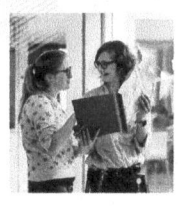
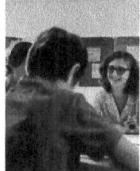

Abb. 10.3: Titel und Reportage zur Pflege in der Kinder- und Jugendpsychiatrie im Mittelteil der Sonderausgabe des Gesundheitsmagazins

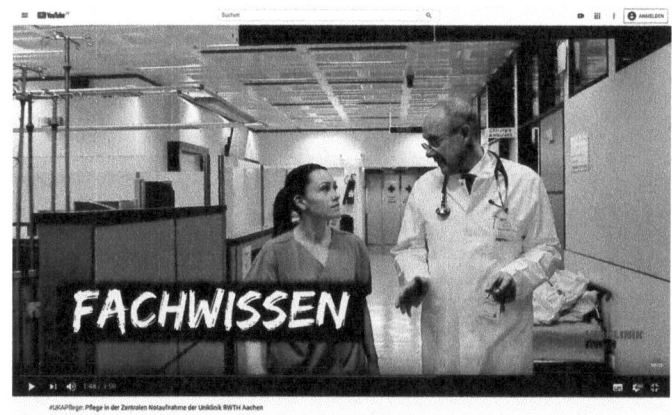

Abb. 10.4: Impression aus einem Clip der Kampagne

10.4 Bewerberreise und Zwischenstopp »Bewerbertag«

Die Kundenreise (Customer Journey) gilt als ein Instrument zur detaillierten Beschreibung einzelner Zyklen, die ein Kunde während eines Entscheidungsprozesses durchläuft. Sie basiert auf einem zuvor definierten Typus einer Zielgruppe. Was für den Kundenmarkt gilt, hat auch für den Bewerbermarkt seine volle Berechtigung. Das über Jahrzehnte gültige lineare Verfahren vom Bewerber über die Stellenanzeige zum Vorstellungsgespräch funktioniert in Zeiten der heutigen medialen Möglichkeiten nicht mehr. Potenzielle Bewerber kommunizieren heute anders und erwarten unterschiedliche Möglichkeiten, sich zu bewerben. Allein die vielfältigen Karriere-Events (Branchenmessen, Bewerbertage, Speed-Dating) sorgen für niederschwellige Kontaktmöglichkeiten unterhalb des regulären Bewerbungsgesprächs (Grootz und Brandstädter et al. 2018).

Zentral sind innerhalb des Recruiting-Prozesses die Berührungspunkte, die ein potenzieller Bewerber mit einem möglichen Arbeitgeber absolviert. Signalisieren diese Aufgeschlossenheit, Service und Interesse am Bewerber? Wie schnell kommt ein Feedback zustande? Gibt es vielleicht sogar abschreckende Assessment-Verfahren? Der Job-Info-Tag fungiert dabei als ein solcher Verbindlichkeit stiftender Touchpoint, der dem Interessenten abseits eines bisweilen vielleicht langwierigen Bewerbungsverfahrens Interesse bekundet und eine persönliche Begegnungsoberfläche neben dem formalen Verfahren ermöglicht.

Um zu veranschaulichen, dass die professionelle Pflege ein facettenreicher Beruf mit unterschiedlichen Qualifikations- und Spezialisierungsmöglichkeiten ist, liefen sämtliche Aktionen in der Zeitleiste der Kampagne auf einen Job-Info-Tag Pflege mit direkten Begegnungsoberflächen zwischen Fachpersonal und Interessierten hinaus. Als einer der größten Arbeitgeber der Region lud die Uniklinik Schülerinnen und Schüler, examinierte Pflegekräfte und Interessierte aus Aachen und der umliegenden Region dazu ein, Vorträge und Ansprechpartner der unterschiedlichen Fachbereiche kennenzulernen. Ebenfalls vor Ort waren natürlich alle Protagonisten der Kampagne. Auch Aktionen sowie eine Hausführung und Stationsbesichtigungen standen auf dem Programm. Wer sich konkret für eine Ausbildung oder eine Stelle interessierte und sich bewerben wollte, konnte zudem direkt am »Job-Speed-Dating« teilnehmen. Zentrales Element und Wiedererkennungseffekt waren die Protagonisten der Reportagen und Videoclips, die an diesem Tag ihren Arbeitsbereich in direktem Dialog mit Interessierten repräsentierten. Die Uniklinik verzeichnete zum Infotag rund 300 Besucher.

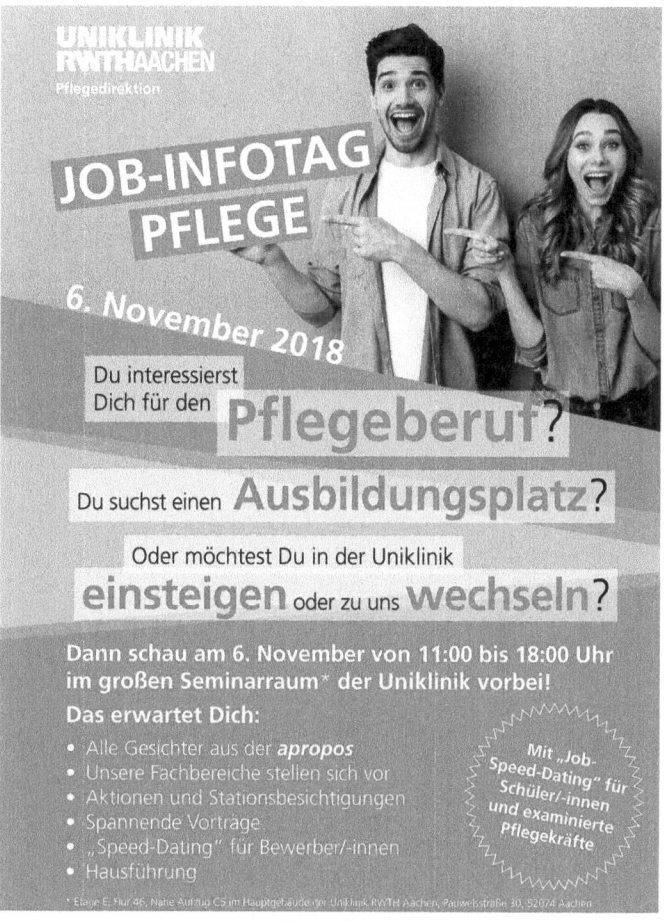

Abb. 10.5:
Ankündigung des Job-Info-Tages

10.5 Fazit und mittelfristige Perspektive

Das einem Beruf zugeschriebene Image lässt sich kaum durch singuläre Aktionen oder Kampagnen komplett brechen oder umschreiben, sicherlich aber ergänzen. Fest steht zudem, dass das einem Haus zugeschriebene Image in wesentlichen Teilen durch die Interaktion von Patienten und Pflege bestimmt wird. Personalmarketingkampagnen, die zugleich auf die Inhalte und die Stellung des Berufs an sich abheben, zahlen daher auch immer in die Positionierung des Hauses insgesamt ein. Vor allem gibt es mit den nachwachsenden Generationen an (Pflege-)Schülerinnen und -Schülern einen relevanten Anteil der Zielgruppe, der mit Blick auf die Berufsbewertung der Pflege sicherlich kein abgeschlossenes Meinungsbild hat, sich von einer zukunftssicheren, wohnortnahen Beschäftigung mit hohem Sinnstiftungspotenzial aber durchaus ansprechen lässt. Faktisch steckt die Kooperation vieler Krankenhäuser mit Schulen noch in der Entwicklungsphase, ist perspektivisch jedoch durchaus vielversprechender als die Abwerbung von Pflegefachkräften aus anderen Häusern. Fest steht aber auch, dass Krankenhäuser sich daran gewöhnen werden müssen, ihr Recruiting zu verstetigen. Wiederholung durch massive Präsenz ist ein mächtiges Stilmittel, darum ist Recruiting der Intention nach eigentlich mittel- und langfristig angelegt. Im Blick auf die strategischen Leistungseinheiten hat sich das Konzept bereits innerhalb kürzester Zeit bewährt. Dennoch gilt, dass es auch auf absehbare Zeit angesichts des demografischen Faktors innerhalb der Belegschaft und des hohen Wachstums im Blick auf die Menge und Wertschöpfungstiefe der Universitätsmedizin in Aachen keine längeren Atempausen geben wird. Personalmarketing ist und bleibt ein Kerngeschäft des Klinikbetriebs – was nicht ausschließt, dass es manchmal ein großes Vergnügen ist.

Literatur

Amberg, M. (2013): Corporate TV: Mitarbeiter mit bewegten Bildern erreichen. In: Dörfel, L. (Hrsg.): Instrumente und Techniken der internen Kommunikation. Instrumente zielgerichtet einsetzen, Dialoge erfolgreich managen. Bd. 2. Berlin: prismus communications GmbH.

Brandstädter, M., Camphausen, M. (2018): Employer Branding: Von der Notwendigkeit einer Arbeitgebermarke für Gesundheitseinrichtungen. In: Matusiewicz, D., Stratmann, F., Wimmer, J. (Hrsg.): Marketing im Gesundheitswesen. Einführung. Bestandsaufnahme. Entwicklungsperspektiven. (i. E.)

Grootz, S., Brandstädter, M. et al. (2018): Personalmarketing im Pflegedienst. Heidelberg: Springer.

Schnack, D. (2018): Mieses Image, schlechtes Gehalt. Bei der Pflege ist Luft nach oben. (https://www.aerztezeitung.de/politik_gesellschaft/pflege/article/967860/mieses-image-schlechtes-gehalt-pflege-luft-nach-oben.html, Zugriff am 21.02.2019).

Tagesschau (2017): ARD-Wahlarena: Frage an Merkel zur Pflege. (https://www.youtube.com/watch?v=WClqdJSgsok, Zugriff am 21.02.2019).

11 Employer Branding im Universitätsklinikum Hamburg-Eppendorf: »Mein UKE«

Julia Blume, Nadine Galda

11.1 Was sind die Herausforderungen beim Aufbau einer AG-Marke als Uniklinik?

Wie alle anderen Arbeitgeber sind auch Unternehmen des Gesundheitswesens nicht von den Auswirkungen der Megatrends verschont worden. »Fachkräftemangel«, »Demografischer Wandel«, »Digitaler Wandel« und »Wertewandel« sind in der heutigen Arbeitswelt schon längst keine neuen Begrifflichkeiten mehr und dennoch sind dies genau die Themen, mit welchen sich Unternehmen neben gesetzlichen Neuregelungen heute mehr denn je auseinandersetzen.

Bei der Suche nach zum Unternehmen passendem Personal hat das Gesundheitswesen mit mehr Herausforderungen zu kämpfen als früher. Die Vakanzzeit von ausgeschriebenen Stellen für die Berufsgruppe Gesundheits- und Krankenpflege-Fachkräfte, Fachkräfte im Rettungsdienst und in der Geburtshilfe liegt beispielsweise 39 % über der durchschnittlichen Vakanzzeit aller Berufe. Zusätzlich fallen bei der Bundesagentur für Arbeit im Durchschnitt auf 100 gemeldete Stellen dieser Berufsgruppe rein rechnerisch lediglich 62 Arbeitsuchende und somit potenzielle Beschäftigte (Bundesagentur für Arbeit 2018, S. 18). Anhand dieses Beispiels wird deutlich, dass die Stellenbesetzung mit geeignetem Personal immer problematischer wird – der *war for talents* ist im Gesundheitswesen nicht nur angekommen, sondern bereits voll im Gange. Auch Universitätskliniken haben die Schwierigkeiten bei der Rekrutierung von geeignetem Fachpersonal erkannt. Allerdings haben diese Kliniken im Vergleich zu anderen Krankenhäusern häufig noch eine zusätzliche Herausforderung zu bewältigen: Aufgrund der hohen Spezialisierungen, beispielsweise in der Krankenversorgung, werden Fachkräfte mit spezialisierten Fähigkeiten und Weiterbildungen gesucht, was die Suche nach geeigneten Fachkräften zusätzlich erschwert.

Verbunden mit der gesellschaftlichen Verantwortung von Universitätskliniken, lässt die oben beschriebenen Situation darauf schließen, dass die Bedeutung des Employer Brandings auch in Universitätskliniken immer weiter zunehmen wird. Doch welche Herausforderungen müssen speziell Universitätskliniken im Rahmen eines Employer-Branding-Prozesses bewältigen?

Universitätskliniken kommen mindestens der Versorgungsstufe eines Maximalversorgers nach. Sie halten alle Formen und Spezialisierungen der medizinischen Versorgung vor und bedienen die drei Säulen Krankenversorgung, Forschung und Lehre. Demnach ist es nicht verwunderlich, dass Universitätskliniken eine bestimmte Größe und Heterogenität aufweisen. Das Universitätsklinikum Hamburg-Eppendorf ist beispielsweise ein Konzern mit über 13.000 Beschäftigten und 20 Tochterunternehmen. Neben Ärzten, Forschern und Gesundheits- und Krankenpflegern werden hier auch Gärtner, IT-Fachkräfte und Reinigungskräfte beschäftigt, um nur einige Beispiele der mehr als 140 Berufsgruppen zu nennen. Für einen derart großen Konzern eine Arbeitgebermarke zu entwickeln, die auf alle Bereiche des Klinikums zutrifft und von jedem Beschäftigten akzeptiert wird, stellt Projektleitungen schon einmal vor eine Herausforderung. Auch Entscheidungswege sind aufgrund der Größe des Konzerns meist nicht die kürzesten. Hier besteht die Kunst darin, das Projekt so aufzustellen, dass vermehrte Abstimmungsschleifen vermieden und lange Wartephasen eingespart werden können. Neben der Größe und Heterogenität können auch die finanziellen und personellen Ressourcen ein Universitätsklinikum vor Herausforderungen stellen. Finanzielle Reserven müssen zweckgebunden eingesetzt werden. Investitionen in notwendige medizinische Versorgungsinstrumente haben daher beispielsweise häufig Vorrang vor einer Budgetierung für ein nur schwer messbares Projekt wie der Entwicklung einer Arbeitgeberpositionierungsstrategie. Demnach gilt es als zusätzliche Herausforderung die Klinikleitung von der Relevanz des Themas Employer Branding zu überzeugen und die Freigabe für finanzielle sowie personelle Ressourcen zur Bearbeitung eines strategischen Employer-Branding-Prozesses zu erhalten.

11.2 Aufbau der AG-Marke von innen heraus

Das Universitätsklinikum Hamburg-Eppendorf hat die in Kapitel 11.1 genannten Herausforderungen erkannt und im Rahmen seiner beschäftigtenorientierten Personalpolitik bereits frühzeitig Maßnahmen und Konzepte entwickelt, um diesen bestmöglich zu begegnen.

Im Rahmen eines Employer-Branding-Prozesses gilt es erst einmal intern aufzuräumen, bevor man beispielsweise mit Hochglanzbroschüren, neuen Messeauftritten und Karriereseiten Botschaften und Angebote vermarktet, die intern gar nicht gelebt oder genutzt werden. Getreu dem Motto *Wahre Schönheit kommt von innen* begann das UKE daher bereits 2009 ein Konzept zu entwickeln, um Beschäftigte des Konzerns über die gesetzlichen Vorgaben hinaus in ihren individuellen Lebensphasen bestmöglich zu unterstützen. Was 2009 mit der Sammlung von für die Beschäftigten zur Verfügung stehenden (Sport- und Gesundheits-)Angeboten begann, zählt heute zu einer strategischen Institution und fest etablierten Marke im Universitätsklinikum Hamburg-Eppendorf namens »UKE INside« (▶ Abb. 11.1).

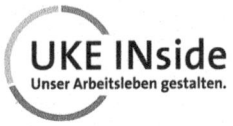

Abb. 11.1: UKE INside als festetablierte Marke

In hierarchie- und berufsgruppenübergreifenden Arbeitsgruppen werden die vom Vorstand und den Beschäftigten definierten Ziele der beschäftigtenorientierten Personalpolitik zu den Handlungsfeldern Gesundheitsförderung, Führung und Qualifizierung sowie Vereinbarkeit von Beruf, Familie und Freizeit vorangetrieben und umgesetzt. Zu den Mitgliedern der Arbeitsgruppen zählen sowohl Experten der jeweils behandelten Themen und interessierte Beschäftigte, als auch Vertreter der Personalräte, Führungskräfte und Mitglieder des Vorstandes. Diese diversitäre Zusammensetzung stärkt einerseits die Ideenfindung und fördert zugleich die Netzwerkbildung der einzelnen Mitglieder innerhalb des Unternehmens. Andererseits wird allen Beschäftigten die Möglichkeit geboten, sich in verschiedenen Arbeitsgruppen von UKE INside zu beteiligen und das eigene Arbeitsleben aktiv mitzugestalten und die Unternehmenskultur weiterzuentwickeln. Diese Art der Partizipationsmöglichkeit wird von den Beschäftigten des UKE als Wertschätzung wahrgenommen und stellt einen wichtigen Grundsatz von UKE INside dar. Durch die Implementierung einer Koordinationsstelle werden die Themen systematisch gebündelt und Synergien innerhalb der Arbeitsgruppen genutzt.

Wie bereits weiter oben angedeutet, sind die Ziele des Top-Managements mit den Zielen von UKE INside fest verknüpft. Dieser Aspekt ist auch das A und O. Um langfristige Ergebnisse zu erzielen und die interne Arbeitgebermarke nachhaltig zu stärken, muss die Personalpolitik ein fester Bestandteil der gesamten Unternehmenspolitik werden (Prölß und van Loo 2017, S. 108). Die Personalabteilung sollte im Hinblick auf die Personalpolitik als strategischer Partner und nicht nur als Dienstleistungsabteilung verstanden werden. Im UKE selbst waren der Vorstand und Personalleiter nicht nur Unterstützer, sondern die Initiatoren des gesamten Konstruktes. Die Ziele der beschäftigtenorientierten Personalpolitik sind im Qualitätsentwicklungsplan des Vorstandes fest verankert und werden so Top-Down vorgegeben. Die Arbeitsgruppen erarbeiten entsprechend der Zielvorgaben Konzept- und Umsetzungsvorschläge und entwickeln die Maßnahmen und Angebote von UKE INside Buttom-Up weiter.

So konnte UKE INside im Laufe der Jahre nicht nur die Unternehmenskultur positiv beeinflussen, sondern auch einen Maßnahmenkatalog von über 200 Angeboten zur Förderung der Beschäftigten in allen Lebensphasen entwickeln. Seitdem UKE INside als interner Employer-Branding-Prozess etabliert wurde, gibt es beispielsweise Führungskräfteworkshops, Einführungstage, die auf die individuellen Bedürfnisse der Zielgruppen abgestimmt sind, eine kostenlose Kinderbetreuung in Hamburger Schulferien oder weiterführende Angebote zur Förderung der eigenen Gesundheit. Die Vielfalt an Angeboten und Maßnahmen werden zur besseren Übersichtlichkeit in die fünf Kategorien »Rund um den Arbeitsplatz«, »Kompetent und informiert«, »Aktiv und Gesund«, »Familie und Co« sowie »Hilfe zur Selbsthilfe« unterteilt. Im Rahmen von UKE INside wurde von der Vorstandsebene aus mit den Beschäftigten verschiedener Berufs- und Hierarchiegruppen zudem eine Neukonzeptionierung des Leitbildes initiiert. Ein Ergebnis war, dass die Weiterentwicklung von UKE INside in Form der Ziele »Attraktivster Arbeitgeber« zu werden und die »Zusammenarbeit und Führung« zu stärken, fest in den Unternehmenszielen verankert ist (Prölß und van Loo 2017, 116 f.).

Gemeinsam mit der Unternehmenskommunikation werden die in den Arbeitsgruppen erarbeiteten Angebote, Maßnahmen und Konzepte innerhalb des UKE kommuniziert und bekannt gemacht. Sofern eine Arbeitsgruppe ein Konzept erfolgreich im UKE implementiert hat, hört die Arbeit jedoch nicht auf. Im Evaluationsmodus werden Kennzahlen zur Erfolgsmessung erhoben, bei Bedarf Optimierungspotenziale abgeleitet und das Konzept noch einmal angepasst.

UKE INside ist heute eine fest etablierte Marke im UKE und wird mit einer wertschätzenden Führungskultur, der Vereinbarkeit von Familie und Beruf und gesundheitsfördernden Maßnahmen in Verbindung gebracht (Prölß und van Loo 2017, S. 117). Der Bekanntheitsgrad von UKE INside konnte in den vergangenen Jahren stetig erhöht und erste Erfolge gemessen werden. So würden laut der letzten Mitarbeiterbefragung beispielsweise 9 von 10 der befragten Beschäftigten das UKE als Arbeitgeber seinen Familienmitgliedern und Freunden weiterempfehlen. Dieser Erfolg war unter anderem ein ausschlaggebender Punkt dafür, mit der strategischen Entwicklung einer EVP und Bekanntmachung des UKE als attraktiver Arbeitgeber auch nach extern zu beginnen.

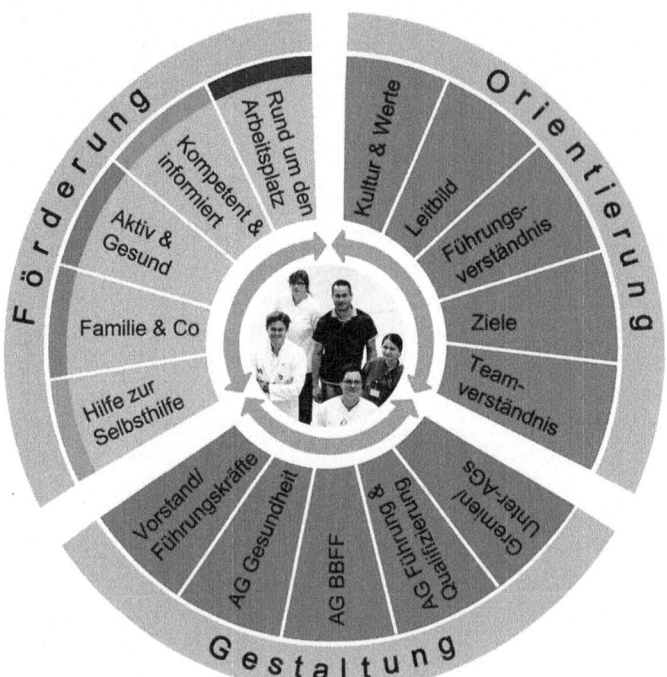

Abb. 11.2:
Das UKE INside Rad – Universitätsklinikum Hamburg Eppendorf

11.3 Wann und wie geht man den großen strategischen Schritt zur EVP und wie begeistert man nach innen und außen für das Projekt?

Am Anfang steht die Frage der Fragen: wann ist der Arbeitgeber »bereit« für den großen Auftritt nach außen? Während das interne Employer Branding darauf zielt, eine enge positive Bindung der eigenen Belegschaft zum Unternehmen herzustellen, sodass diese möglichst unempfänglich für Abwerbeversuche durch die Konkurrenz sind und die Qualität der Arbeit dem Arbeitgeber dient, ist das Externe Employer Branding der berühmte Schritt ins »Rampenlicht«. Mithilfe von externem Employer Branding soll außerhalb des Unternehmens die Marke auf mögliche Bewerber attraktiv wirken und diese mithilfe des positiven Images anziehen, sodass diese sich bestenfalls bei dem Unternehmen bewerben. Von großer Wichtigkeit ist an diesem Punkt die Employer Value Proposition (EVP) – sprich: die Arbeitgeberpositionierung, welche die Attraktivitätsmerkmale eines Unternehmens für potenzielle Bewerber reflektiert und sich durch drei Faktoren auszeichnet (Kriegler 2015, S. 27):

- Glaubwürdigkeit
- Differenzierung (Unterscheidung zu anderen Arbeitgebern)
- Zukunftsweisung (gewünschte Veränderungen)

Entsprechend ist dann der Zeitpunkt richtig, wenn das Unternehmen bereit ist, diese drei Faktoren auf dem höchsten Grad der Ehrlichkeit zu analysieren.

Schritt 1 = Zielformulierung

So startete das Universitätsklinikum Hamburg-Eppendorf (UKE) mit der folgenden Zielstellung:

- Entwicklung einer Arbeitgeber-(Marken)-Positionierungs-Strategie (AGP) für das UKE
- Erstellung eines AG-Profils für das UKE und Umsetzung der AGP auf die vorhandenen und neu zu erschließenden internen und externen Kommunikationskanäle und Außendarstellungsformen anhand der AGP-Strategie
- Lfd. Vernetzung zu UKE Inside (= internes Employer Branding)
- Lfd. Erfolgskontrolle der Umsetzungen

Schritt 2 = Einsicht ist der erste Weg zur wahren Erkenntnis

Dann folgte ein wichtigster vorbereitender Schritt: Sammlung der eigenen Motivationstrigger und gleichzeitiger Überprüfung, an welchem internen Entwicklungsstand sich das Unternehmen aktuell befindet mittels folgender Fragen (Arbeit und Arbeitsrecht 2018, S. 393):

- Welche Mitarbeitertypen suchen wir wirklich?
- Kennen wir die Bedürfnisse unsere Mitarbeiter?
- Sind wir bei potenziellen Bewerbern bekannt?
- Kennen wir unsere Stärken und kommunizieren wir diese ausreichend?
- Nehmen wir die Stimmung der Belegschaft in Bezug auf Weiterentwicklung und Einsatz im Unternehmen ausreichend wahr?
- Haben wir Möglichkeiten geschaffen, sich im Betrieb einzubringen oder zu engagieren?
- Haben wir uns Ziele gesetzt, die wir mit unserer Arbeitgebermarke erreichen wollen?

Im Universitätsklinikum Hamburg-Eppendorf (UKE) wurden drei Aspekte davon besonders gewichtet:

- Welche Mitarbeitertypen suchen wir wirklich?
- Kennen wir unsere Stärken und kommunizieren wir diese ausreichend?
- Haben wir uns Ziele gesetzt, die wir mit unserer Arbeitgebermarke erreichen wollen?

Schritt 3 = Erzählen & Begeistern

- Wer ist Meinungsbildner im Unternehmen?
- Wo werden Strömungen in den Mitarbeiterreihen gut »geortet«?
- Wer kommuniziert wie nach außen?
- Wer bildet über welche Kanäle interne Meinungen?

Aus dem Projekt Employer Branding im UKE heraus, können wir nur wärmstens empfehlen: Nehmen Sie sich diese Zeit und über-/bedenken Sie diese Punkte sehr intensiv. Die Ergebnisse aus diesen Fragen werden der Schlüssel zu ihrer Projektgruppe als auch zu den beteiligten Mitarbeitern sein.

Im UKE war das Bild hierzu ganz klar: der zentrale Entscheider für HR-Kommunikation ist die Personalabteilung. Gleichwohl liegt die Verantwortung für Veröffentlichungen und Außendarstellungen aller Art (Unternehmenswebsites, Unternehmensmagazine/Mitarbeiterzeitungen, Pressemitteilungen) im Bereich der Unternehmenskommunikation, soweit man eine eigene Einheit hierfür vorhält, bzw. im darin integriertem Marketing. Ein interdisziplinäres Projektteam auf kollegialer Ebene im Miteinander statt Gegeneinander ist ein Geheimnis des Erfolgs. Wenn alle Beteiligten es schaffen, über Hierarchiegrenzen hinaus, sich wertschätzend und kollegial zu begegnen, kann das die beste Kraft für ein EB-Projekt werden, denn es wird jede Menge Schubkraft, Überzeugungsarbeit, als auch gleichermaßen Expertise dafür gebraucht. Dabei spielen emotionale Faktoren meist eine große Rolle. Nutzen Sie diese und transportieren Sie das EB-Feuer durch eigene Überzeugung und »Liebe« zum Arbeitgeber in allen Gesprächen und Aktionen. Scheuen Sie sich nicht, sondern treten Sie in direkten Kontakt und bitten Sie alle »Seiten«/»Mitstreiter« um Ihr Anliegen/Ziel in Bezug auf ein solches Großprojekt. Versuchen Sie hieraus wertvolle Synergien zu schaffen und seien Sie immer authentisch und nicht »machthungrig«. Projektleitung hin oder her; das »WIR« entscheidet. Lassen Sie alle partizipieren und sich einbringen. Seien Sie als Projektleitung der Dirigent vieler wertvoller Künstler, der die einzelnen virtuosen Klänge zu einem Konzert zusammenbringt, dann sind Sie nicht zu stoppen und können wichtige Grundlagen für die erfolgreiche Projektstruktur legen. Last but not least: holen Sie sich ein Mitglied der Unternehmensleitung während des Projekts mit ins Boot.

Im UKE hatte sich der Vorstand selbst dem Thema angenommen und zwei Mitglieder in den Lenkungskreis gesendet und es als konzernweites Projekt mit kleinem Projektteam und externen Partner und eigenen Mediabudget aufgestellt.

11.4 Wie bereitet man am effektivsten und strukturiertesten ein Großprojekt wie das unsere vor und wie führt man es fokussiert durch?

Das UKE hat sich für die Durchführung des EB-Projektes folgende Meilensteine im Rahmen der Strategieplanung und Umsetzung gesetzt:

- Analyse der Kultur, Identität und Unternehmenswerte des UKE als Arbeitgeber
- Arbeitgeberpositionierung (Statement/4–5 Zeiler)
- Hauptdifferentiator (gesonderte Formulierung), was das UKE als Arbeitgeber von Wettbewerbern differenziert
- Kulturelle Passungskriterien/»zu uns passt...« (Spiritsätze)
- Priorisierung der Handlungsfelder
- Kurz-Check der neuen AG-Positionierung (im Vgl. von zu bis zu vier Wettbewerbern)
- Ideen für den Umsetzungsplan (zur internen und externen Kommunikation der AG-Positionierung) inkl. Kennzahlen zur Messung

Die sich daraus ergebende Projektstruktur wurde wie folgt dargestellt:
(HR = Personalabteilung; UK = Unternehmenskommunikation)

> Leitung: Projektmanager HR
> Lenkungskreis: zwei Vorstände, Leitung HR, zwei Spezialisten HR, ein Spezialist UK
> Kollegiale Zusammenarbeit mit: Leitung UK, ltd. Pressesprecherin UK, ltd. Onlinemanager UK
> (Vetorecht durch Leitung UK)
> Projektteam: ein Vollkraft Projektmanager

> Interdisziplinäres Projektteam: Führungskräfte und Vertreter aus allen sechs Berufsclustern (insgesamt 50 Mitarbeiter)

Die Struktur des Projektes leitete sich aus dem Fakt her, dass sich die Arbeitgebermarke aus der Unternehmensmarke ableitet und sich dann auf die relevanten HR-Handlungsfelder in jede Zielgruppe auswirkt:

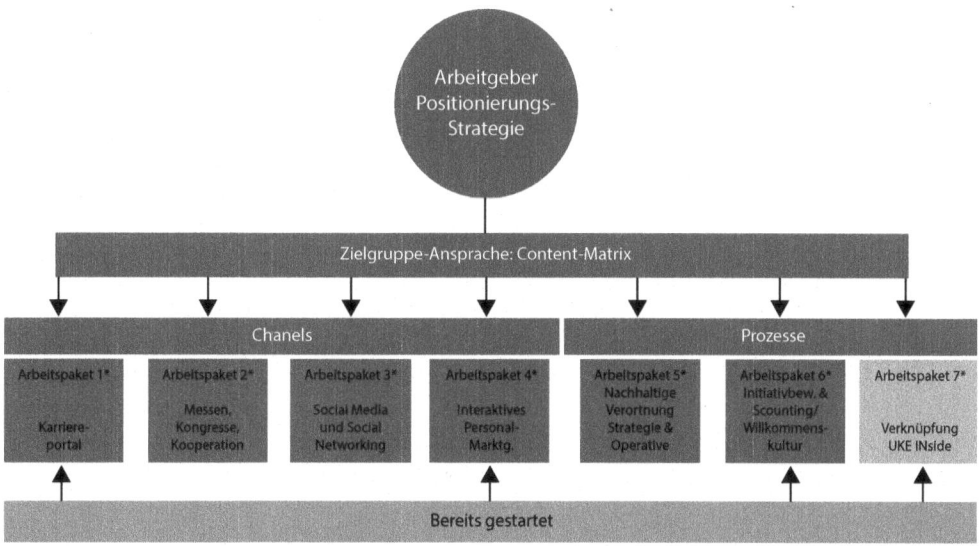

*Können sich in XXX von der ACP verändern oder zeitlich später starten

Abb. 11.3: Projektstruktur und Handlungsfelder

Dabei wurde von Anfang an auf hanseatisches Understatement viel Wert gelegt. So wurde der wichtigste strategische Ausgangspunkt, die Analyse aus über 1.000 Wortmeldungen erhoben und mithilfe der Deutschen Employer Branding Akademie (DEBA) geclustert. Hierbei wurde auf zwei Schwerpunkte hin untersucht:

- »Schatzsuche« – hier wurden besondere positive Eigenschaften des Arbeitgebers herausgearbeitet.
- Darüber hinaus wurden wichtige Einflussgrößen unterschiedlichster Hierarchieebenen (siehe eigehende wichtige Gedanken zur Vorbereitung) über die Sollperspektive des Arbeitgeber UKE befragt.

Da das UKE nur über sehr bescheidene, begrenzte finanzielle Ressourcen für ein solches Großprojekt verfügte, hat die Projektleitung folgende straffe Zeit/Terminplanung eingeführt, welche erlaubte, wie folgt vorzugehen:

- Erarbeitung der Inhalte durch das Projektteam, dass sich zu den einzelnen Meilensteinen ganz unterschiedlich zusammengesetzt hat – *Vormittags-*
- Präsentation der Ergebnisse dem Lenkungskreis (als eine Art Trichter/Wegweiser) – *Mittags-*
- Präsentation der Meilensteine vor den Vorstandmitgliedern – *Nachmittags-*

Natürlich sind hier ein strenger Zeitplan und ein gutes Terminmanagement unabdingbar. So konnten zügig und sehr ressourcenschonend die einzelnen Meilensteine umgesetzt, viele operativ vorbereitende Punkte kostensparend auf das Projektteam verlagert und der Vorstand jederzeit an den Meilensteinen beteiligt werden. Dies entpuppte sich mit der Zeit zum absoluten Erfolgsrezept.

11.5 Wie erreicht man auch mit wenigen Mitteln viel in der Praxis?

Auch das Universitätsklinikum Hamburg-Eppendorf (UKE) konnte einen strategischen Employer-Branding-Prozess implementieren, welcher dabei geholfen hat, den aktuellen Entwicklungen und Herausforderungen bestmöglich zu begegnen. Im Rahmen dieses Prozessverlaufs, haben sich einige Strukturen und Vorgehensweisen als hilfreich erwiesen, welche wir Ihnen hiermit gerne als Tipps für Ihren eigenen Employer-Branding-Prozess mit auf den Weg geben möchten:

- Seien Sie sich im Klaren, dass ein strategischer Employer-Branding-Prozess nicht von heute auf morgen umgesetzt werden kann und als langfristige Entwicklung zu verstehen ist. Planen Sie für dessen Umsetzung mehrere Jahre ein.
- Wahre Schönheit kommt von innen – fokussieren Sie zuerst die Mitarbeiterbindung. Gewinnen Sie langjährige Beschäftigte als Markenbotschafter für Ihr Unternehmen und nutzen Sie die daraus entstehenden Synergien. Nur wenn Beschäftigte hinter den nach extern vermittelten Botschaften stehen, kann eine authentische Arbeitgebermarke entwickelt und gelebt werden.
- Überzeugen Sie die oberste Managementebene/den Vorstand von ihrem Vorhaben. Nur wenn das Projekt Top-Down unterstützt wird, kann ein langfristiger Erfolg gewährleistet werden.
- Bilden Sie hierarchie- und berufsgruppenübergreifende Arbeitsgruppen, um Ihre Arbeitgebermarke von innen wachsen zu lassen. Partizipation ist hier das Stichwort und wird auch als Wertschätzung wahrgenommen.
- Arbeiten Sie mit einem externen Dienstleister zusammen, welcher Ihnen bei der Entwicklung einer EVP professionell zur Seite steht und das entsprechende Know-How mitbringt. Um Ressourcen zu sparen, können kleinere Aufgaben, wie beispielsweise die Projektplanung oder ähnliches, durch eine interne Projektleitung oder ein internes Projektteam übernommen werden.
- Arbeiten Sie von Beginn an eng mit den wichtigsten Stakeholdern zusammen und tauschen Sie sich regelmäßig über den aktuellen Projektstand aus. Wichtige Projektpartner können unter anderem die Unternehmenskommunikation und das Recruiting-Team sein. Auch Anwendungsbetreuer von elektronischen (Personal-)Systemen können dazugehören.
- Um zeitliche Ressourcen zu sparen, können Workshop-Tage implementiert werden, innerhalb welcher Zwischenergebnisse des Employer-Branding-Projektes vormittags einer Testgruppe, mittags einem Lenkungskreis und nachmittags dem Vorstand präsentiert und weiter bearbeitet werden.
- Erheben Sie regelmäßig KPIs und erstellen Sie für sich ein Kennzahlen-Dashboard, um Ihren Erfolg zu messen und Handlungsbedarfe frühzeitig abzuleiten.

- Bauen Sie die Arbeitgebermarke, welche sich der Unternehmensmarke unterordnet, als Dach des gesamten Personalmarketings auf. Alle Personalmarketingmaßnahmen des Konzerns etc. sollten sich hieran orientieren.
- Formulieren Sie mit Hilfe der KPIs nach der Entwicklung der EVP eine Employer-Branding-Strategie für das nächste Jahr oder sogar die nächsten Jahre.
- Planen Sie für ein nachhaltiges Employer Branding Kapazitäten ein. Um Ihr Employer Branding auch nach Abschluss des Projektes erfolgreich voranzutreiben, ist die Implementierung eines Employer-Branding-Teams zu empfehlen.

Literatur

Arbeit und Arbeitsrecht (2018): »What is your Brand?«; Ausgabe 7/18. Artikel »Kommunikation für Personalfragen« S. 393.

Bundesagentur für Arbeit (2018): Berichte: Blickpunkt Arbeitsmarkt, Juni 2018 – Fachkräfteengpassanalyse. (https://m.vpt.de/fileadmin/user_upload/news/pdf/BA-FK-Engpassanalyse-2018-06.pdf; Zugriff am 29.04.2020).

Kriegler, W. R. (2015): Praxishandbuch Employer Branding. Freiburg: Haufe-Lexware. S. 27.

Prölß, J., van Loo, M. (2017): Beschäftigtenorientierte Personalpolitik als Mittel der Wahl. In: Prölß, J., van Loo, M.(Hrsg.) (2017): Attraktiver Arbeitgeber Krankenhaus. Employer Branding-Personalgewinnung-Mitarbeiterbindung. Berlin: MWV Medizinische Wissenschaftliche Verlagsgesellschaft mbH & Co.KG. S. 107–120.

12 Vom neuen Markenauftritt zur Arbeitgebermarke – das umfassende Rebranding von Merck

Katrin Menne

12.1 Ausgangssituation

Starke Marken begeistern. Und zwar nicht nur Kunden, sondern auch Mitarbeiter und Bewerber. Nur eine Marke mit klarer Positionierung, einem differenzierenden Markenauftritt und überzeugender Kommunikation wird als attraktive Marke und damit als attraktive Arbeitgebermarke wahrgenommen werden. Will eine Marke langfristig erfolgreich sein, ist das Employer Branding daher ein zentraler Bestandteil von erfolgreichem Markenmanagement. Neben den harten Fakten wie Standort, Gehalt, Aufstiegsmöglichkeiten, bietet eine Marke die Chance, Aspekte wie Sinn und Daseinszweck eines Unternehmens, Werte, Kultur oder Zukunftsorientierung abzubilden und Mitarbeiter und Bewerber so auf einer inhaltlichen und emotionalen Ebene anzusprechen.

»Reguläre« Markenführung, Internal Branding und Employer Branding sollten dabei strategisch aufeinander aufbauen und inhaltlich konsistent kommunizieren. Merck hat diesen Ansatz in den letzten Jahren konsequent verfolgt, wobei der Launch des neuen Markenauftritts 2015 die Grundlage bildet.

12.2 Die neue Marke Merck

Die Gründe für die Veränderung der Marke waren vielfältig. Als ältestes Pharma- und Chemieunternehmen der Welt blickt der heutige Mischkonzern auf eine lange Geschichte der Veränderung zurück. So hat sich Merck im Laufe des vergangenen Jahrzehnts zu einem führenden Unternehmen für innovative Hightech-Produkte in den drei Geschäftsbereichen Healthcare, Life Science und Performance Materials entwickelt, konnte diese Veränderung jedoch nicht klar kommunizieren. Zusätzlich hatten geschäftsverändernde Akquisitionen die Markenarchitektur des Konzerns immer komplexer gemacht.

Zu Beginn des Markenprozesses wurde daher eine umfassende Analyse durchgeführt. Dabei kamen externe Marktforschung, eine Befragung von Mitarbeitern sowie ausführliche Gespräche mit Top-Entscheidern zu einem einheitlichen Schluss: Die Marke musste geschärft, verjüngt und emotionalisiert werden. Hinzu kam der Wunsch nach kultureller Weiterentwicklung: Vor dem Hintergrund von Digitalisierung und Internationalisierung musste die Unternehmenskultur offener, agiler werden und sich stärker an Innovation ausrichten.

Mit der Erneuerung des Markenauftritts verfolgt Merck drei zentrale Ziele:

- **Neupositionierung**
 Die massiven internen Veränderungen sollten auch nach außen sichtbar werden. Mit einer neuen strategischen Ausrichtung will sich Merck als lebendiges Wissenschafts- und Technologieunternehmen positionieren, um nach außen zu kommunizieren, was die Mitarbeiter antreibt: die Leidenschaft für Forschung und Innovation.
- **Stärkere Differenzierung der Dachmarke im Markt**
 Wissenschafts- und Pharmaunternehmen nutzen für ihre Kommunikation in der Regel dieselben Gestaltungsstereotype: Klinische Laborbilder, kühle Farbgebung, wenig Emotionalität.
 Ziel war es einen differenzierenden Markenauftritt mit emotionaler Strahlkraft zu entwickeln. Aus diesem Gedanken heraus wurde ein einzigartiges Designsystem entwickelt, für dessen Gestalt die farbenfrohe und formenreiche Welt unter dem Mikroskop Pate stand.
- **Vereinfachung der Markenarchitektur**
 In der Vergangenheit führten Übernahmen zu neuen Geschäftsmarken mit zum Teil eigenständigen Identitäten – im Healthcare-Bereich etwa zu Merck Serono. In der Folge erschien die Markenarchitektur komplex und verwirrend und wurde deshalb im Rahmen des Rebrandings vereinfacht.

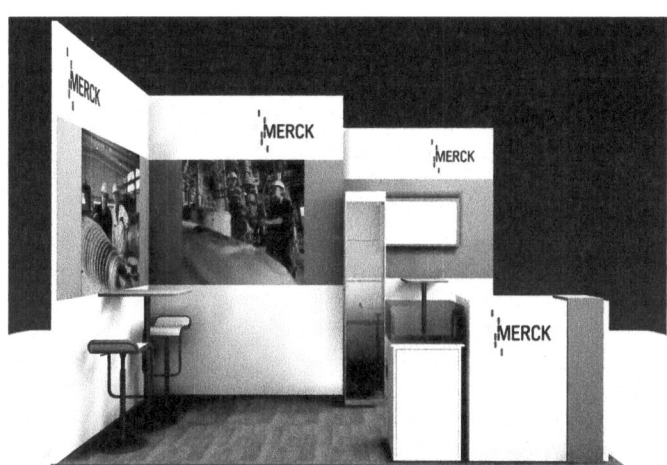

Abb. 12.1:
Alter Markenauftritt Merck bis 2015.

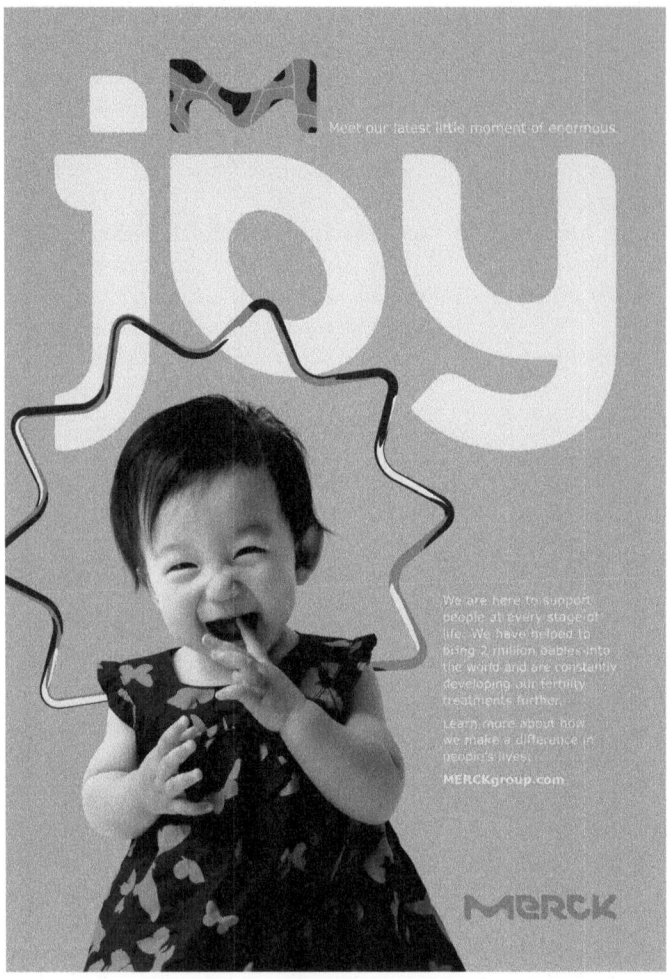

Abb. 12.2:
Neuer Markenauftritt Merck seit Oktober 2015.

12.3 Employer Branding als integraler Bestandteil der Unternehmensmarke

Als forschendes Wissenschafts- und Technologieunternehmen ist Merck auf hochqualifizierte Mitarbeiter angewiesen. Dabei geht es nicht nur um fachlich kompetente Bewerber, sondern um Persönlichkeiten, die den richtigen »organizational fit« mitbringen, um Innovation und Geschäftsentwicklung gleichermaßen zu treiben.

Im nächsten Schritt ging es daher darum, die Marke Merck auch im Hinblick auf den weltweiten Arbeitsmarkt zu schärfen und als attraktiven Arbeitgeber zu positionieren. Unternehmensmarke und Arbeitgebermarke bauen dabei strategisch aufeinander auf und sind nicht getrennt voneinander zu betrachten, sondern eng miteinander zu verzahnen. Dies ist von immenser Bedeutung, um ein einheitliches Markenbild zu erzeugen. Denn potenzielle Bewerber informieren sich ja nicht nur über die Stellenanzeige, sondern sehen sich auch die anderen Kommunikationskanäle eines Unternehmens an.

Genauso wie bei der Unternehmensmarke ging es bei der Definition der Employer Brand um die Frage was Merck als Arbeitgeber einzigartig macht und im Wettbewerb um gute Arbeitskräfte unterscheidet.

Die Definition der Employer Brand dient dabei als Klammer für verschiedene HR-Aktivitäten. Sie bringt auf den Punkt, was es bedeutet, für Merck zu arbeiten, welche Vielzahl an unterschiedlichen, spannenden Aufgabenfeldern es bei Merck gibt, wie Arbeitnehmer sich innerhalb des Unternehmens weiterentwickeln können.

Aus der Unternehmensmarke sollten ebenso relevante wie glaubwürdige Botschaften abgeleitet werden, mit denen sich potenzielle Mitarbeiter identifizieren.

Auf dem Weg zur neu definierten Arbeitgebermarke wurden weltweit Mitarbeiter miteinbezogen, um mit ihnen gemeinsam die Unternehmenskultur zu diskutieren. Nach dieser Analyse kristallisierten sich zentrale Botschaften heraus, die globale Relevanz besitzen. Um sicher zu gehen, dass diese Botschaften weltweit funktionieren, wurden sie in den wichtigsten Märkten getestet und validiert.

Angelehnt an die Dachmarkenkampagne »Curiosity« veröffentliche Merck eine auffällige Employer Branding Kampagne unter dem Motto »Bring your curiosity to life«. Während Motive und Headlines global inhaltlich gleichblieben und nur übersetzt wurden, konnten die Kollegen vor Ort weitere Kommunikationsmaterialien mit lokalen Proofpoints anreichern.

Mit bunten Illustrationen und provokanten Texten passen die Motive zum neuen Markenauftritt und unterscheiden sich deutlich vom Wettbewerb, der in der Regel mit freundlichen Portraits echter oder fiktiver Mitarbeiter wirbt.

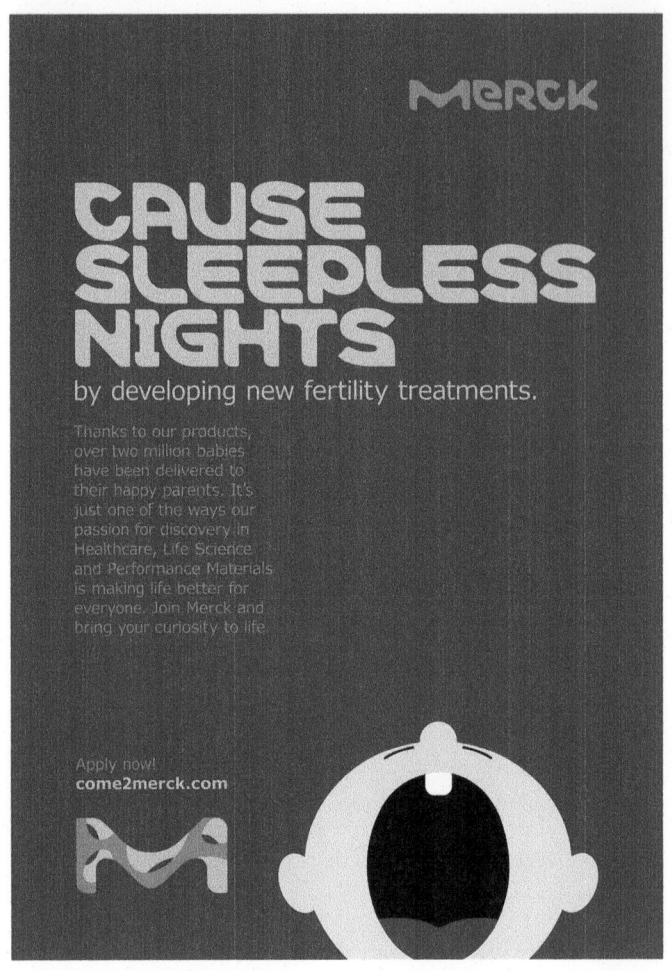

Abb. 12.3:
Employer Branding Kampagne: »cause sleepless nights«

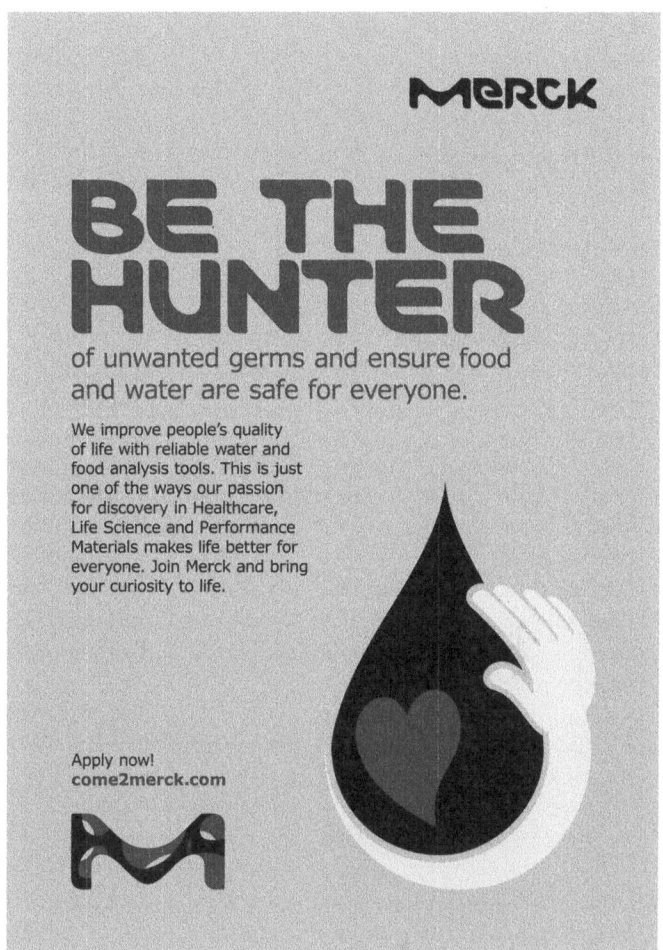

Abb. 12.4:
Employer Branding Kampagne: »be a hunter«

12.4 Internal Branding

Eine Marke wird nicht durch ihre reine Definition lebendig. Sie muss an allen Kontaktpunkten konsequent und konsistent umgesetzt werden, um ihre volle Wirkung zu entfalten. In großen Organisationen werden Markenkontaktpunkte jedoch von unterschiedlichsten Abteilungen verantwortet. Nicht immer ist dabei eine strikte Governance-Organisation vorhanden oder – je nach Komplexität der Organisation – auch möglich. Ein einheitliches Markenverständnis der Mitarbeiter bildet daher die Grundlage für eine gelungene Implementierung.

Im Rahmen des Rebrandings von Merck wurde deshalb großer Wert auf die interne Vermittlung der neuen Marke gelegt. So wurde bereits vor dem Launch über die Notwendigkeit des anstehenden Wandels kommuniziert und der Nutzen einer starken Marke für ein Unternehmen aufgezeigt.

Nach dem Launch bestand eine große Herausforderung darin, alle 50.000 Mitarbeiter in weltweit 66 Ländern zu informieren, auf dem Weg der Veränderung zu begleiten und zu Botschaftern der neuen Markenstrategie zu machen.

Der fundamentale Markenwandel sollte ein Aufbruchsignal ins Unternehmen senden. Dazu implementierte Merck einen dreistufigen strategischen Veränderungsprozess:

- **Informieren**
  Die Mitarbeiter sollen den Inhalt der neuen Marke verstehen und anwenden können.
- **Befähigen**
  Die Mitarbeiter sollen die Marke und deren Positionierung für sich und ihr Verständnis als Mitarbeiter übersetzen und diese in ihre tägliche Arbeit integrieren.
- **Begeistern**
  Ziel der dritten Phase ist die emotionale Identifikation mit der Marke, was eine Verhaltensänderung im Sinne der neuen Markenpositionierung fördern soll.

Zentrale Maßnahmen dieses Prozesses waren unter anderem Markentrainings, eine aktivierende und emotionale Mitarbeiterkampagne, ein Multiplikatorenprogramm, sowie digitale Maßnahmen.

Zur internen Kommunikation rund um die Marke wurde zusätzlich eine globale Kampagne entwickelt, welche Mitarbeiter aus verschiedenen Geschäftsbereichen, Funktionen und Hierarchiestufen repräsentiert. Inhaltlich liegt der Fokus auf einer Veränderung der Selbstwahrnehmung: Nicht nur Merck als Unternehmen sollte mit der Neupositionierung der Marke einen Perspektivwechsel vornehmen, auch alle Mitarbeiter waren gefragt, sich selbst in neuem Licht zu sehen und zu reflektieren, was dieser Wandel für sie und ihre tägliche Arbeit bedeutet.

Die Kampagne wurde weltweit ausgerollt, wobei ein großes Augenmerk darauf gelegt wurde die richtigen Testimonials an geeigneten Stellen im Unternehmen zu plakatieren.

Neben klassischen Printmedien wie Postern, Flyern und Broschüren war es für die Markenverantwortlichen darüber hinaus wichtig, das Versprechen von faszinierender und lebendiger Wissenschaft und Technologie auch über die Nutzung von innovativen Medien für die Mitarbeiter lebendig werden zu lassen. Inspiriert von dem Marshall McLuhan-Zitat »The Medium is the Message« entstand die Idee eines digitalen Markenraumes, der mithilfe von Virtual Reality eine spielerische Auseinandersetzung mit der neuen Marke ermöglicht. Das auffällige und aufwändig im Merck-Design gestaltete Exponat mit VR-Brille lädt Mitarbeiter ein, spielerisch und mit allen Sinnen in die neue Marke einzutauchen und erweitert so die Palette klassischer Kommunikation um eine innovative digitale Maßnahme.

Der Virtual Reality Branding Dome soll eine emotionale Erfahrung der Marke ermöglichen. Für einige Minuten vergessen die Mitarbeiter die Außenwelt und tauchen ein in eine artifizielle Markenwelt. In drei Spielen, welche drei unterschiedliche Interaktionsmöglichkeiten anbieten, können sich die Mitarbeiter selbst mit der Markenidee in Verbindung bringen und ein tieferes Verständnis für Markenbotschaften und die Elemente des Markenauftritts aufbauen.

Das Exponat selbst ist mobil und kann bei in- und externen Events eingesetzt werden. Eine Befragung der Nutzer, konnte nachweisen, dass diese neuartige Form der Kommunikation nicht nur begeistert, sondern auch in der Lage ist die neue Positionierung der Marke eindrücklich und glaubhaft zu vermitteln.

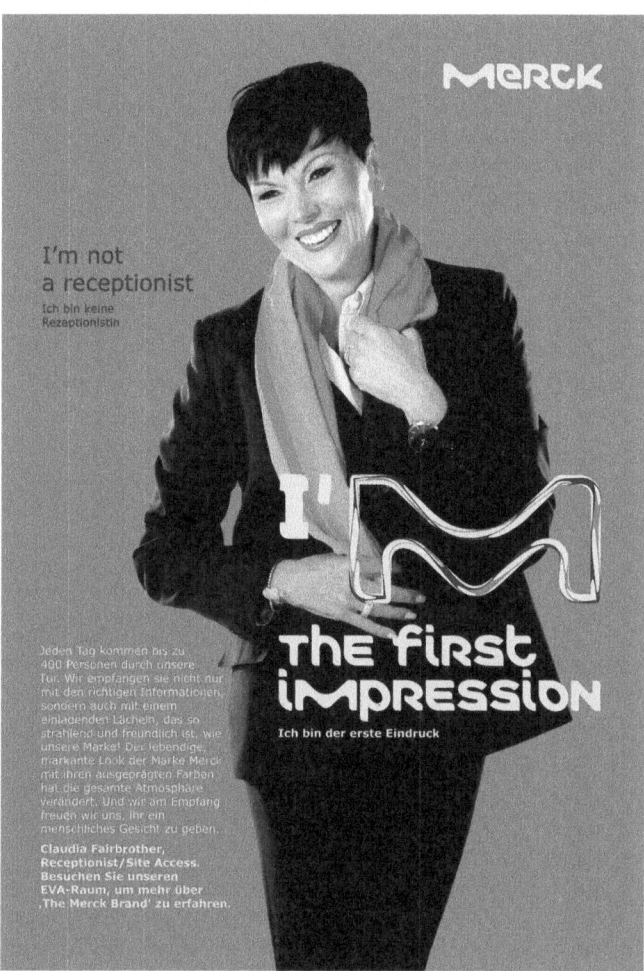

Abb. 12.5:
Mitarbeiterkampagne

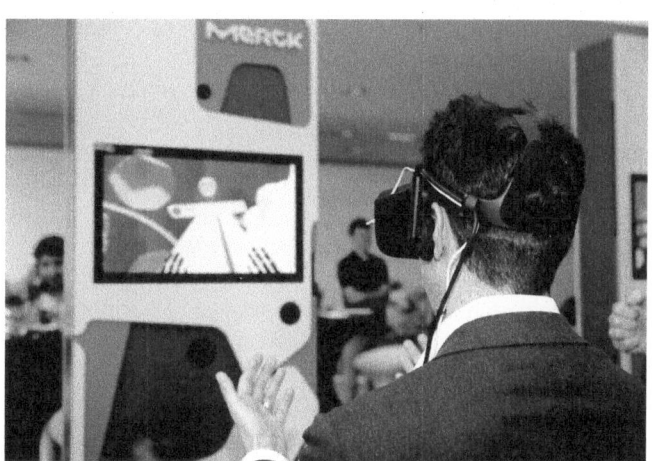

Abb. 12.6:
Virtual Reality Branding Dome

12.5 Mitarbeiter als Markenbotschafter

Mitarbeiter sind Markenbotschafter und engagierte Mitarbeiter sind der Schlüssel zum Marken- und Arbeitgebermarkenerfolg. Dies gilt sowohl für die interne, als auch für die externe Kommunikation.

Im Rahmen des Relaunchs leisteten interne Multiplikatoren, sog. »Brand Champions«, vor Ort einen unverzichtbaren Beitrag zur lokalen Umsetzung der Marke. Sie dienten ihren Kollegen als Ansprechpartner zu allen Fragen rund um den Wandel, organisierten Events vor Ort und unterstützen den Austausch des alten Markenauftritts.

Heute handelt es sich bei den Brand Champions um eine aktive Gruppe von Mitarbeiterinnen und Mitarbeitern, die der Marke weiterhin freiwillig verpflichtet sind. Sie setzen die Angebote des zentralen Markenteams um, erörtern aber auch lokale Bedarfe oder entwickeln eigenständige Maßnahmen zur Markenimplementierung oder -kommunikation. Auch aktuell kümmern sie sich fortlaufend um aktuelle Kommunikationsaktivitäten und halten ihre Kollegen auf dem neuesten Stand. Als Mitarbeiter verschiedener Funktionsbereiche, Länder und Geschäftseinheiten sind sie direkt am Puls des Unternehmens. Auf einer internen Online-Plattform tauschen sie sich gegenseitig zu Fragen rund um die Markenführung aus und geben dem zentralen Markenteam wichtige Hinweise und Impulse für die weitere globale Steuerung der Marke. Diese internen Multiplikatoren erreichen dabei eine Wirkungskraft, welche ein zentrales Team allein nie erzielen könnte.

Aber auch für die externe Kommunikation können Mitarbeiter entscheidend sein. Denn wenn diese über ihren Arbeitgeber sprechen, sind sie dabei sehr glaubhaft. Online-Bewertungsplattformen machen sich dies bereits zu Nutze, indem sie anonymisierte Mitarbeiterbewertungen und Erfahrungsberichte veröffentlichen.

Mitarbeiter haben große Netzwerke an Freunden, Followern und Kontakten in den sozialen Medien, die mit nur einem Klick erreicht werden können. Wenn Mitarbeiter bereit sind, interessante und nützliche Inhalte in ihren Netzwerken zu teilen, erhöhen sie damit nicht nur die Reichweite der Kommunikation einer Marke, sie erreichen in professionellen digitalen Netzwerken mit hoher Wahrscheinlichkeit auch eine für das Unternehmen interessante Zielgruppe und regen inhaltliche Diskussionen an.

Merck hat das Kommunikationspotenzial dieser Mitarbeiter erkannt und sie systematisch in die eigene Markenkommunikation eingebunden. Mithilfe einer App können Mitarbeiter Markeninhalte in den sozialen Medien teilen und so digitale Mundpropaganda betreiben. Sowohl die Teilnahme an dem Angebot, als auch die Auswahl der angebotenen Inhalte sind absolut freiwillig. Den Mitarbeitern wird regelmäßig hochwertiger eigener und ausgewählter fremder Content angeboten. Sie selbst entscheiden, auf welcher Plattform und mit welchen Kommentaren sie diesen teilen möchten.

Der Nutzen ist dabei ein gegenseitiger: Die Mitarbeiter können sich selbst über die Inhalte als interessante Persönlichkeit in den sozialen Netzwerken positionieren. Auf diese Weise wirkt solch ein Programm auch als Mittel zur Mitarbeiterbindung.

Das Unternehmen wiederum erzielt eine höhere Reichweite und wird authentisch und glaubwürdig von seinen Mitarbeitern empfohlen und macht so auch potenzielle Bewerber auf sich aufmerksam.

12.6 Erfolg

Um den Erfolg des Rebrandings auf dem Arbeitsmarkt zu untersuchen, wurde drei Jahre nach dem Relaunch eine interne Studie durchgeführt.

Die Ergebnisse sprechen für sich. Bei den Mitarbeitern ließ sich klar nachweisen, dass die neue Marke ein Treiber bei der Entscheidung für Merck als Arbeitgeber gewesen war. Die neue Marke hatte nicht nur bei den ersten Kontakten und der Phase des Kennenlernens das Interesse geweckt und gesteigert, sondern auch inhaltlich eine Rolle gespielt sich für das Unternehmen zu entscheiden.

Die Recruiter wiederum spiegelten zurück, dass es ihnen aufgrund der deutlichen Differenzierung und der Klarheit von Positionierung und Botschaften nun deutlich leichter falle, Fachkräfte zu überzeugen und für Merck zu gewinnen.

12.7 Fazit

- **Die Arbeitgebermarke ist integraler Bestandteil der Unternehmensmarke**
  Die Positionierung der Arbeitgebermarke leitet sich daher direkt aus der Positionierung der Unternehmensmarke ab.
- **Dachmarkenkampagne und Arbeitgebermarkenkampagne bauen strategisch aufeinander auf**
  Abgestimmte Inhalte verschiedener Kommunikationsaktivitäten erzeugen ein klares Markenimage bei der wichtigen Zielgruppe der Bewerber.
- **Mitarbeiter sind die besten Markenbotschafter**
  Mitarbeiter stellen eine zentrale Zielgruppe bei der internen Implementierung der Marke dar und können durch ihre Multiplikatorenfunktion maßgeblich die Glaubwürdigkeit der Arbeitgebermarke im Markt stärken.
- **Digitale Tools erweitern die Möglichkeiten für Markenkommunikation**
  Ob digitale Plattformen für den internen Austausch, Virtual Reality oder Apps zur Unterstützung von Employee Advocacy – digitale Tools bieten heute viele Möglichkeiten beeindruckende Markenerlebnisse zu kreieren, den Austausch zu stärken sowie größere Reichweiten zu erzielen und somit insgesamt die Effektivität der Markenkommunikation zu steigern.

13 »Nach außen sagen, nach innen sein«

Gregor Scheminski, Ann-Kathrin Sohl, Janosch Siebert

13.1 Employer Branding bei Chiesi

Der initiale Startschuss zum heutigen Employer-Branding-Projekt war im Grunde genommen eine »Fehlzündung«. Aus heutiger Sicht war das Jahr 2015 für die Chiesi GmbH ein Umbruch, der eine neue Zeit eingeläutet und unsere gegenwärtige Kultur überhaupt erst möglich gemacht hat.

Im Herbst 2014 war ein neuer Personaldirektor ins Unternehmen gekommen, der nach einer ersten Analysephase eine neue Personalstrategie entwickelte. Für das Personalmanagement bedeutete dies die Fokussierung auf drei zentrale Themengebiete: Recruiting, Onboarding und Employer Branding.

Grundlage dieser neuen Strategie waren unter anderem die Ergebnisse einer Mitarbeiterbefragung aus dem Jahr 2015. Diese Umfrage wurde durch den Geschäftsführer angestoßen, der sich einen Überblick über den Status quo verschaffen wollte. Die Ergebnisse zeigten beispielsweise, dass unser Unternehmensimage als eher durchschnittlich empfunden wurde. Daraus ergab sich bereits damals der Wunsch der Geschäftsführung und des Personaldirektors, in ein Employer-Branding-Projekt zu investieren.

Für uns war und ist es wichtig, Employer Branding für unsere Mitarbeitenden und den nationalen Arbeitsmarkt zu entwickeln. Denn sowohl der nationale Arbeitsmarkt als auch der deutsche Pharma-Markt sind ein hoch kompetitives Umfeld. Unsere Zielgruppen in diesem Markt zeichnen sich zum Teil durch einen hohen Spezialisierungs- und Qualifizierungsgrad aus, sind durchweg gut ausgebildet und meist sehr karrierebewusst. Diese Arbeitnehmer können sich als qualifiziertes Personal ihren Arbeitgeber im wahrsten Sinne des Wortes aussuchen. Hinzu kommt unsere Unternehmensgröße und besondere Stellung als familiengeführtes, mittelständisches Unternehmen, das sich mit seinen Produkten und Indikationen in Märkten bewegt, die häufig von Global Playern der Pharmaindustrie dominiert werden. Und letztlich stellt der Standort Hamburg im Pharma-Umfeld eine Besonderheit in Sachen Arbeitgeberattraktivität dar, denn die meisten Pharma-Konzerne sind im Südwesten Deutschlands angesiedelt. Somit kann ein Engagement für Bewerber mit einem höheren »Risiko« verbunden sein, vor allem, wenn dies mit einem Umzug nach Hamburg in Verbindung steht.

13.1.1 Erste Schritte Richtung Arbeitgebermarke

Zusammen mit einer externen Agentur trafen wir Anfang 2015 die Entscheidung an dem Projekt *Employer Branding bei Chiesi* zu arbeiten. Im Frühjahr desselben Jahres trafen das Personalmanagement und die Unternehmenskommunikation als Projekt-Team zum ersten Mal in einem halbtägigen Workshop mit den Vertretern einer Kommunikationsagentur zusammen. Wir erwarteten für diesen Tag eine Standortbestimmung und erste Ideen für ein mögliches Projekt- bzw. ein Prozessdesign. Was wir hingegen erhielten, war ein Kreativworkshop, an dessen Ende wir eine Arbeitgeberpositionierung und eine Kampagnenidee entwickelt hatten.

Wir saßen nach Ende des Workshops zur Nachbetrachtung zusammen und waren uns schnell einig: So können wir das nicht machen. Kulturaussagen formulieren und eine Arbeitgeberpositionierung entwerfen, ohne die Mitarbeitenden einzubeziehen? Das war für uns keine Option.

Diese »Fehlzündung« führte uns dazu, Employer Branding sehr viel strukturierter anzugehen. Zunächst formulierten wir intern ein Ziel, das auch als künftiges Anforderungsprofil für die Zusammenarbeit mit einer neuen Agentur dienen sollte. Diese sollte sich unbedingt auf Employer Branding spezialisiert haben und dies nicht nur als Beiwerk tun.

Unser Ziel lautete: *Nach außen sagen, nach innen sein.*

Für uns bedeutete das: Wir wollten uns nicht in die lange Reihe der Unternehmen mit »Produkten aus Leidenschaft« einreihen. Stattdessen wollten wir ein Employer Branding, das eine authentische und gelebte Unternehmenskultur beschreibt. Und das war für uns nur unter Einbeziehung der Mitarbeitenden möglich.

Die neue Agentur sollte diese Philosophie teilen und ähnlich wie wir, nicht zu groß sein. Außerdem sollte unser Projektpartner durchaus »unkonventionelle«, freche Ideen produzieren und uns Impulse geben können.

Darüber hinaus war uns ein weiterer Aspekt sehr wichtig: Anders als größere Unternehmen unserer Branche haben wir keine Abteilung, die sich ausschließlich dem Employer Branding widmet. Das Thema ist weiterhin »nur« ein Teil unseres Tagesgeschäfts. Somit suchten wir eine Agentur, die das Projekt proaktiv begleiten konnte.

Letztlich entschieden wir uns nach einem kurzen Auswahl-Prozess für die Deutsche Employer Branding Akademie GmbH, kurz DEBA, aus Berlin. Überzeugt hatte uns neben dem Konzeptansatz vor allem die Expertise und der dezidierte, an unsere Situation angepasste Projektplan. Und wir merkten: Die Agentur hatte Lust auf das Projekt Chiesi.

Ein wichtiger Erfolgsfaktor sei an dieser Stelle erwähnt: Viele Employer Branding-Projekte kommen in Bewegung, weil sie entweder von oben (Geschäftsleitung) oder von unten (Belegschaft) initiiert bzw. terminiert werden. In unserem Fall hat es sehr geholfen, dass unsere Geschäftsführung das Projekt in jeder Phase unterstützt und uns viel Freiheit bei der inhaltlichen und zeitlichen Umsetzung gelassen hat. Somit waren und sind wir mit unseren begrenzten Ressourcen zu keiner Zeit in einer besonderen Drucksituation.

13.1.2 Entstehung der Arbeitgeberpositionierung bei Chiesi

Anfang 2016 starteten wir offiziell in ein Employer-Branding-Projekt mit der DEBA, an dessen Ende eine Arbeitgeberpositionierung für die Chiesi GmbH stehen sollte. Der Prozess begann mit einer umfangreichen Auswertung aller Unterlagen und Materialien, die vom Personalmanagement, der Unternehmenskommunikation und der Geschäftsleitung zu unseren Werten, unserer Vision und Chiesi als Arbeitgeber veröffentlicht worden waren.

Anschließend entstanden sog. Trüffelgruppen, Fokusgruppen, die den Kern der Chiesi-Kultur ausfindig machen sollten, mit Mitarbeitenden aus den beiden Business Units Primary und Special Care sowie dem Innendienst. Besonders wichtig war uns eine gerechte Aufteilung aus Abteilungen, Altersgruppen, Geschlechtern, Betriebszugehörigkeit, Innen- und Außendienst. Die Ergebnisse dieser Trüffelgruppen waren anonym und wurden von externen Psychologen moderiert. Es galt das Prinzip von absoluter Ehrlichkeit und Offenheit. Nur so war ein authentischer und echter Blick auf unser tägliches Wirken und den Charakter von Chiesi als Arbeitgeber möglich.

In diesem geschützten Rahmen entstand viel Material, welches die DEBA für uns zu fünfzehn sog. Profilfeldern zusammenfasste, die die Aussagen der Mitarbeitenden über unsere Kultur zu »Oberthemen« aggregierten. Glücklicherweise herrschte unter den Mitarbeitenden in vielen Punkten Einigkeit, etwa bei den Stärken und Schwächen.

Im Ergebnis waren zwölf der identifizierten Profilfelder positiv besetzt. Die restlichen gaben uns Hinweise auf Entwicklungsfelder, vor allem zu Themen wie Transparenz und interne Kommunikation. Wir waren begeistert von den positiven Ergebnissen und hochmotiviert, mit diesen weiterzuarbeiten.

Der nächste Prozessschritt bestand aus einer Verdichtung und strategischen Bewertung der Profilfelder. Daraus ergab sich das DEBA-spezifische »Dreieck der Arbeitgeberpositionierung« (▶ Abb. 13.1):

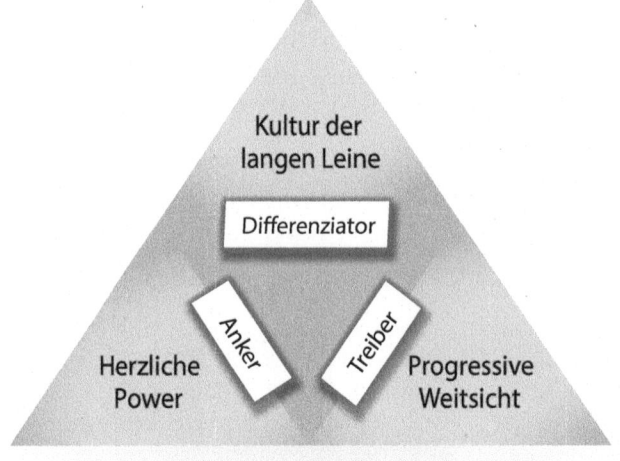

Abb. 13.1: Dreieck der Arbeitgeberpositionierung, angewendet auf die Chiesi GmbH.

Die verdichtete Hauptaussage, unser Kulturstatement, dazu lautet:

> »Wer viele Freiräume lässt, braucht Menschen mit Weitsicht und Lust auf Neues. Das ist Chiesi: smart, schnell, voll herzlicher Power. Es macht einfach Spaß, hier erfolgreich zu sein.«

Eine gelungene Aussage, die uns aus dem Herzen spricht und auf große Zustimmung im Projekt-Team traf. Das trifft den Chiesi-Spirit auf den Punkt. Der abgeleitete Claim, der für die Kommunikation genutzt wird, lautet:

> Entscheiden. Machen. Gewinnen. Nutze den Freiraum. Sei Chiesi.

Auf die projektinterne Erstpräsentation der Ergebnisse folgte ein mehrwöchiger, sprachlicher Feinschliff. Wir wollten sicherstellen, dass Anker, Treiber und Differenziator richtig verstanden und interpretiert werden. Schließlich war eine letzte interne Hürde zu nehmen: Wir brauchten und wollten die Unterstützung des Geschäftsführers für die erarbeiteten Ergebnisse, um damit die Innen- und Außenkommunikation zu beginnen.

Letztlich entschieden wir uns für die folgenden Kernelemente unserer Arbeitgeberpositionierung und ihrer Bedeutung:

Im März 2017 folgte die entscheidende Präsentation vor unserem Geschäftsführer – und dieser war begeistert von den positiven und authentischen Ergebnissen. Damit war seine Unterstützung gesichert.

Tab. 13.1: Anker, Treiber, Differenziator der Chiesi Arbeitgeberpositionierung.

Teil der Arbeitgeberpositionierung	Claim	Für Chiesi bedeutet das:
Anker	Herzliche Power	Wer viel leistet, sollte auch viel Spaß miteinander haben. Das ist bei uns ganz selbstverständlich. Weil hier Menschen arbeiten, die spitze sind – nicht nur im Job. Einige sagen: »Das rockt schon hier«. Auch das Selbstbewusstsein, das aus dem Erfolg der Firma kommt, stärkt diese besondere Form der herzlichen Power. Jeder bei uns kann das spüren: Es ist einfach aufregend, Chiesi zu sein.
Treiber	Progressive Weitsicht	Smart, schnell, voll herzlicher Power. Das schaffen wir, weil wir mit wachen Augen schauen, was die Zukunft braucht, wohin und wie schnell wir uns entwickeln müssen. Wer bei Chiesi ist, muss die ständige Veränderung mögen. Das heißt: umdenken können, sich anpassen, nie ausruhen und mit positiver Energie an die Dinge herangehen.
Differenziator	Kultur der langen Leine	Freiräume machen erfolgreich. Zumindest bei Chiesi. Und weil Freiraum Vertrauen braucht, genießen wir eine Kultur der langen Leine. Wir kennen das Ziel, doch den Weg dorthin gestalten wir gern selbst. Jeder für sich, immer unterstützt von funktionierenden Teams – ganz ohne Ellenbogen. Gut verbundene Individualisten eben. Das ist Chiesi pur. So findet man das selten.

13.1.3 Interne Kommunikation und Vorstellung der Chiesi-Arbeitgeberpositionierung

Da die Einbindung der Mitarbeiterinnen und Mitarbeiter zum Zeitpunkt der Ergebnispräsentation schon einige Monate zurücklag, sollte die interne Kommunikation erneut Interesse am Employer-Branding-Projekt wecken und einen Überblick über das bisher Erreichte geben.

Um mit geringem Budget einen möglichst großen Marketing-Effekt zu erzeugen, entschieden wir uns für eine Methode aus den Trüffelgruppen: *Mr. Chiesi*.

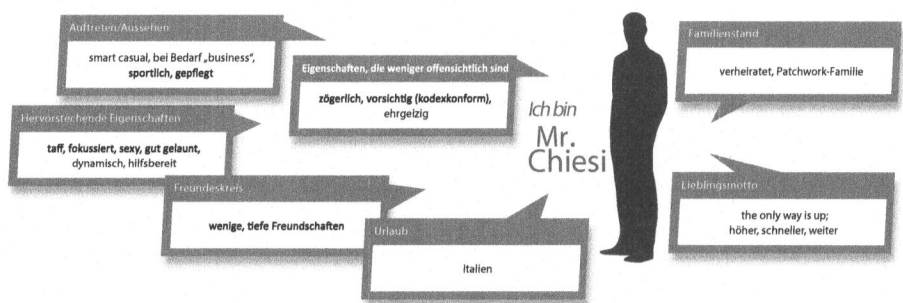

Abb. 13.2: Mr. Chiesi und seine Eigenschaften.

Mr. Chiesi diente in den Trüffelgruppen der Identifizierung von Arbeitgeberattributen. Die Methode ermittelt, welche Eigenschaften Chiesi hätte, wenn das Unternehmen eine

Person wäre. Diese Merkmale gefielen uns so gut und waren derart plakativ, dass wir sie für unsere Erstkommunikation nutzen wollten.

Demnach wäre *Mr. Chiesi* eine sportliche Person, die in einer Patchwork-Familie lebt, wenige, aber intensive und langfristige Freundschaften pflegt und im Lieblingsland Italien Urlaub machen würde.

Wir gestalteten *Mr. Chiesi* als Pappfigur, die am Empfang unserer Zentrale in Hamburg aufgestellt und täglich durch weitere Merkmale ergänzt wurde. Und tatsächlich, unser Guerilla-Marketing veranlasste die Mitarbeitenden über *Mr. Chiesi* zu rätseln. So wurde z. B. vermutet, dass er ein neuer Mitarbeiter oder ein Kollege sein könnte. Ein echtes Ratefieber begann.

Die Auflösung zu *Mr. Chiesi* und seiner Bedeutung für unsere Kultur folgte während unseres Quartalsmeetings für den Innendienst sowie per Videonachricht für den Außendienst. Der erste Schritt unseres internen Kommunikationsplans und Teaser für die große Präsentation auf unserer Kick-Off-Tagung.

Während unserer alljährlichen Kick-Off-Tagung kommen alle Kolleginnen und Kollegen aus Innen- und Außendienst zusammen, um die Strategie für das kommende Geschäftsjahr zu erfahren.

Thematisiert wurden sowohl die drei Säulen der Arbeitgeberpositionierung – *Herzliche Power, Kultur der langen Leine, Progressive Weitsicht* – sowie der Hauptdifferenziator: *Entscheiden. Machen. Gewinnen. Nutze den Freiraum. Sei Chiesi.* Dabei wurde genauer erklärt, woran diese bei Chiesi erlebbar sind und wie sie sich beispielhaft im täglichen Wirken äußern können.

Neben der Ergebnispräsentation unserer Arbeitgeberpositionierung, wurde das Kampagnen-Konzept *Voller Einsatz* vorgestellt. Die Idee dahinter war es, die entwickelten Fotomotive mit unseren eigenen Kolleginnen und Kollegen zu inszenieren, um den authentischen Charakter der Kampagne weiter zu unterstreichen. Dazu hatte im Vorfeld ein erstes Fotoshooting für eine der insgesamt drei Bildwelten stattgefunden.

Als erstes entschieden wir uns für die Inszenierung eines Regen-Motivs mit einer Außendienstkollegin sowie einem Innendienstkollegen (▶ Abb. 13.3). Eingebettet in eine passende Bühnenanimation eines regnerischen Sturms wurden die beiden Fotomotive als Überraschung enthüllt und somit dem Gesamtunternehmen präsentiert. Gleichzeitig wurde diese Präsentation als Aktivierung und weiterer Aufruf zur Teilnahme an den Fotoshootings genutzt. Abgerundet wurde der Auftritt von einem Gewinnspiel, bei dem die Beschäftigten weitere Ideen einbringen sollten, wie sich für jeden Einzelnen *Voller Einsatz für Chiesi* im Berufsalltag zeigt.

Damit war die erste Säule der Employer-Branding-Aktivierung für Innen gesetzt.

13.2 Aktivierung der Employer-Branding-Kampagne

13.2.1 Außen

Die zweite Säule des Employer-Branding-Aktivierungskonzepts bei Chiesi setzt sich aus Maßnahmen zusammen, die mittelbar und unmittelbar auf die Außenwirkung des Unternehmens einzahlen und eine zielgruppenspezifische Bewerberansprache ermöglichen. Für den Recruiting-Prozess bedeutet das in KPIs, die Zahl passender Bewerbungen zu erhöhen und gleichzeitig die Zeit bis zur Besetzung der Position zu reduzieren. Daraus ergibt sich in der Außenkommunikation im ersten Schritt eine Fokussierung auf die Online-Kanäle (Karriereseite und XING).

Um diese zweite Säule strukturiert anzugehen, haben wir mit einer weiteren Agentur, der Hamburger Werbeagentur gemeinsam werben, einen Strategie-Workshop zur Bestimmung eines langfristigen Kommunikationsplans durchgeführt. Die Wahl fiel auf gemeinsam werben, da die Agentur unser Unternehmen bereits aus früheren Kooperationen kannte, etwa durch die Arbeit an externen Imageanzeigen und die interne Mitarbeiterzeitung. Ein wichtiger Aspekt dabei war, dass die Agentur somit das Spannungsfeld zwischen Innen- und Außendienst kannte.

13.2.2 Strategie-Workshop

Zunächst galt es die Aufgaben nach innen und außen klar zu definieren und Verantwortlichkeiten zwischen Communications und Human Resources (HR) schärfer zu trennen. Während der Projekt-Phase, in der es die Arbeitgeberpositionierung zu bestimmen galt, war eine sehr enge und gleichmäßig verteilte Zusammenarbeit von HR und Communications wertvoll. Zu diesem Zeitpunkt waren neben dem Kernteam auch Kolleginnen aus den Bereichen PR und Multichannel-Marketing involviert. Nach Abschluss der Projektphase und Fokussierung auf Maßnahmen nach innen und außen, wurden die Gruppe auf das Kernteam, bestehend aus drei Mitarbeitenden aus HR und Communications, reduziert. Communications fokussiert sich auf die externen digitalen Kanäle und das Personalmanagement auf die internen, mitarbeiterzentrierten Maßnahmen. Weiterhin werden zur Umsetzung von Maßnahmen Arbeitspakete an Spezialisten vergeben. HR ist weiterhin Treiber für die strategische Entwicklung des Employer Brandings bei Chiesi.

13.2.3 Shooting

Im Anschluss an das erste Fotoshooting für die Ergebnis- und Kampagnenpräsentation während der Kick-Off-Tagung wurden zwei weitere Mitarbeiterinnen und zwei Mitarbeiter im Frühjahr 2018 in einem neuen Fotoshooting inszeniert. Unter dem Motto *Voller Einsatz für Chiesi* wurden zusätzlich zum Regen-Motiv die Motive Wind und Schnee porträtiert. Flankiert wurden die Porträts mit dem Claim *Entscheiden. Machen. Gewinnen. Nutze den Freiraum. Sei Chiesi.*

Für die insgesamt sechs Motive wurden Mitarbeiter/-innen aus verschiedenen Unternehmensbereichen ausgewählt, um ein möglichst breites Spektrum der bei Chiesi vertretenen Berufsgruppen abzubilden. Dazu gehört z. B. unser pharmazeutischer Außendienst, der in unserem Vertriebsunternehmen die meisten Beschäftigten hat. Aber auch spezialisierte Bereiche, wie z. B. Business Development und Medical Affairs. Gleichzeitig stehen die ausgewählten Kolleginnen und Kollegen exemplarisch für die unterschiedlichen Karrierewege und Berufsbiografien, die bei Chiesi erfolgreich umgesetzt werden.

Die sechs Motive transportieren auf mehreren Ebenen die Kernbotschaften der Kampagne:

1. Echte Chiesi-Mitarbeiter; diversifizierte Gruppe aus Männern und Frauen; altersgemischt; Karrierelevel: von Einsteiger über Professional bis Führungskraft; sympathisch, authentisch, modern; erleichtert Interessenten die Identifizierung mit Chiesi
2. Bilder transportieren durch Wettermotive Dynamik des Unternehmens; die Botschaft »alles zu geben bei jeder Wetterlage« ist immanent. Die Bild- und Textsprache vermittelt ein wirtschaftlich erfolgreiches Unternehmen, das wächst, und gemeinsam mit engagierten Mitarbeiterinnen und Mitarbeitern Chancen ergreift und ermöglicht.
3. Die Wetter-Symbolik spielt mit dem Klischee des Hamburger Standorts. Darüber wird zum einen der regionale Bezug deutlich. Zum anderen bietet er aber auch

III Aus der Praxis: Best Cases

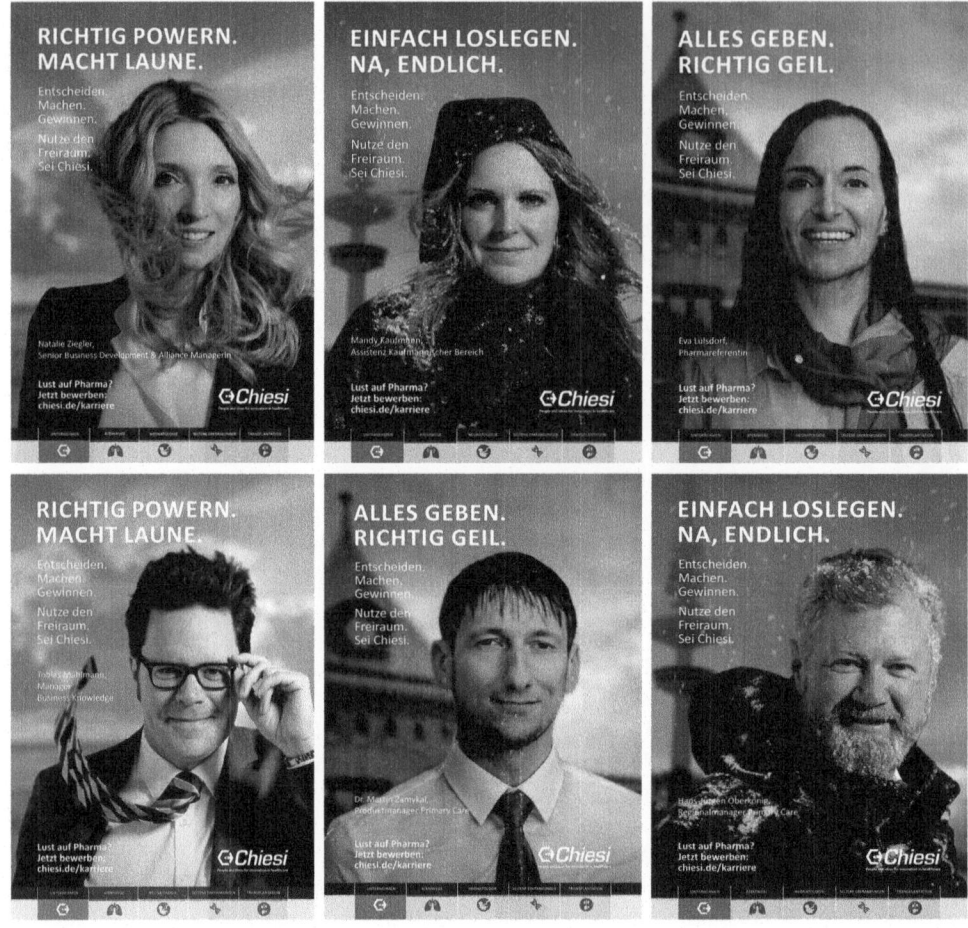

Abb. 13.3: Kampagnenmotive »Voller Einsatz«

einen authentischen Ausblick: Obwohl es – im übertragenen Sinn – auch mal ungemütlich sein kann, stehen wir für Chiesi ein und geben alles für das gemeinsame Ziel. Dieses intensive Motiv transportiert den »Cultural Fit«, mit dem sich die definierten Zielgruppen identifizieren.

13.2.4 Relaunch Karriere-Webseite

Die Motive der Kampagne wurden zunächst auf dem Karriereseite von Chiesi (www.chiesi.de/karriere) als Slider veröffentlicht. Damit gewinnen potenzielle Bewerber und Interessierte direkt einen Einblick in unsere Kultur und lernen erste Gesichter des Unternehmens kennen.

Das während des Fotoshootings entstandene Videomaterial wurde als Nächstes in Form eines Making-of-Videos auf der gleichen Seite veröffentlicht. Der Film gestattet einen Blick hinter die Kulissen. Die Mitarbeiterinnen und Mitarbeiter äußern sich zu ihrer Motivation für die Teilnahme am Shooting und teilen ihre Meinung zur Kampagne mit. Abgerundet wird der Einblick durch Aussagen des

Employer-Branding-Teams zu den Hintergründen der Kampagne.

Zur direkten Bewerbung offener Stellen werden darüber hinaus Banner-Anzeigen auf dem Berufsnetzwerk XING geschaltet. Auch dafür kommen die neuen Motive zum Einsatz. Die Wahl fiel auf XING, da sich das Recruiting auf den deutschsprachigen Raum beschränkt. Zudem lassen sich auf der Plattform die Marketing-Maßnahmen für die jeweilige Zielgruppe komfortabel und schnell definieren. Die Banner führen mit einem Klick auf die entsprechende Stellenausschreibung. Für die Banner-Anzeige wurde zuvor mit dem Anzeigenpartner ein entsprechendes Targeting bestimmt, also die Zielgruppe der Anzeigen definiert, sowie die Häufigkeit der Anzeigen-Ausspielung.

2019 wurde die Website chiesi.de/karriere komplett überarbeitet und dabei auf den gewonnenen Erkenntnissen aus den bisherigen Analysen aufgebaut. Stock-Bilder wurden gänzlich entfernt und nur noch Bilder in authentischer Kulisse mit eigenen Mitarbeitenden im Arbeitsumfeld verwendet. Ein interaktive 360° Tour gibt den Besuchern einen Einblick in die Räumlichkeiten am Firmenstandort in Bahrenfeld und macht die Unternehmenskultur spielerisch erlebbar.

13.2.5 Maßnahmen aus dem Projekt

Auf dem Weg von der Identifizierung und Aktivierung unserer Arbeitgeberpositionierung bewegen wir uns nun hin zur Entwicklung einer gelebten Arbeitgebermarke. Dazu haben wir zunächst Schlüssel-Zielgruppen als »Kulturbotschafter« im Inneren identifiziert.

Dabei fiel unsere Wahl zunächst auf die Führungskräfte als Akzeleratoren, da diese unsere Kultur nach bestem Vorbild vorleben und sie in allen relevanten (Personal-)Prozessen integrieren können. Dazu unterstützt das Personalmanagement die Führungskräfte mit systematisch überarbeiteten Prozessen, vom Recruiting über das Onboarding bis zur Probezeitbeurteilung.

Da wir bei der Chiesi GmbH sowohl in der Personalentwicklung als auch im Recruiting kompetenzbasiert arbeiten, orientieren wir uns bereits bei der Personalauswahl darauf, dass die Bewerber zu unserem Kompetenz-Modell und zu unserer gelebten Kultur passen. Die Kompetenzen repräsentieren, wofür Chiesi als Arbeitgeber steht (Werte), wohin wir uns als Unternehmen entwickeln möchten (Vision) und welche Haltung und Fähigkeiten es dafür von den Mitarbeitenden braucht (Action).

Die zweite, wichtige Zielgruppe sind neue Mitarbeiter, die bereits über die Karriereseite und den Recruiting-Prozess in Berührung mit unserem Employer Branding gekommen sind. Sie werden während der Onboarding-Phase weiter strukturiert begleitet, um sie mit der neuen »Chiesi-Welt« und unserer Unternehmenskultur vertraut zu machen. Dazu wird im Rahmen eines Paten-Programms ein informeller Ansprechpartner aus einem anderen Unternehmensbereich als dem eigenen zur Seite gestellt. Dieser soll abseits der fachlichen Einarbeitung in der neuen Position Ansprechpartner für Fragen rund um das Unternehmen, informelle Regeln, Umgangsformen, Dress-Codes oder Ähnliches sein.

Zusätzlich findet eine Onboarding-Veranstaltung mit allen neuen Mitarbeitenden – von Werkstudenten bis Führungskräften – statt. Ziel ist es, die Mitarbeitenden selbst die Arbeitgeberpositionierung erarbeiten und in Zusammenhang mit ihren Onboarding-Erlebnissen bringen zu lassen. Darüber hinaus dient die Veranstaltung dem Kennenlernen, Netzwerken und dem Erfahrungsaustausch.

13.2.6 Nächste Schritte

Neben der geplanten Nutzung von Sozialen Medien wie Instagram sowie der Präsenz auf Recruiting-Messen, ist der Einsatz von »Homestories« auf der Karriereseite geplant. In kurzen, persönlichen Videos beschreiben die Mitarbeitenden ihr Verhältnis zu Chiesi und wie unsere Unternehmenskultur zu ihren persönlichen Idealen passt. Sie zeigen z. B. wer sie sind, was sie im privaten Umfeld tun und warum sie sich gerade bei Chiesi wohlfühlen. Dieser Fokus auf die Person, vom Privaten zum beruflichen Umfeld, rundet die Botschaft »Voller Einsatz« ab. Die erste Homestory ist mit einem Mitarbeiter-Model der Motiv-Shootings geplant.

13.3 Learnings

1. Employer Branding ist kein kurzfristig umgesetztes Projekt, sondern ein fester Bestandteil moderner Personalarbeit.
2. Eine Unternehmenskultur ist identifizier- und beschreibbar, jedoch höchstens indirekt beeinflussbar. Kultur »machen« geht nicht.
3. Wenn Sie Mitarbeitende in der Identifizierung einer Arbeitgeberpositionierung involvieren, sollten Sie auch kritische Ergebnisse aushalten können. Verschweigen Sie keine gelebten Wahrheiten, sondern seien Sie ehrlich und authentisch.
4. Machen Sie sich klar, was Sie mit dem Employer-Branding-Projekt für Ihr Unternehmen erreichen möchten und wählen Sie (Agentur-)Partner aus, die Sie bei der Erreichung dieses Ziels aktiv unterstützen. Seien Sie herausfordernd, kritisch und nehmen sich lieber mehr Zeit, um bei der Wahl einer Agentur die richtige Entscheidung zu treffen. Es lohnt sich.
5. Haben Sie Spaß und seien Sie mit Herzblut dabei – Mitarbeitende, Bewerber und Partner spüren dies. Seien Sie selbst Teil des Employer Brandings.

14 Wofür stehst du morgens auf? Wie AbbVie mit Unternehmenskultur Talente gewinnt

Carolin Crockett

Äbb-Wie? Das steht auf einem Slide in AbbVies Unternehmenspräsentation, die im Jahr 2014 entstanden ist. Für das junge Unternehmen – AbbVie wurde 2013 gegründet – war es eine der wichtigsten Aufgaben, die eigene Identität und Kultur intern aufzubauen und extern zu vermitteln. Heute ist das Unternehmen innerhalb der Branche und auch darüber hinaus eine bekannte Größe. AbbVie ist ein globales, forschendes BioPharma-Unternehmen, das neue Therapien gegen schwere und komplexe Erkrankungen erforscht. Dabei liegen die Forschungsschwerpunkte auf der Onkologie, Immunologie, Virologie sowie den Neurowissenschaften. Seinen Hauptsitz hat das Unternehmen in Chicago, Illinois. AbbVie ist ausschließlich im verschreibungspflichtigen Bereich tätig und daher für Menschen außerhalb der Branche im Regelfall kein Begriff.

14.1 AbbVie in Deutschland: Lokal verwurzelt, global vernetzt

Nicht nur für Arbeitnehmer aus der Pharma-Branche lohnt sich ein Blick auf das Unternehmen, denn AbbVie ist in Deutschland breit aufgestellt. Mit einem Hauptsitz in Wiesbaden, einem großen Forschungs- und Produktionsstandort in Ludwigshafen sowie einem Hauptstadtbüro in Berlin bildet das Unternehmen in Deutschland die gesamte pharmazeutische Wertschöpfungskette ab: von der frühen Forschung über die Entwicklung und Produktion bis hin zum Marketing und Vertrieb. Rund 2.600 Mitarbeiter arbeiten hierzulande bei AbbVie, davon mehr als 1.000 in wissenschaftlichen Positionen. Für das Unternehmen bedeutet es einen enormen strategischen Vorteil, die Geschäftsbereiche Forschung & Entwicklung, Produktion sowie Commercial (u. a. Verwaltung, Marketing, Finanzen) Tür an Tür zu haben. Das ermöglicht kurze Wege, funktionsübergreifend enge Zusammenarbeit und verzahnte Prozesse. Kurzum: einen starken Beitrag aus Deutschland zum globalen Unternehmenserfolg.

Die Stärke und Vielfalt des Standortes stellt aus Rekrutierungsperspektive allerdings auch eine Herausforderung dar. AbbVie beschäftigt in Deutschland Menschen mit den unterschiedlichsten Profilen und Fähigkeiten, junge Talente und erfahrene Mitarbeiter über die drei großen Unternehmensbereiche Commercial, Produktion und Forschung & Entwicklung hinweg. Perspektivisch wird der Bedarf an qualifizierten Mitarbeitern in Zukunft nicht sinken, denn das Unternehmen verfügt über eine breite Pipeline mit zahlreichen vielversprechenden Wirkstoffkandidaten, die es in den kommenden Jahren in den Markt einzuführen gilt.

Während in Ludwigshafen vor allem Mitarbeiter für die Produktion und Forschung gesucht werden, sind am Wiesbadener Standort vornehmlich Fachkräfte für Bereiche wie Finanzen, Marketing und Market Access (Abteilung mit Fokus auf den Marktzugang für neue Medikamente) gefragt.

Dabei steht das Unternehmen im Wesentlichen vor zwei Herausforderungen: Es will sich gegen Pharmariesen durchsetzen, die teilweise länger im Markt sind, in Metropolen wie München und Berlin ansässig sind und ebenfalls ausgezeichnete Mitarbeiterleistungen anbieten. Zum anderen werden um die Standorte in Wiesbaden und Ludwigshafen herum auch Mitarbeiter ohne typischen Pharma-Werdegang gesucht, beispielsweise Ingenieure, die die Branche im Zweifelsfall nicht auf dem Radar haben. Hinzu kommt, dass insbesondere in Ludwigshafen ein anderes Unternehmen bereits Platzhirsch ist: der große Chemiekonzern BASF, der mit rund 40.000 Mitarbeitern am Standort der größte Arbeitgeber im Rhein-Neckar-Gebiet ist.

14.2 Employer-Branding-Kampagne: Kritische Erfolgsfaktoren für AbbVie

Die Employer-Branding-Story wurde von der Unternehmenskommunikation und der Abteilung Talent Acquisition entwickelt. Der gemeinsame Wunsch war es, ein kommunikatives Dach für zukünftige Projekte und Maßnahmen aufzusetzen und dabei die Unternehmens- und Arbeitgebermarke zu stärken. Nachgelagert sollte dies auch den Aufwand bei der Konzeption und Abstimmung zukünftiger Maßnahmen reduzieren.

Die Anforderungen an die Kampagne waren hoch: Gefragt war eine souveräne Idee, die zum Unternehmen passt und sich deutlich von anderen Unternehmen in der Branche abhebt. Eine Idee, die zugleich die unterschiedlichen Profile und Fachbereiche anspricht, die bei AbbVie gesucht werden, in der sich jedoch auch die aktuellen Mitarbeiter wiederfinden.

Im Wesentlichen lassen sich die Anforderungen und Erfolgsfaktoren wie folgt zusammenfassen:

- Es sollte keine klassische Kommunikationskampagne werden, aber auch kein reines Arbeitgeber-Marketing. Die Storyline sollte auf die Unternehmens- und die Arbeitgebermarke einzahlen.
- Es ging nicht nur darum, neue Mitarbeiter zu werben. Auch aktuelle Mitarbeiter sollten sich mit der Storyline identifizieren können und davon inspiriert werden. Deshalb wurden sie dafür geworben, die Kampagne als Botschafter aktiv mitzugestalten.
- Die Storyline soll zur DNA des Unternehmens passen und für zukünftige Mitarbeiter aller drei Bereiche zugeschnitten werden können: Commercial, Produktion und Forschung & Entwicklung.
- Die Kampagne sollte keine Klischees bedienen. Betrachtet man vorhandene Employer-Branding-Auftritte aus der Pharma-Branche, so sieht man ähnliche Bildwelten: Forscher, die kritisch in ein Reagenzglas mit bunter Flüssigkeit schauen. Wir wollten es einfach mal anders machen.

Zur Entwicklung der Kampagne haben wir mit Stijlroyal keine klassische Kommunikations- oder gar Employer-Branding-Agentur gewählt, sondern eine kreative Werbe- und Design-Agentur.

14.3 Mit Kultur punkten: Flexibilität und die Chance, wirklich etwas zu bewegen

Am Anfang der Kampagnenentwicklung stand eine umfassende Analyse. Als Benchmark haben wir uns neben den regulären Wettbewerbern auch Best Practices aus den unterschiedlichsten Branchen angeschaut. Neben Reagenzglas-Bildern zeichneten sich immer wieder dieselben Motive ab: Menschen, die in die Kamera strahlen – eine Sprechblase verrät, dass ihr Job sie erfüllt und einen Sinn hat. Alternativ auch Familienszenen gemeinsam am Frühstückstisch oder beim Sport. Bilder, die ein Gefühl von Work-Life-Balance vermitteln, aber gleichzeitig genauso für Lebensversicherungen, Radioshows oder Frühstückscerealien eingesetzt werden könnten.

Der Abgleich, was Arbeitnehmern und Bewerbern heutzutage wichtig ist und was AbbVie bietet – auch in Abgrenzung zum Wettbewerb – brachte klare Ergebnisse. Neben einem attraktiven Gehalt wünschen sich Bewerber umfassende Mitarbeiter-Leistungen und ein Höchstmaß an Flexibilität. All das bietet AbbVie – jedoch auch viele Wettbewerber. Der Aspekt, bei dem AbbVie aus unserer Perspektive allerdings eine besondere Stärke verzeichnet, ist die Sinnhaftigkeit des Jobs und eine dazu passende offene und mutige Unternehmenskultur. Auch das war ein Wunschbild vieler Bewerber für ihren zukünftigen Arbeitsplatz, das sich aus den Ergebnissen herauskristallisiert hat.

Als AbbVie 2013 als Ausgründung des Unternehmens Abbott entstanden ist, wurde die Chance genutzt, eine brandneue Unternehmensidentität und -kultur aufzubauen. Am Hauptsitz in Wiesbaden bietet das Unternehmen seinen Mitarbeitern beispielsweise unter dem Stichwort »Life Navigation« ein modernes Arbeitsumfeld, flexible Arbeitszeiten, Teilzeitmodelle und Homeoffice-Möglichkeiten. Im Großraumbüro sitzen alle Mitarbeiter in hellen, offenen Arbeitslandschaften – und der Geschäftsführer mittendrin. Life Navigation bedeutet die Freiheit, sich auch zu klassischen Arbeitszeiten vom Arbeitsplatz wegbewegen zu können, um Sport zu machen, eine kreative Aufgabe andernorts zu erledigen oder Kinder vom Kindergarten abzuholen – ohne Rechtfertigung vor den Kollegen. Arbeitszeit und -ort bestimmen AbbVie-Mitarbeiter in Wiesbaden in Absprache mit ihrem Team und ihrer Führungskraft individuell. Dabei gibt es lediglich die Vorgabe, auf die eigene Gesundheit und das Arbeitszeitgesetz zu achten. Der klassische Arbeitstag von 09:00 bis 17:00 Uhr ist eine Option, aber kein Muss.

AbbVie möchte gemeinsam mit seinen Mitarbeitern eine Unternehmenskultur schaffen, die es ermöglicht, persönliche Eigenschaften und Lebensform flexibel mit dem Beruf in Einklang zu bringen. Das ist nicht als ideale Welt zu verstehen, sondern als »Work in Progress«. Die Voraussetzung für solch ein Konzept ist ein Arbeitgeber, der dazu bereit ist, sich und seine Sichtweisen kontinuierlich weiterzuentwickeln. Für die Mitarbeiter bedeutet es, sich von Arbeits-Klischees frei zu machen, Freiräume nutzen zu lernen und sie auch anderen einzuräumen.

Ein flexibles Umfeld, in dem sich jeder bestmöglich einbringen kann, fördert Kreativität und Innovation. Darauf basiert auch AbbVies Geschäftsmodell: In der DNA des Unternehmens sind Wissenschaft und Innovation fest verankert. Es wird konsequent an neuen Therapien geforscht für Bereiche, in denen es bisher gar keine oder nicht ausreichende Therapieoptionen gibt. Mit modernen Medikamenten leistet AbbVie einen Beitrag für die Lebensqualität von Menschen weltweit, doch auch darüber hinaus engagiert sich das Unternehmen mit starken Partnern für eine bessere Gesundheitsversorgung.

Daher wurden die außergewöhnliche Unternehmenskultur und die Möglichkeit, wirklich etwas zu bewegen, zum zentralen Thema der Employer Branding Kampagne.

14.4 Die Idee: Wofür stehst du morgens auf?

Der Titel von AbbVies Employer-Branding-Kampagne lautet »Wofür stehst du morgens auf?« Sie thematisiert die ersten Momente nach dem Aufwachen, unabhängig davon, ob man Frühaufsteher oder Morgenmuffel ist. Dabei soll sie potenzielle Bewerber in die ersten frühmorgendlichen Momente an Werktagen hineinversetzen. Der Wecker hat soeben geklingelt, die Arbeit ruft. Man öffnet die Augen und sammelt sich einen Moment lang, bevor der Tag beginnt. Das Haar ist noch zerzaust, das Gesicht verschlafen, die Augen müde. Wie es danach weitergeht, ist völlig unerheblich: Der eine mag beschwingt aus dem Bett springen, der andere stellt den Wecker auf Schlummern. Der erste Moment nach dem Aufwachen ist entscheidend: Man besinnt sich darauf, was zählt und was der Tag bringen mag. Dieser kurze Moment vereint Arbeitnehmer – von der Abteilungsleiterin bis zum Kollegen am Fließband. Um zu der aufmerksamkeitsstarken Kampagne zu gelangen, die wir uns wünschten, wurde ein Twist eingefügt. Obwohl die Kampagne für Sinnhaftigkeit und Leidenschaft steht, wird gerade das nicht abgebildet – zumindest nicht auf die zu erwartende Art und Weise. Die Bilder zeigen keine freudestrahlenden Mitarbeiter, keine Frühstücksszenen und auch keine Reagenzgläser. Stattdessen sieht man genau das, was sich morgens abspielt: Müde Gesichter, verschlafene Augen, Stirnrunzeln und Gähnen. Der Moment wird so abgebildet, wie er sich wirklich abspielt: größtenteils ungeschönt und mit einer gesunden Portion Humor und Selbstironie.

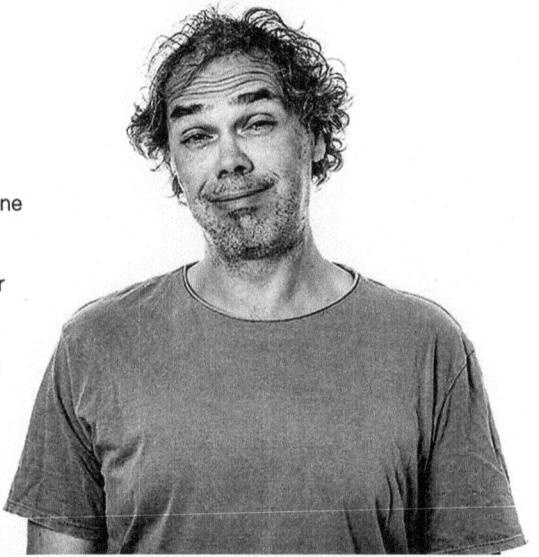

Was war dein ursprünglicher Berufswunsch?

Als Jugendlicher war ich angefixt von Jane Goodall und wollte Verhaltensforscher werden. Daher habe ich angefangen Biologie zu studieren. Irgendwie war mir aber klar, dass ich nicht so der Typ für Abenteuer und Urwald bin. Mit einem Lotto-Jackpot würde ich heute vielleicht Pferde züchten.

Marcus Merten
Head of Business Unit Rheumatology

Abb. 14.1: Statt in strahlende Gesichter blickt man auf Mitarbeiter mit müden Augen, verwuschelten Haaren oder einem tiefen Gähnen.

Der Tag kann vieles mit sich bringen, Lebensmodell und Prioritäten unterscheiden sich von Mensch zu Mensch. Aber: Was alle Mitarbeiter bei AbbVie gemeinsam haben ist ein Job, mit dem sie wirklich etwas bewegen. Bei dem sinnvolle Aufgaben auf sie warten, sie wirklich mit anpacken können und am Ende des Tages etwas herauskommt, das das Leben ein kleines bisschen besser macht. Es kann einen großen Unterschied machen, wenn man weiß, dass die eigene Leistung wirklich etwas bewirkt – auch wenn es sich morgens nicht immer gleich so anfühlt. Und genau das zeigen wir.

14.5 Kick7 und -Off der Kampagne: Eine Idee von innen nach außen tragen

Die Führungsteams von der Idee zu überzeugen, hat mithilfe eines wohldurchdachten Konzeptes gut funktioniert. Die Idee wurde zwar als ›ausgefallen‹ wahrgenommen, aber vor dem Hintergrund der Analyse war schnell klar, dass genau so eine Idee gebraucht wird, um sich abzuheben. Nach dem ersten Überraschungseffekt brachte die Kampagne das Team zum Schmunzeln – unter der Voraussetzung sorgfältiger Tests vor dem Rollout, hatten wir grünes Licht.

In der Projektgruppe haben wir lange diskutiert, ob wir die benötigten Motive mit Models aufnehmen oder mit Mitarbeitern. Inhaltlich war klar, dass die Kampagne mit echten Mitarbeitern deutlich authentischer und überzeugender wird. Aus pragmatischer Perspektive hatten wir jedoch unsere Zweifel, ob wir genug Freiwillige finden würden und wie deren Bereitschaft aussieht, sich aus dieser ungewöhnlichen und ungeschönten Perspektive aufnehmen zu lassen. Daher haben wir zunächst ein Shooting mit Models durchgeführt, um auf der sicheren Seite zu sein und schnell an Bilder zu gelangen. Letztendlich entstanden dabei trotzdem ›echte‹ Mitarbeiter-Bilder, da sich ein Model verspätete und die Leiterin des Bereichs Talent Acquisition und ich spontan (und auch nicht ganz ernst gemeint) vor die Kamera traten. Als diese Aufnahmen deutlich schneller gingen als die der professionellen Models, war klar, dass Laien für den Zweck des Shootings besser geeignet waren, als wir ursprünglich angenommen hatten.

Die Ergebnisse des Shootings haben wir dann mit Kollegen aus verschiedenen Unternehmensbereichen diskutiert, um zu sehen, wie die Kampagne aufgenommen wird. Nachdem wir überwiegend positive Rückmeldungen erhielten, haben wir die Kampagne zunächst intern ausgerollt. Unter den Kommunikationsmaßnahmen waren Präsentationen in den Mitarbeiterversammlungen der drei Unternehmens-Bereiche, ein Intranet-Bericht, Postkarten, Beiträge im Unternehmensnewsletter, Einspieler auf den Bildschirmen in den Kaffeeküchen und in den Fluren sowie große Banner an den Pforten beider Standorte. Damit verbunden war nicht nur die Information über die neue Kampagne, sondern vor allem ein Aufruf an die Mitarbeiter, sich zu beteiligen. Die Kollegen wurden gebeten, sich und ihren Arbeitsbereich vorzustellen und sich dabei auch von einer ungewohnten Seite zu zeigen. Zudem wurden sie gebeten, die externen Beiträge fleißig über die sozialen Medien zu teilen – natürlich freiwillig.

Parallel haben wir damit begonnen, die Kampagne extern auszurollen. Dies lief über unseren Newsroom news.abbvie.de, die eigenen Social-Media-Kanäle sowie die Unternehmenswebseite www.abbvie.de. Die Webseite wird von der Unternehmenskommunikation gesteuert und spielte dabei eine übergeordnete Rolle: Aus unserer Nutzerstatistik wissen

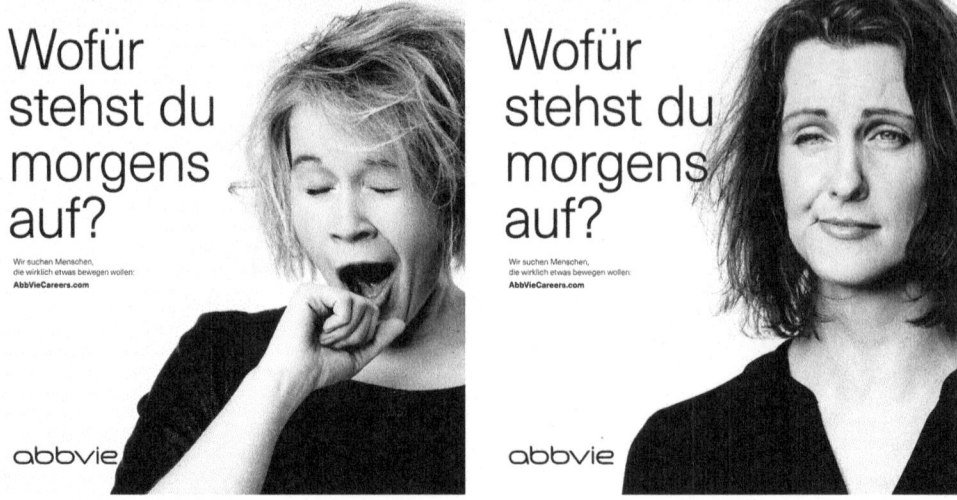

Abb. 14.2: Die ersten Aufnahmen zur Kampagne mit spontanem Gastauftritt durch Communication (Carolin Crockett) und Talent Acquisition (Ellen Fischer).

wir seit langem, dass Bewerber bei weitem den Großteil der Besucher ausmachen. Daher haben wir die Webseite als Dreh- und Angelpunkt der Kampagne auserkoren und den Karrierebereich im Kampagnenlook gestaltet. Gleichzeitig passt auch die Abteilung Talent Acquisition ihre externen Materialien an den Kampagnenlook an – von Stellenanzeigen über Bewerber-Broschüren bis hin zum Messeauftritt.

Zu unserer großen Freude fanden sich innerhalb weniger Wochen mehr als 20 Mitarbeiter an beiden Standorten, die sich als Botschafter für die Kampagne engagieren wollten. Mit ihnen haben wir Interviews geführt und ebenfalls Aufnahmen gemacht. Diese Geschichten sind nun das Herzstück des weiteren Rollouts der Kampagne und werden sowohl intern als auch extern eingesetzt, vom Intranet über den externen Newsroom bis hin zu Social Media. Zudem dienen die Bilder und Geschichten als Aufhänger für zielgerichtete Maßnahmen, beispielsweise Recruiting-Kampagnen auf Facebook und LinkedIn. Unser Ziel ist es, Stellenausschreibungen in Zukunft mit Portraits von Mitarbeitern zu illustrieren, die tatsächlich in dem Bereich arbeiten, für den wir neue Mitarbeiter suchen.

Mit Blick auf die vielen Botschafter haben wir diskutiert, ob die initialen Aufnahmen mit Models überhaupt notwendig waren. Wir sind zu dem Schluss gekommen, dass die Idee erst mithilfe der Aufnahmen wirksam illustriert werden konnte – schließlich finden sich dafür kaum Stock-Fotos. Dass die ersten Aufnahmen intern und extern gut aufgenommen wurden, hat sicher zur Motivation der Botschafter beigetragen.

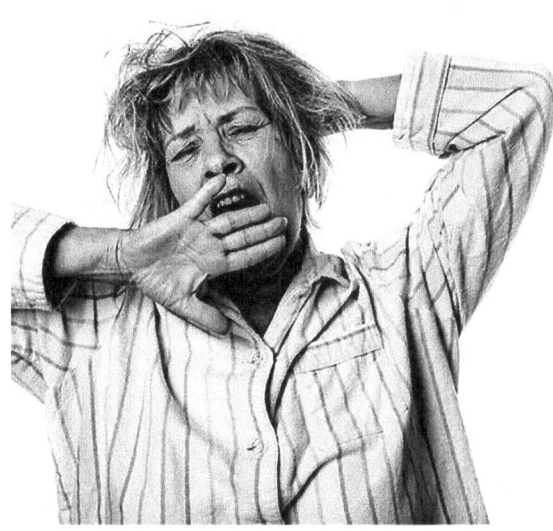

Was bewegst du?

Meinen Chef natürlich.
Ernsthaft: Unsere Arbeit bei AbbVie ist immer ein Zusammenspiel von vielen Kollegen, gemeinsam bewegen wir ganz viel und ich bin dabei oft die Schnittstelle. Am Ende arbeiten wir alle an Innovationen, um Patienten zu helfen.

Susi Gölz
Assistentin der Geschäftsführung

Abb. 14.3: Mit der Frage »Wofür stehst Du morgens auf?« will AbbVie Menschen erreichen, die in ihrem Job einen echten Unterschied machen wollen.

14.6 Fazit & Ausblick: Employer Branding für Aufgeweckte

Die Kampagne wurde im Sommer 2018 ausgerollt und nahm kurze Zeit später richtig Fahrt auf.

Intern haben wir gelernt, dass sich die Führungsteams und Mitarbeiter von ungewöhnlichen und souveränen Ideen mitreißen lassen. Die Kampagne hat viele begeistert – gerade weil sie anders ist, als Vieles, was wir täglich sehen. Mehr als 20 Botschafter aus unterschiedlichen Unternehmensbereichen und an verschiedenen Standorten haben dem Unternehmen mittlerweile ihr (verschlafenes) Gesicht und ihre Stimme geliehen, das spricht von einer hohen Wertschätzung und Vertrauen in den eigenen Arbeitgeber. Das ist auch ein wichtiges Erfolgskriterium für die Kampagne, denn die Mitarbeiter sind die besten Botschafter, die AbbVie hat. Sie kennen Stärken und Schwächen ihres Arbeitgebers, verkörpern die Kultur und wissen, wer zum Unternehmen passen könnte.

Aus diesem Grund war es für uns von zentraler Bedeutung, kein reines Employer-Marketing zu betreiben, sondern eine Employer-Branding-Kampagne, die sich zunächst überwiegend intern abspielt und dann durch die Mitarbeiter nach außen getragen wird. Das hat unter anderem auch deshalb gut funktioniert, weil die Unternehmenskultur und die interne Kommunikation bei AbbVie einen sehr hohen Stellenwert einnehmen. Hinzu kommt, dass die Unternehmenskommunikation eng mit den Abteilungen HR und Talent Acquisition zusammenarbeitet und die Kampagne aus beiden Funktionen heraus gestützt und vorangetrieben wird.

In den kommenden Monaten und Jahren wird es wichtig bleiben, die Mitarbeiter weiter ins Boot zu holen, die Kampagne konsequent umzusetzen und irgendwann auch weiterzuentwickeln. Sie ist nicht als kurzfristiger Aufschlag gedacht, sondern als langfristiges Dach für die Kommunikation und Maßnahmen zu AbbVie als Arbeitgeber. Jeder neue Botschafter bringt individuelle Sichtweisen und Erfahrungen ein – das macht die Kampagne so besonders. Auch die AbbVie-Kulturbotschafter sind involviert: Mitarbeiter an beiden Standorten, deren Mission es ist, die Kultur des Unternehmens durch alle Funktionen zu tragen und voranzutreiben.

Derzeit laufen zielgerichtete Social-Media-Maßnahmen, in deren Rahmen die Kampagne für das Recruiting bestimmter Funktionen oder an bestimmten Standorten eingesetzt wird. So kann die Erfolgsmessung über Reichweiten und Engagement hinaus bis hin zu Transaktionen (z. B. eingegangene Bewerbungen) erweitert werden.

Ich persönlich habe zwischenzeitlich das Unternehmen gewechselt und konnte die Umsetzung der Kampagne nicht weiter betreuen. Noch heute bleibe ich meinem ehemaligen Arbeitgeber verbunden und folge AbbVie auf allen Kanälen. Ich freue mich jedes Mal riesig, wenn ich Interviews und Bilder der Kollegen sehen und bewundern kann, was das engagierte und kreative Team aus der Kampagne macht. Dafür stehe ich morgens auf – und für meinen coolen Job, starken Kaffee, tolle Kollegen und die Urlaubsplanung…

Stichwortregister

4

4-Phasen-Modell 45

A

Abbruchrate 53
Age Diversity Management 41
Akzeptanz 109
Alleinstellungsmerkmal 43
Analysephase 202
Anforderungsbezug 109
Arbeitgeberattraktivität 58, 88, 166–167, 202
Arbeitgeber-DNA 100
Arbeitgeberimage 33, 49
Arbeitgebermarke 23, 27, 68, 81–82, 124, 192, 209
Arbeitgebermarkenbildung 68, 87, 176
Arbeitgebermarkenbildungsprozess 51, 55
Arbeitgebermarkenmanagement 91
Arbeitgebermarkenversprechen 49
Arbeitgeberpositionierung 50, 82, 86, 188, 203
Arbeitgeberversprechen 67, 176
Arbeitsausfall 44
Arbeitsmarkt 149
Ärztemangel 24
Assessment-Verfahren 180
Aufmerksamkeit 148
Augenzwinkern 100
Authentizität 28

B

Babyboomer 33
Benchmarking 46
Berufsorientierung 110
Berufsorientierungsspiel 116
Berufsprestige 176
Beschäftigungsdauer 28
Betriebliche Gesundheitsförderung (BGF), 25
Betriebliches Gesundheitsmanagement (BGM) 25, 173
Bewerberqualität 126
Bewerbungseingänge 73
Bindung 68
Bottom-up 48
Brand Champions 200
Budget 205
Bundesgesundheitsministerium 21

C

Candidate Experience 47, 124, 128, 168
Candidate Journey 46, 140, 168
Candidate Personas 88
Club der Gleichen 50
Compensation and Benefits 124
Content 137
Controlling 52
Conversion Rate 53
Corporate Design 29
Cost of Vacancy 40
Cost per Click (CPC) 54
Cost per Hire (CPH) 54
Cultural Content 131
Cultural Fit 43, 124, 130, 132
Cultural Fit Tool 132

D

demografischer Wandel 33
Differenzierung 23, 130
Differenzierungsmerkmale 83
Differenzierungspotenzial 46
Digitale Transformation 39
Digitalisierung 36
Disruption 35

E

Ehrlichkeit 102
einfach 102
Employer Behavior 128

Stichwortregister

Employer Brand (Arbeitgebermarke) 26, 124, 135
Employer Branding 25, 79, 151, 166, 176, 192
Employer Branding Kreislauf 73
Employer Reputation 166
Employer Telling 50
Employer Value Proposition (EVP) 28, 170, 176
Employer-Branding-Story 212
Erfolgsevaluationen 91
Erfolgsfaktor 203
Erfolgsmessung 69
Erlebbarkeit 74, 125
Erlebnisse 146
Evaluation 90
EVP 67
EVP-Prozess 71
Exporte 22
External Employer Branding 32
Externe Wahrnehmung 70

F

Fachkräfte 31
Fachkräfteengpassanalyse 24
Fachkräftemangel 22, 165
Familienfreundlichkeit 169
Fluktuation 43, 73
Fokusgruppen 203
Forschung 211
Fotoshooting 207
Frechmut 95
Führungskommunikation 32
Führungskräftekommunikation 32
Führungskulturen 37
Führungsstile 40
Führungsverständnis 169
Future Readiness Index 57

G

Gamification 110
Generation Y 33
Generation Z 36
Gesamtstrategie 77
Geschäftsmodelle 35
gesundes Führen 44
Google for Jobs 48, 140
Guerilla Marketing Maßnahmen 172
Guerilla-Marketing 206
Gütekriterien 108

H

Handlungsfelder 75

Handwerk 155
Hashtag 178
Hauptdifferentiator 188
Hidden Champions 149
Hippokratischer Eid 40
Human Resources Management (HRM) 25
Humor 98
Hygienefaktoren 86

I

Identifikation 77
Identifikationsangebot 83
Identität 26
Image 26, 52
Initiativbewerbungen 53
Innen- und Außenkommunikation 204
Innovationskultur 34
Inside-Out-Aufbau 55
Internal Branding 32, 192
Internal Employer Branding 32
interne Kommunikation 54, 168, 198
Internet of Things 42
Internetseiten 136

J

Jahresgespräch 105
Jobcenter 103
Job-Info-Tag 180
Jobmotor 21
Jobsuche 136

K

Kampagne 49, 206, 212
Kandidaten 139
Kandidatenerfahrung 125
Karriereseiten 32, 47
Karriere-Webseite 96
Kennzahlen 91
Kernteam 207
Klickrate 53
Kommunikationskampagne 171
Kommunikationskanäle 177
Kompetenz 71
Konzept 206
Kooperation 152
kreative Leitidee 51
Kreativkonzept 75
Kultur 27, 192
Kulturbotschafter 209

Kulturelle Passungskriterien 188
Kulturstatement 204
Kundenreise (Customer Journey) 180
Kurz-Bewerbung 103

L

Lachen 99
Leadership 42
Learnings 210
Life Navigation 213
LinkedIn 144
Lipsyncen 141
Lohntransparenz 102
Ludwigshafen 211
Lust 95

M

Marke 26
Markenbildung 27
Markenbotschafter 32, 51, 90, 200
Markenführung 28, 75, 98
Markenimplementierung 200
Markenkern 87
Markenkommunikation 201
Markenmanagement 80, 192
Markenversprechen 126
Markenwandel 198
Marketing 27, 71, 211
Matching 132
Matching-Tool 114
Medienmix 54
Memes 142
Messenger 137
Messengerdienste 37
Millennials 34
Mitarbeiterbeurteilung 104
Mitarbeiterbindung 28
Mitarbeitergewinnung 28
Mitarbeiterkampagne 198
Mitarbeiterorientierung 169
Mitarbeiterzufriedenheit 70
mobile first 139
Multiplikatoren 90, 200
Musical.ly 141
Mut 56

N

Neupositionierung 198
Newsroom 215
Normierung 109

O

Objektivität 109
Offer-Acceptance-Rate 53
Onboarding 35, 90, 209
Onboarding-Prozess 168
Online-Assessments 110
Online-Medien 172
Orientierungsphase 126

P

Persona-Entwicklung 46
Personalabteilung 167
Personalauswahl 209
Personalbedarfsplanung 38
Personalentwicklung 168
Personalmanagement 88
Personalmarketing 25, 29, 79, 110, 167
Personalmarketingmaßnahmen 88
Personalpolitik 184
Personalsuche 107
Pflegekräftemangel 24
Pflegeschüler 37
Pharma 211
Poetry Slam 96
Positionierung 124
Produktion 211
Produktivität 44
Professional Fit 130

R

Realistic Job Preview 117
Rebrandings 201
Recruiting 27, 37, 110, 135
Recruiting-Prozess 126, 180
Recrutainment 37, 110
Redaktionsplan 51
Rekrutierungsprobleme 45
Relevant Set 80
Reliabilität 109
Ressourcen 72–73
Reverse Coaching 42
Roadmap 74

S

Schlüsselpositionen 24
Self-Assessment 132
SEO-Optimierung 48
Smart Hospital 39

SMART-Formel 85
Smartphone 37
Social Media 31, 215
Social Recruiting 136
Socken 100
Spezialistenjobboards 140
Stakeholderanalyse 46
Start-ups 34
Stayer Quote 165
Stellenanzeigen 27, 139
Storytelling 52, 112, 173
Streichen 155

T

Take-Overs 143
Talent Acquisition 212
Talent Relationship Management (TRM) 26, 30
Talente 30
Talentpools 31
Teaserinserate 97
TikTok 141
Time to Hire 53
Time to Interview 53
Tonalität 131
Touchpoints 125
Transformationale Führung 40
Twitter 143

U

unsichtbar 149
Unternehmenskommunikation 212

Unternehmenskultur 23, 34, 39, 129, 167–168, 192, 203, 211
Unternehmensstrategie 41

V

Vakanzzeiten 24
Validität 109
Verfahrenshinweise 109
Vertrieb 211
Verweildauer 53
Video 177
Videokompetenz 143
Vorstellungsgespräch 151

W

Wachstumstreiber 21
Werte 124
Wertefundament 84
Wertschöpfung 52
Wettbewerbsanalyse 70
Wiesbaden 211

Z

Zertifikatslehrgänge 72
Zielgruppen 57, 68
Zielgruppenrelevanz 88
Zielgruppensystematik 177
Zukunftsinstitut 22